オールカラー

まるごと図解

心電図の見かた

山内豊明

照林社

著者紹介

山内豊明（やまうち・とよあき）
放送大学大学院 文化科学研究科 生活健康科学 教授／名古屋大学名誉教授

1985年、新潟大学医学部医学科卒業。1991年、同大学博士課程修了、医学博士。内科医・神経内科医として通算８年間の臨床経験の後、カリフォルニア大学医学部勤務。1996年、ペース大学看護学部卒業。米国・登録看護師免許取得。1997年、同大学院看護学修士課程修了、米国・診療看護師（NP：ナース・プラクティショナー）免許取得。1998年、ケース・ウェスタン・リザーブ大学看護学部大学院博士課程修了、看護学博士。同年に帰国し、1999年、看護師、保健師免許取得。2002年より名古屋大学大学院医学系研究科 基礎・臨床看護学講座 教授。2018年4月より現職。

主な著書

＜著書＞
山内豊明：呼吸音聴診ガイドブック 医学書院 2018年
山内豊明：フィジカルアセスメントワークブック 医学書院 2014年
山内豊明：看護必要度～看護サービスの新たな評価基準 第5版 日本看護協会出版会 2014年
山内豊明：フィジカルアセスメントガイドブック 第２版 医学書院 2011年
＜翻訳書＞
山内豊明：「ベイツ診察法 第2版」MEDSi 2015年
山内豊明：「ベイツ診察法ポケットガイド 第３版」MEDSi 2015年
山内豊明：「聞く技術　答えは患者の中にある 第2版」日経BP社 2013年

ほか多数

はじめに

かつて心電図は、病院の、それも検査室での検査としてしかお目にかからないものでした。しかし今は、病棟にはポータブル標準12誘導心電図計があり、モニター心電図が常時多数表示されています。さらには携帯型の心電図計も開発され、市販されています。つまり心電図は、日常臨床の場面で頻繁に目に触れ、さらには一般家庭でもとることができる時代になったのです。

体温測定をした結果のアセスメントは一般市民でもでき、発熱していれば自ら受診行動に結びつけているはずです。血圧測定後のアセスメントもそれに準ずるようになりつつあります。もはや「体温や血圧については病院で聞いてください」とは言えない時代になっているのです。これらに続くものが心電図でしょう。医療者たるものが「心電図は病院での検査ですから…」と言って済ますことは難しくなってくる、と思いませんか？

心電図について、“何だか難しそう”“苦手”という意識をもつ方も多いと思います。その原因の１つは、心電図をひたすらパターンで覚えようとしていることかもしれません。パターン認識で対処するには、照合の元となるパターン自体を膨大に覚えなくてはなりません。それよりも、心電図には「何がどう表されているのか」そのものを納得してしまえば、多くの心電図の判別に応用が利くので、効率的です。

心電図判別の目的は、実は非常にシンプルで、「不整脈の整理」と「心筋障害の有無とその部位の判断」の２つだけなのです。

本書を通して有効かつ効率的な心電図判別力を高めていきましょう。

2019年５月

山内豊明

目　次

Part 6 心筋障害の波形を知ろう（12誘導心電図）

装丁：岩永香穂＋小口翔平（tobufune）

カバー・本文イラスト：フクイヒロシ

本文デザイン：糟谷一穂

DTP製作：トライ

楽しく、しっかり学べる

本書の特徴と活用法

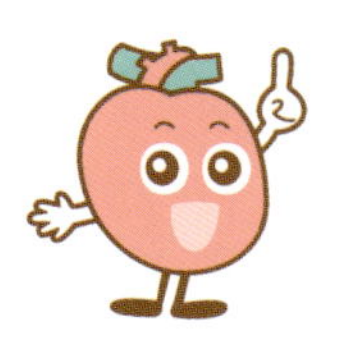

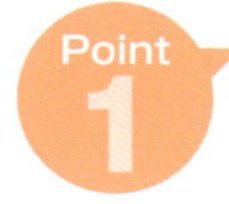
Point
1

まずはPart1から！

心電図波形を見るときには、常に心電図をとる目的、すなわち「リズム異常を見たい」のか、「心筋虚血の有無や場所を見たい」のかを意識することが大切です。それがわかれば、「何に注目すればよいか」や「どんなリスクがあるか」を予測してスムーズにアセスメント・対応を進めることができるようになります。

本書では、心電図を学ぶときに、つい後回しにしてしまいがちな「心臓のしくみとはたらき」について、看護師が知っておきたいポイントだけをわかりやすく解説しています。眺めるだけで、苦手意識がだいぶ減ると思います。

Point
2

心電図を見るときの「キホン」「ルール」を再確認しよう

意外と見落としがちなのが、心電図を見るときのキホンやルールです。

心電図は、心臓における電気の流れを波形で表現したものなので、波形をみれば「どの方向に、どれだけの勢いで、どれだけの電気が流れたか」がわかります。

誘導や感度についても、あわせて再確認できるようにまとめました。

Point
3

「不整脈の波形」「心筋虚血」の波形を理解しよう

不整脈（リズム異常）だけを見るときはモニター心電図、心筋虚血（傷口）を見るときは12誘導心電図をとります。

ここでは「波形を解釈するときに知っておきたいこと」をみていきます。波形ごとの緊急度も３段階に分けて示しています。

- 緊急度 ★ ＝緊急ではない
- 緊急度 ★★ ＝精査が必要
- 緊急度 ★★★ ＝緊急対応が必要

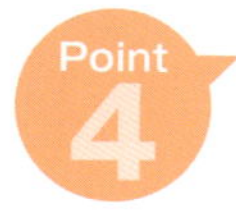
Point
4

現れた波形に応じた対応まで理解しよう

致死的不整脈では心肺蘇生や急変対応の準備、頻脈性不整脈では薬剤投与、徐脈性不整脈ではペーシングが主に行われます。

特にペーシングを行った場合に現れる特有の波形についても、あわせて解説していきます。

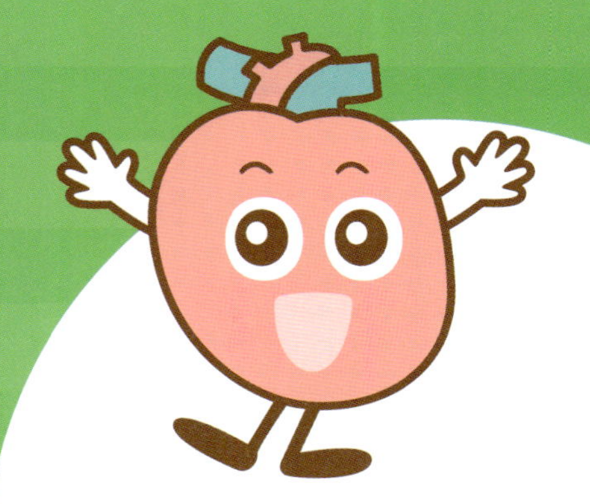

心電図って、何だろう？

Part 1

　心電図をとっている患者には、当然、心電図をとらざるを得ない理由があります。その理由を常に意識することが、心電図の理解につながります。
　心電図は、心臓の電気現象を波形で表したものです。そのため、心臓のリズム異常と、心筋の異常（虚血など）しか、見抜けません。
　心電図は「心臓」を評価するために重要な要素ではありますが、心臓の異常のすべてを見抜くことはできません。心電図は、脈拍・血圧や心音とあわせて評価する必要があることを、念頭に置くことが大切です。

1 心電図は何を目的に見る？

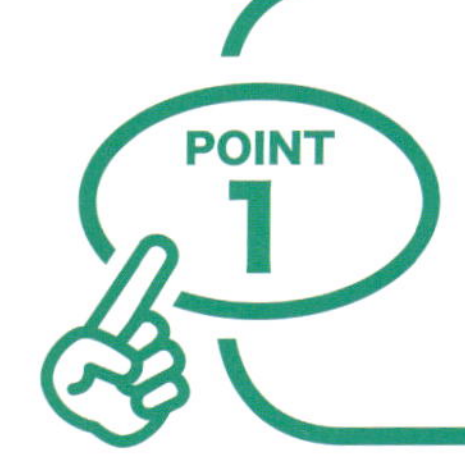
POINT
1

心電図の目的は、心臓のリズム異常と虚血（傷口）の有無を見ること

心電図を見る目的は、以下の２つしかありません。

① 心臓が動くときのリズムを見抜く（不整脈を見抜く）こと

② 心臓の傷口を探す（虚血などによる傷を探す）こと

このうち、①心臓が動くときのリズムを見るのがモニター心電図→p.3、心臓の虚血（傷口）を探すときに使うのが12誘導心電図→p.6です。

心電図を見る目的

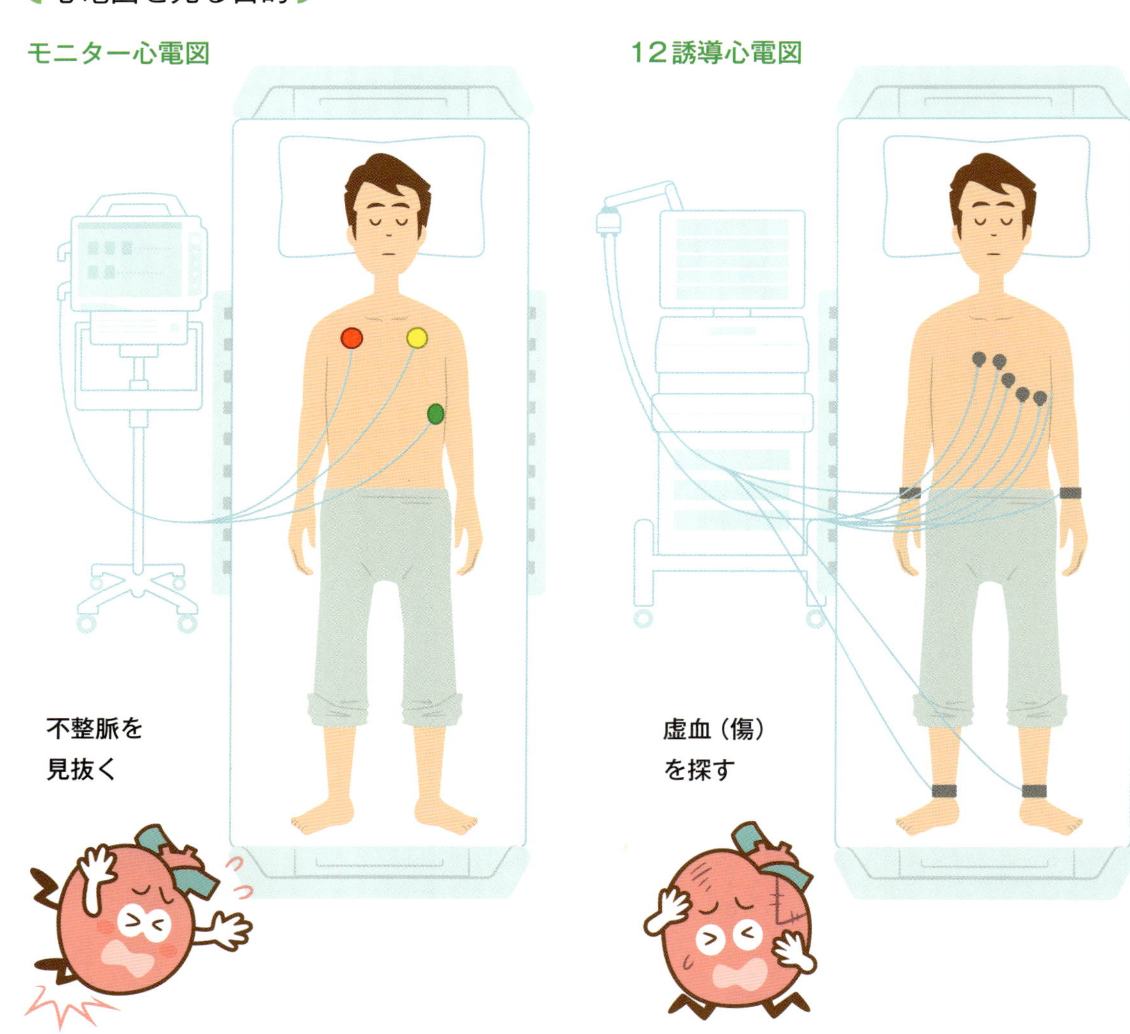
モニター心電図
12誘導心電図
不整脈を
見抜く
虚血（傷）
を探す

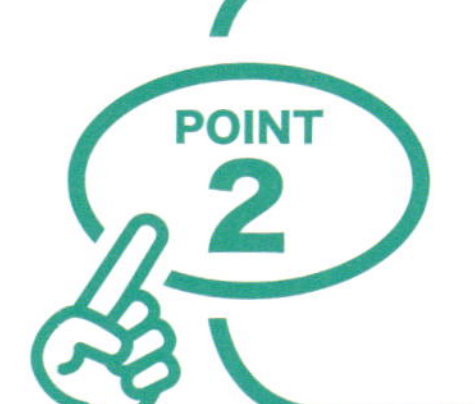
POINT
2

モニター心電図は、心臓のリズムを見るもの

1 心臓の仕事は「入った血液を押し出す」こと

心臓は、血液をためて押し出すために、伸びたらそのぶんだけ縮みます（フランク・スターリングの法則→p.8）。伸ばした輪ゴムを縮ませるためには、どこかで放す必要がありますね。心臓も同様で、どのタイミングで縮むのかが大切です。そのタイミングを把握するのが、モニター心電図の役割です。

フランク・スターリングの法則

心室の充満度に伴って、心室筋の収縮力が変化するという法則＝心筋自体の性質

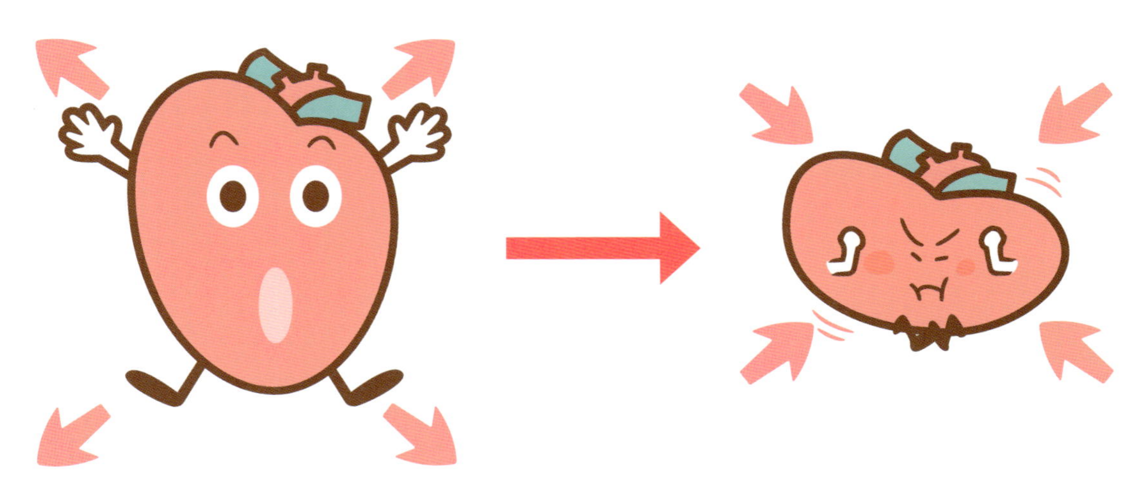

心室を満たす血液量が増える
＝心室壁が引き伸ばされるほど…

１回の排出量が増える
という法則

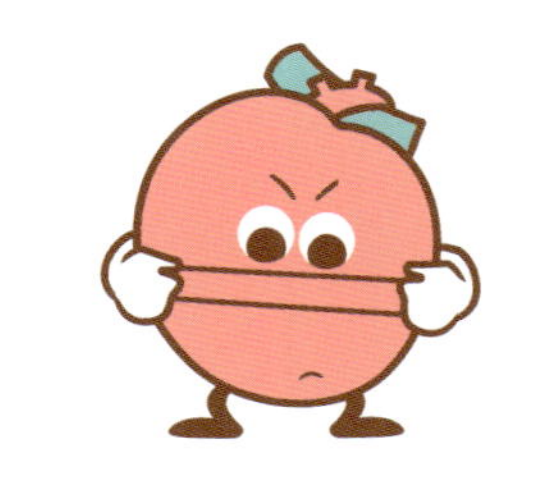

輪ゴムを伸ばせば伸ばすほど、
縮む力は大きくなるのと同じ！

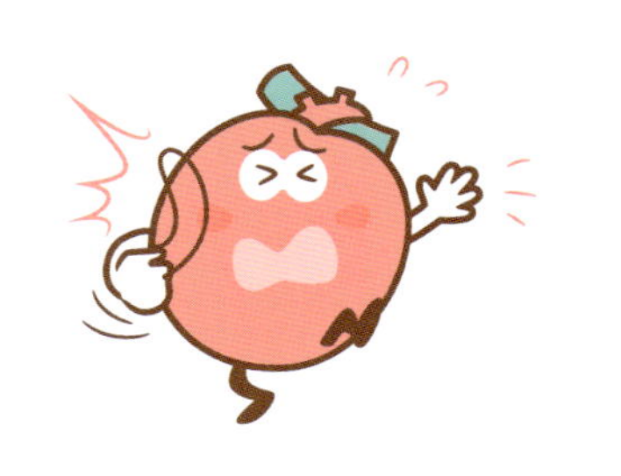

2 心臓のリズムは、指令「発生→伝達→実施（縮小）」の流れ

心臓には、自動能（自分で縮もうとする能力：20〜30回/分程度）があります。

しかし、心拍数30回/分では、ヒトは生きていけません。つまり、自動能に加えて、心臓のなかで「動け」と催促する指令が出され、その指令がうまく伝わって心臓が収縮する、という一連の営みが必要になってきます。この一連の営みが、リズム（心拍60〜80回/分）として表れるのです。

3 心臓を動かす指令は「微弱な電気」

心臓内での指令は微弱な電気（2〜3mV（ミリボルト））です。そのため、ヒトが感じとることはできません。しかし、心臓の営みを見るためには、この微弱な電気をとらえる必要があります。**心電計**は、この微弱な電気を波形として可視化するために用いる道具です。

心臓のリズム

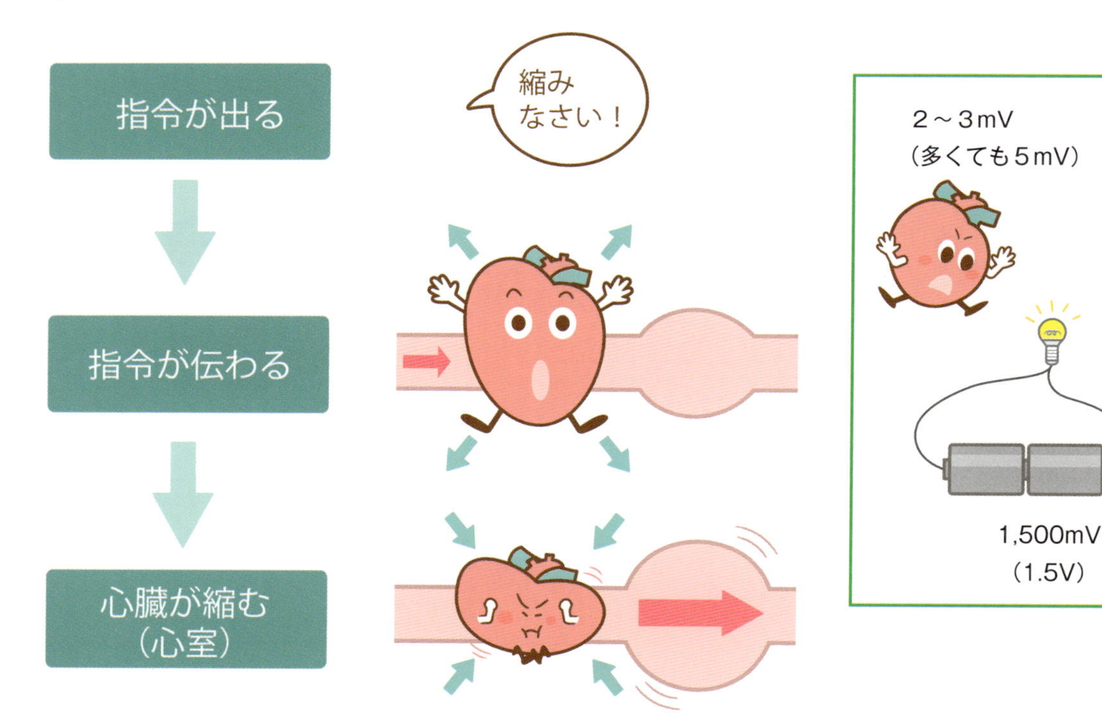
指令が出る
指令が伝わる
心臓が縮む
（心室）
縮み
なさい！
2〜3mV
（多くても5mV）
1,500mV
（1.5V）

4 「不整脈」は、心臓のリズムの狂い

心臓のリズムは、どこで測定しても、同じ情報が得られます。つまり、心臓のリズムが狂っていないか（＝**不整脈**がないか）を見るのであれば、どこか1つを見ればよいため、1か所から見る**モニター心電図**で十分なのです。「動悸がする」など不整脈を疑う場合、わざわざ12誘導心電図を取る必要はありません。

逆に、虚血（傷）の有無を見る場合は、虚血部分そのものを測定する必要があるため、12誘導心電図を取る必要があります→p.120。

あわせて知りたい！ 心臓内での「電気の流れる向き」

「モニター心電図は**Ⅱ誘導**でとる」といわれているのは、なぜでしょう？　このことには、心臓内での電気の流れ方が関係しています。

心臓で生まれる電気信号は、右上から左下へ（右心房にある洞房結節から心室へ）と流れていきます。そのため、左下（左の下腹部）と右上（右肩）につけた電極で電気信号をキャッチするⅡ誘導だと、最も無理なくキレイな波形が得られるのです。

ただ、Ⅱ誘導でなければ不整脈がわからないわけではありません。不整脈を見るためには、微弱な電気をキャッチできさえすればよいので、電気を生む場所である**心臓を挟むように**電極がついていれば、まったく問題ないのです。

実際、肥満患者の場合、心臓が横に寝た形をしているため、**Ⅰ誘導**のほうが見やすいこともあります。また、高齢者など振戦がある患者の場合は、筋電図の混入を防ぐため、**NASA誘導**（宇宙飛行士の心電図をとるときに用いる誘導）を用いることもあります。

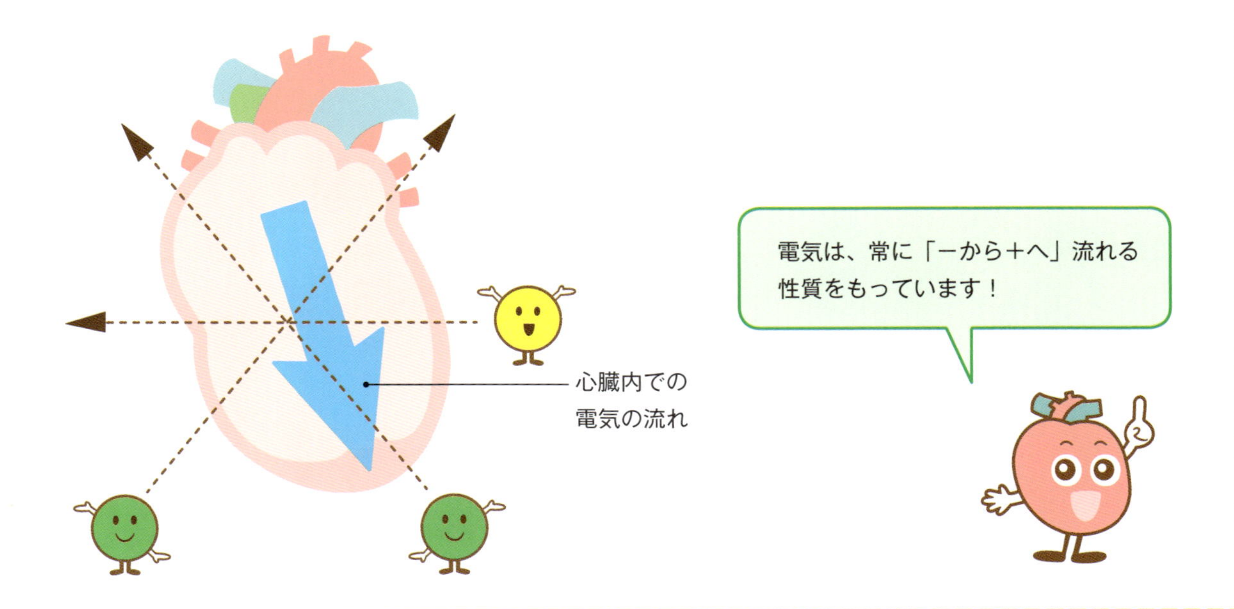
心臓内での
電気の流れ
電気は、常に「－から＋へ」流れる
性質をもっています！

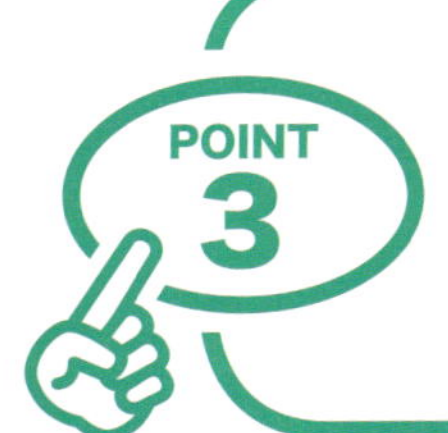
POINT
3

心臓の傷（虚血）は、複数か所で測る12誘導心電図で探す

1 電極は心臓を観察する「目」

電極＝目です。電極を1か所当てていれば、その電極がカバーしている面は見えます。しかし、カバーしていない面は、当然見えません。

つまり、電極がカバーしていない範囲に傷（虚血）があった場合、心電図の異常として現れてこないのです。そうなると、別の範囲をカバーできる位置に電極を置くしかありません。

電極がカバーする範囲

モニター心電図

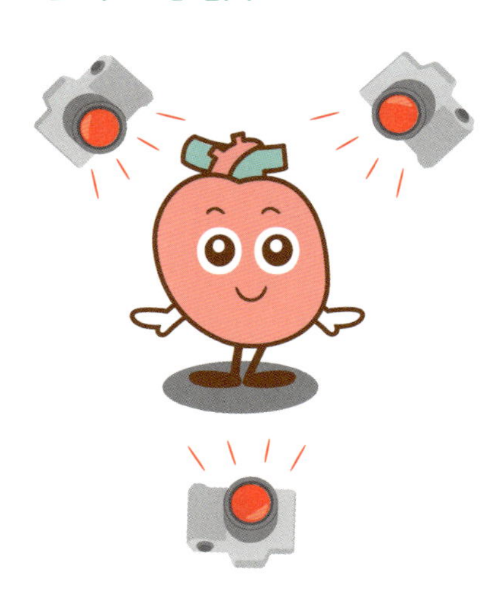

３個の電極で…

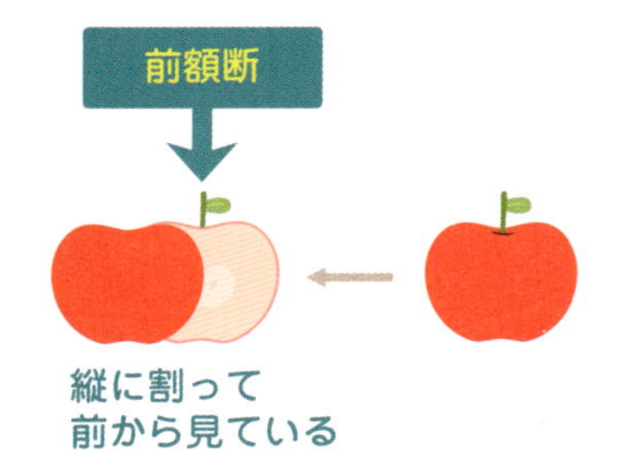
前額断
縦に割って
前から見ている

12誘導心電図

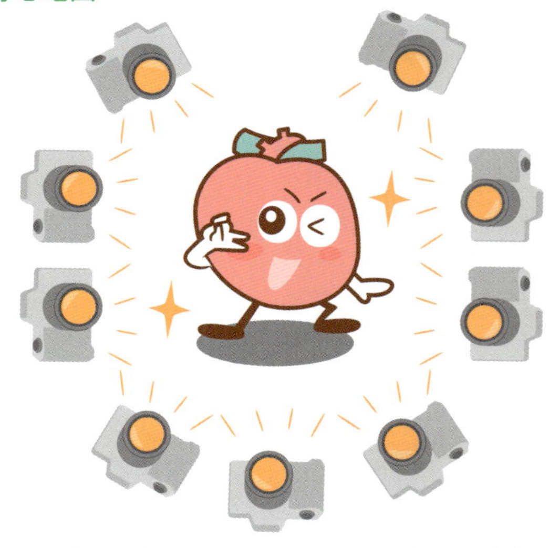

10個の電極のうち、１つはアース（不関電極）なので、残り９個で…

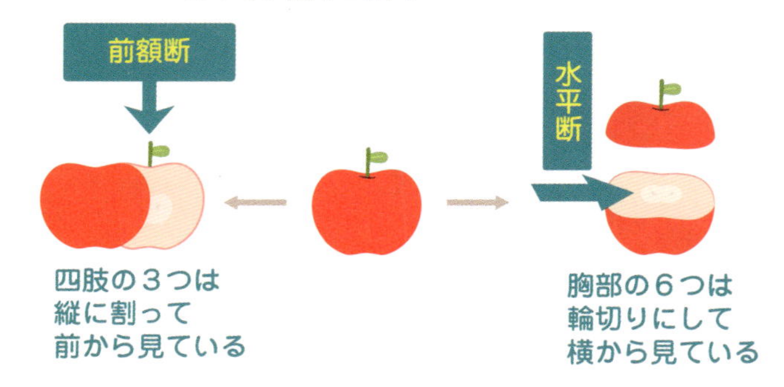
前額断
水平断
四肢の３つは
縦に割って
前から見ている
胸部の６つは
輪切りにして
横から見ている

2 立体物である心臓は、多方向からの観察が必要

心臓は立体物です。立体物を見るためには、あちこちに目をつけないといけません。傷を探す（＝**心筋虚血**を疑う）ときは、12誘導心電図をとる必要があります。

「激しい胸痛がある」場合などは、モニター心電図だけでは不十分なのです。

12誘導心電図では、胸部誘導から得られる６つの導出と、四肢誘導から得られる６つの導出（単極肢導出３つ、それぞれの電極の電位差３つ）から、心臓の異常を探ります

四肢誘導

標準（双極）肢誘導：Ⅰ、Ⅱ、Ⅲ

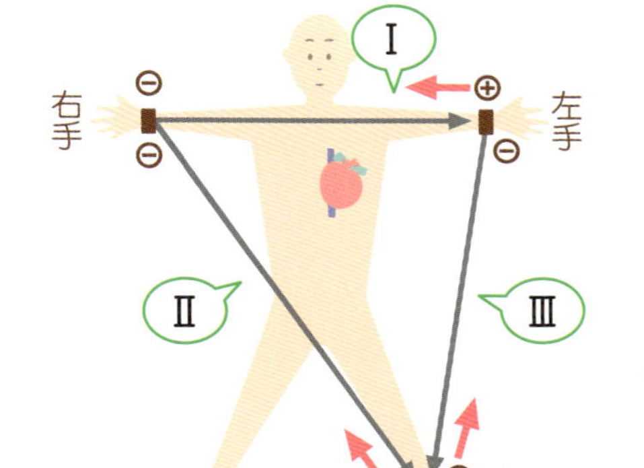
Ⅰ
Ⅱ
Ⅲ
右手
左手
右足
左足

２点間の電位差を見ている

単極肢誘導：aVR、aVL、aVF

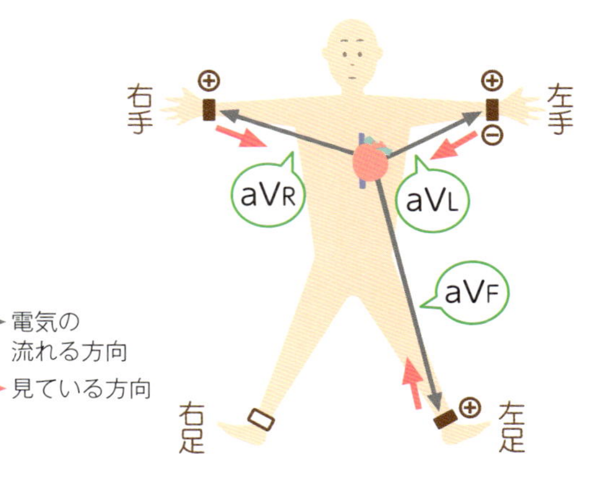
aVR
aVL
aVF
右手
左手
右足
左足

電気の流れる方向
見ている方向

いずれか一点から心臓を眺めている

胸部誘導

V_1、V_2、V_3、V_4、V_5、V_6

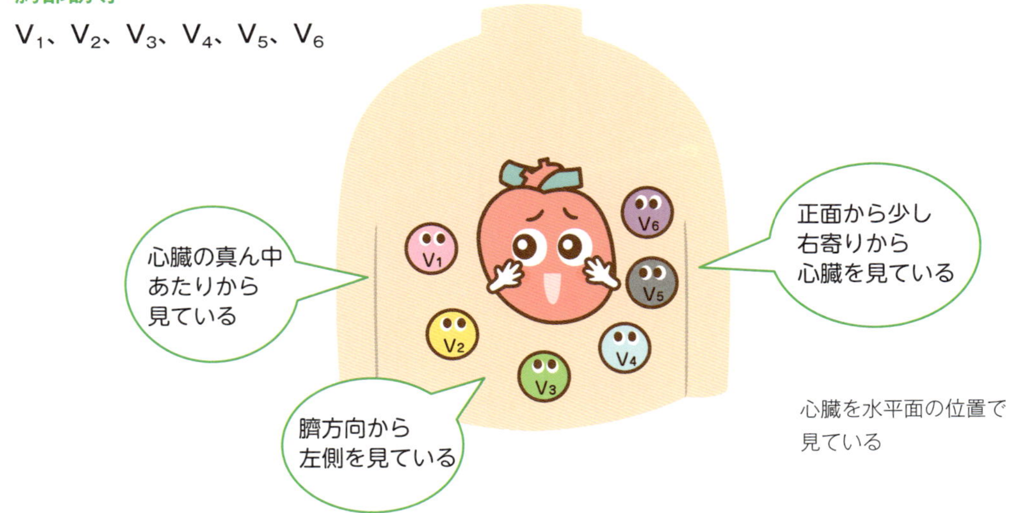
心臓の真ん中あたりから見ている
正面から少し右寄りから心臓を見ている
臍方向から左側を見ている
V1
V2
V3
V4
V5
V6

心臓を水平面の位置で見ている

2 心臓のはたらきを知ろう

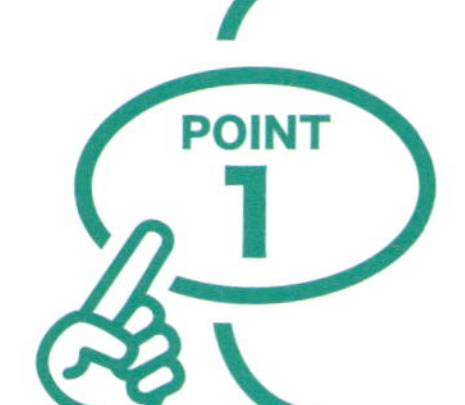
POINT
1

心臓は、血液を動かすポンプである

心臓は、血液という液体を動かすポンプです。効率よく血液を動かすために、血液を吸いながら送り出せるよう、入口と出口が分かれています。

健康な人の心臓の場合、フランク・スターリングの法則に従って「入ったぶんだけ送り出す」というシンプルなはたらきをしています→p.3。

心臓のはたらきはシンプルだから、問題になるのはリズムだけ！

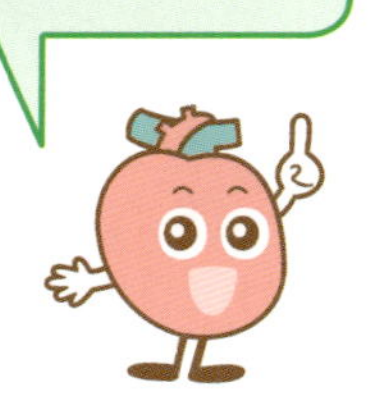

心臓は「ポンプ」

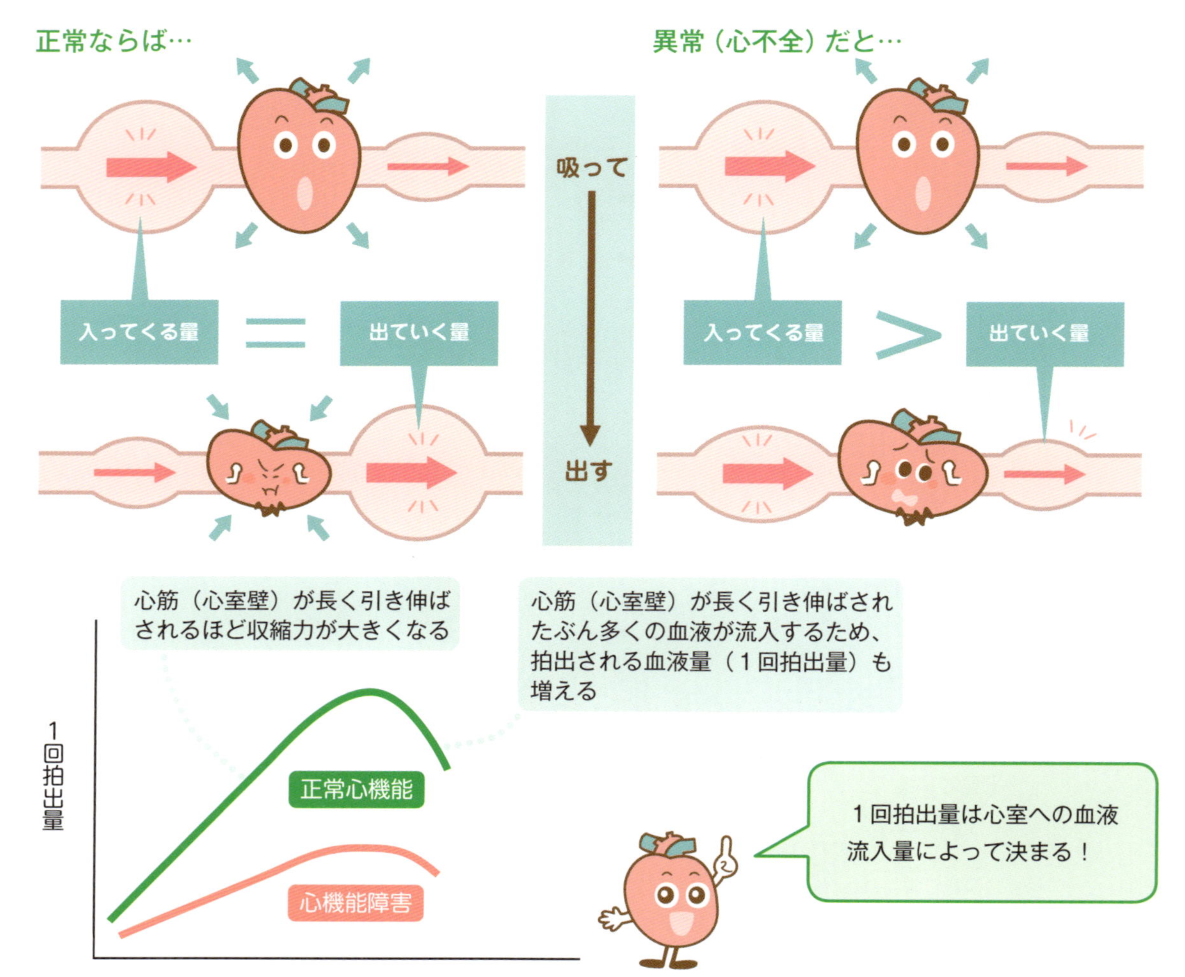
正常ならば…
異常（心不全）だと…
吸って
出す
入ってくる量
＝
出ていく量
入ってくる量
＞
出ていく量
心筋（心室壁）が長く引き伸ばされるほど収縮力が大きくなる
心筋（心室壁）が長く引き伸ばされたぶん多くの血液が流入するため、拍出される血液量（１回拍出量）も増える
１回拍出量
正常心機能
心機能障害
心室拡張末期容量（前負荷）
１回拍出量は心室への血液流入量によって決まる！

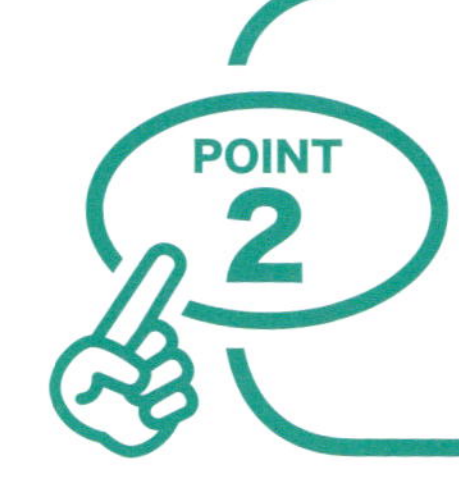
POINT
2

心臓には2つのポンプ（右心系と左心系）がある

心臓は、**右心系**と、**左心系**の２つから成り立っています。
右心系も左心系も、それぞれ、心房と心室という２つの部屋に分かれています。

右心系と左心系

右心系
全身から来た血液を肺に送るポンプ

左心系
肺から来た血液を全身に送るポンプ

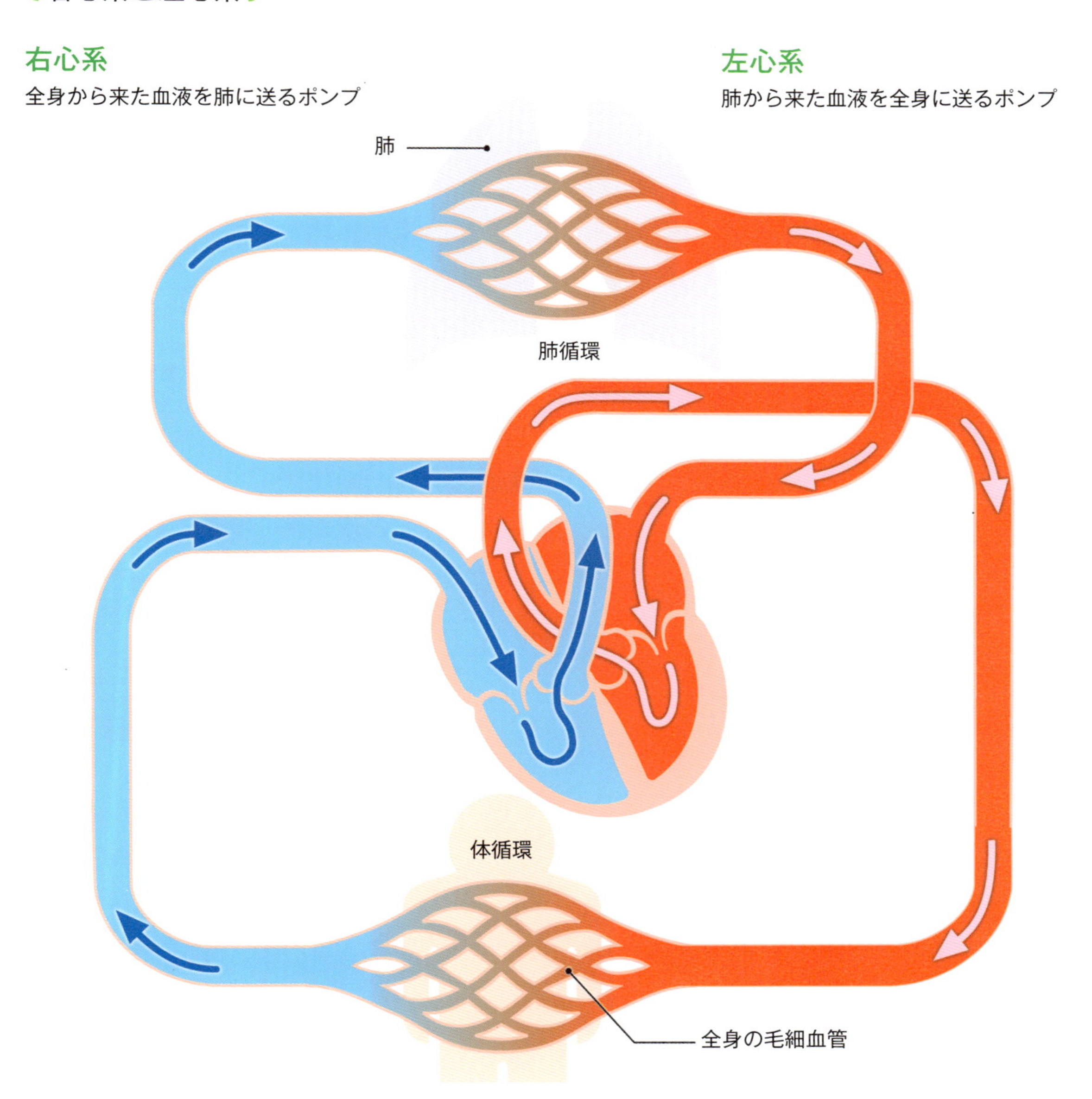
肺
肺循環
体循環
全身の毛細血管

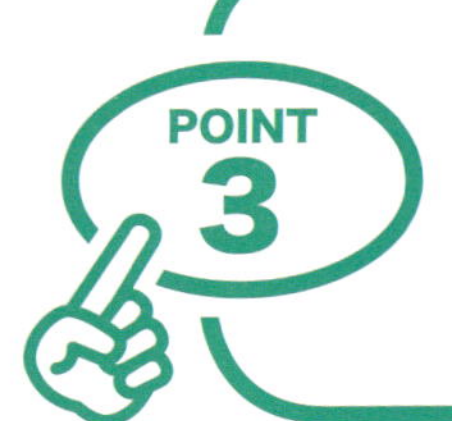
POINT
3

右心系にも左心系にも、各出口に弁がある２つの部屋（心房と心室）がある

1 「心房」に血液をため、「心室」で血液を拍出

心室は血液を拍出する部屋、その手前の待合室が**心房**です。

心房の役割は、１回拍出量を安定させることです。血液をいったんプールすることで、入ってくる血液量にむらがあったとしても、出ていく血液量を一定の範囲内にとどめることができるのです。

右心系のプールは右心房、拍出するのは右心室です。左心系のプールは左心房、拍出するのは左心室です。

心房と心室

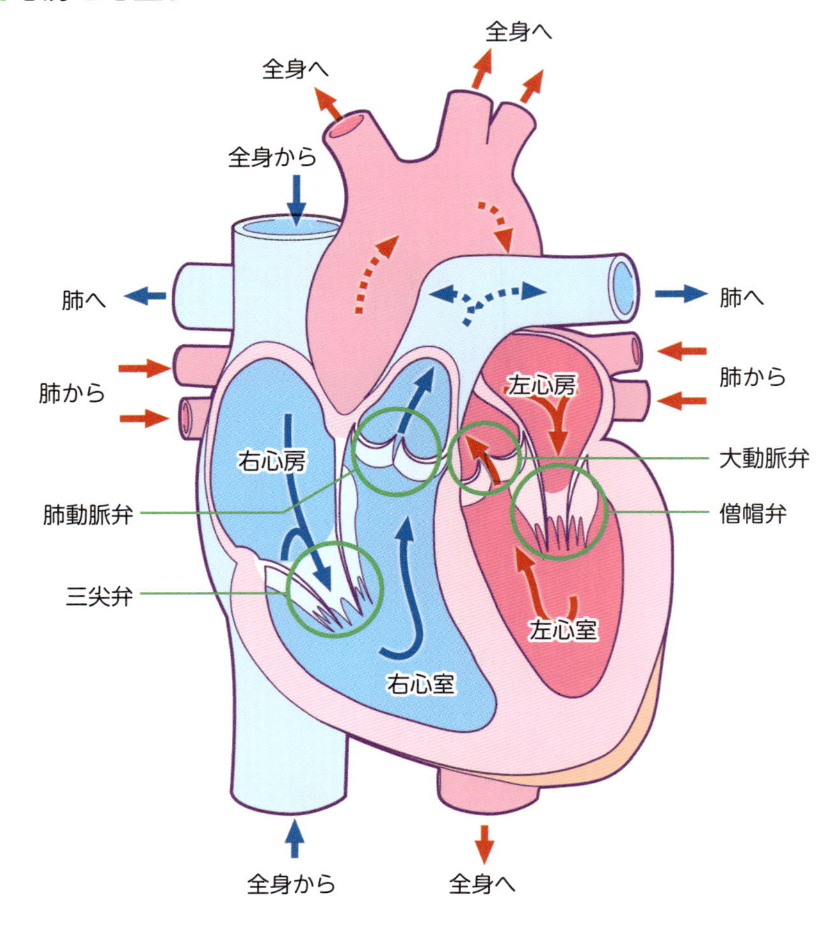
全身へ
全身へ
全身から
肺へ
肺へ
肺から
肺から
左心房
右心房
大動脈弁
肺動脈弁
僧帽弁
三尖弁
左心室
右心室
全身から
全身へ

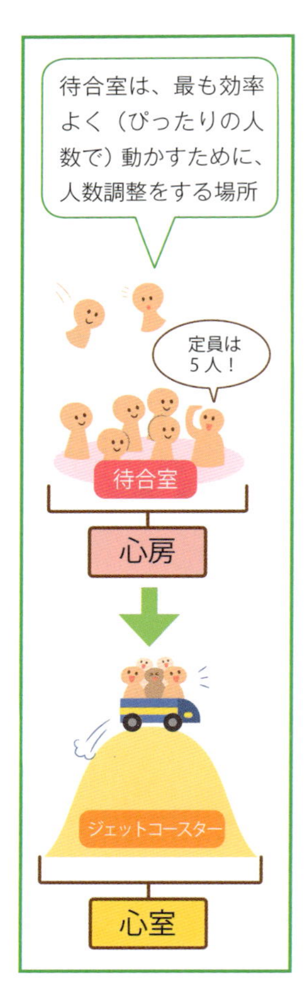
待合室は、最も効率よく（ぴったりの人数で）動かすために、人数調整をする場所
定員は5人！
待合室
心房
ジェットコースター
心室

2 「弁」は心房・心室の出口のドア

血液は液体ですから、隙間があると逆流してしまい、血液を一定方向に流せなくなってしまいます。そのため、心臓の4つの部屋(右心房、右心室、左心房、左心室)の出口には、血液が逆流しないように、ドア(**弁**)がついています。

弁が閉じるときに生じる音が**心音**です。弁が「閉じた」ということは、その前に弁が「開いていて血液が流れていた」ということになりますね。

弁のはたらきと心音の関係

Ⅰ音

収縮期の初期に**房室弁**が閉じる際に聴こえる音

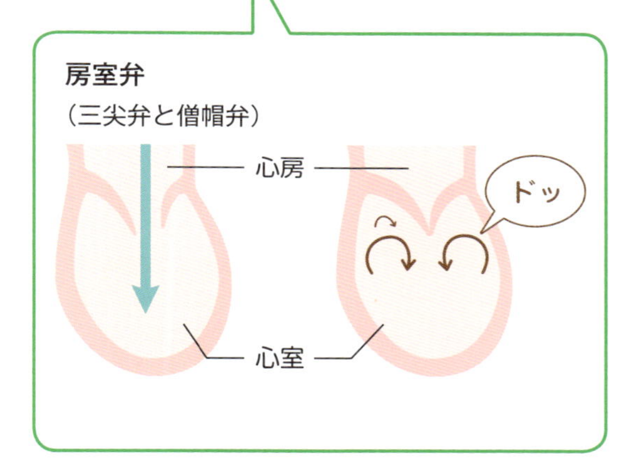
房室弁
(三尖弁と僧帽弁)
心房
ドッ
心室

Ⅱ音

拡張期の初期に**動脈弁**が閉じる際に聴こえる音

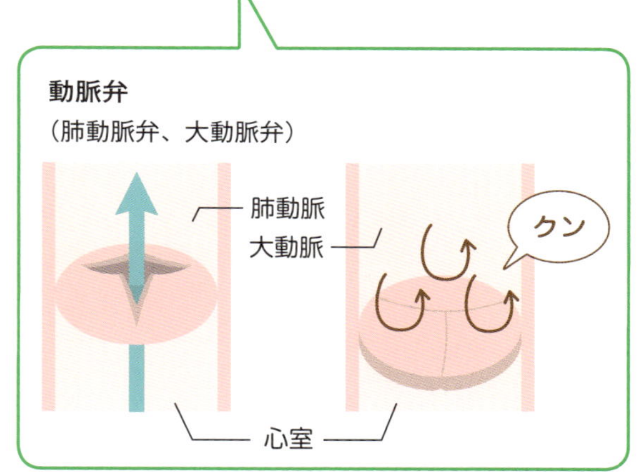
動脈弁
(肺動脈弁、大動脈弁)
肺動脈
大動脈
クン
心室

心音は…

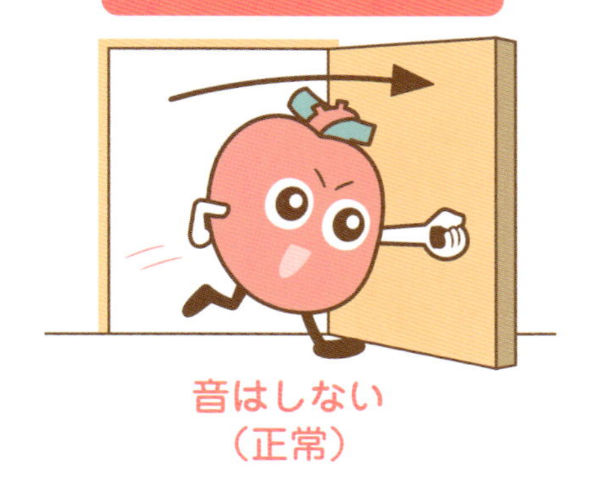
弁が開くときは…
音はしない
(正常)

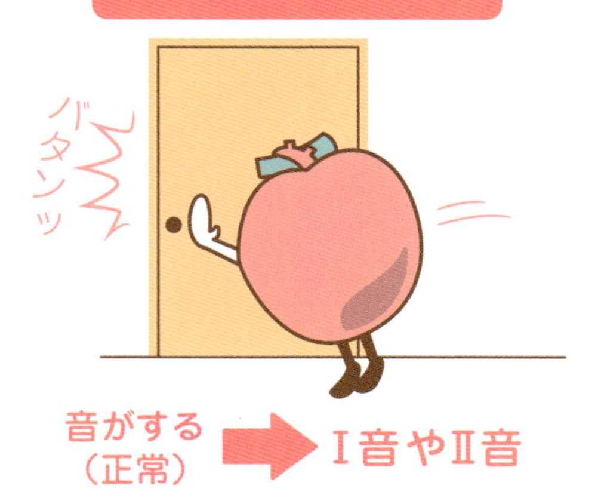
弁が閉じるときは…
バタンッ
音がする
(正常)
Ⅰ音やⅡ音

あわせて知りたい！ 心音と心雑音、どう違う？

弁の状態は「十分に開いてスムーズに血液が出て行く→ピシャッと閉まって（＝心音が生じる）血液が出て行けなくなる」のが正常です。開くときに十分開かないと、血液が本来よりも狭いところをすり抜けていくため、本来しないよけいな音が、すり抜けとともに出ます。逆に、閉じるときにぴったり閉じないと、血液が弁の隙間をすり抜けて逆流するため、本来しないよけいな音が、逆流とともに出ます。これらが、**心雑音**です。

成人の心雑音は、基本的に弁の不具合です。弁が十分開かない**狭窄症**では、弁が開いているタイミングでよけいな音がします。逆に、弁が閉じ切らない**閉鎖不全**では、弁が閉まっているタイミングでよけいな音がします。

正常

弁が開くとき

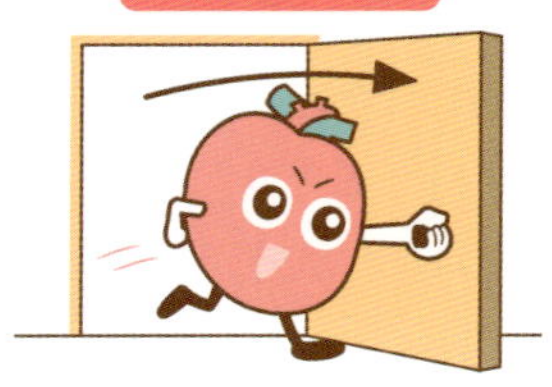

異常

十分に開かないと…

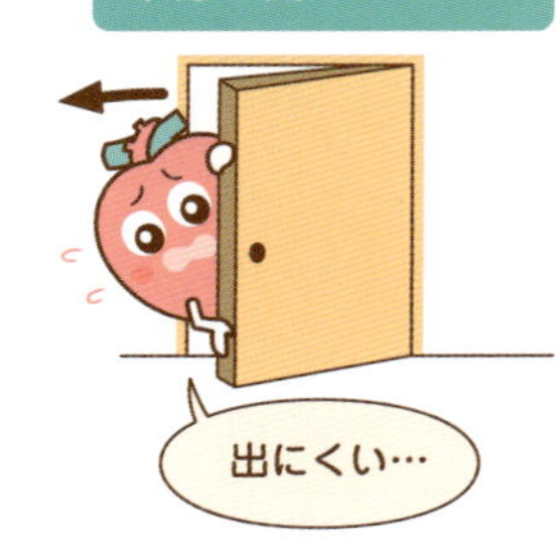
出にくい…

狭窄症

十分に閉まらないと…

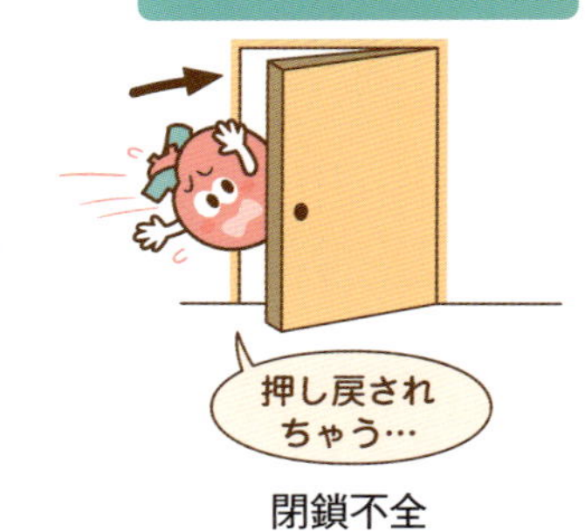
押し戻され
ちゃう…

閉鎖不全

心雑音と心電図は、ともに心臓の異常を見抜くためのものです。しかし、心雑音は「血液の流れ」、心電図は「心臓のリズム」と、見ているものは、まったく違っています。そのため、この２つは、それぞれとらえているものが違います

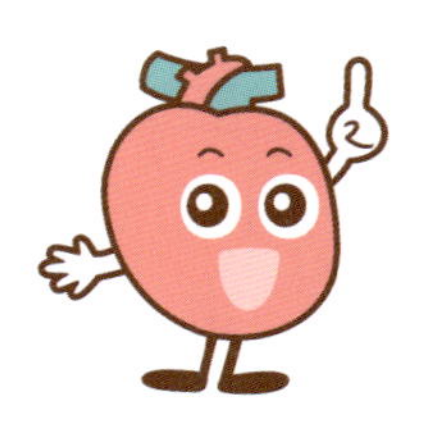

3 心臓を動かす電気を知ろう

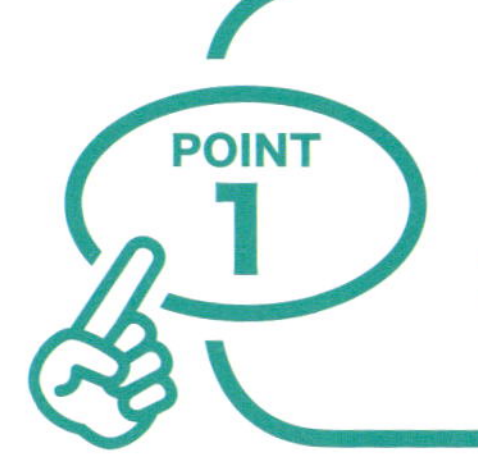
POINT
1

心臓を動かしているのは、微弱な電気である

心臓の動力の程度は**血圧**で、拍出のタイミングは**脈**を触れるとわかります。しかし「どんなタイミングで心臓を動かそうとしているか」は、心電図でないとわかりません。

まず「心臓内で電気がどう生まれているのか」「生まれた電気が心電図の波形としてどのように表されるのか」を把握しましょう。

心臓のはたらきを見る指標

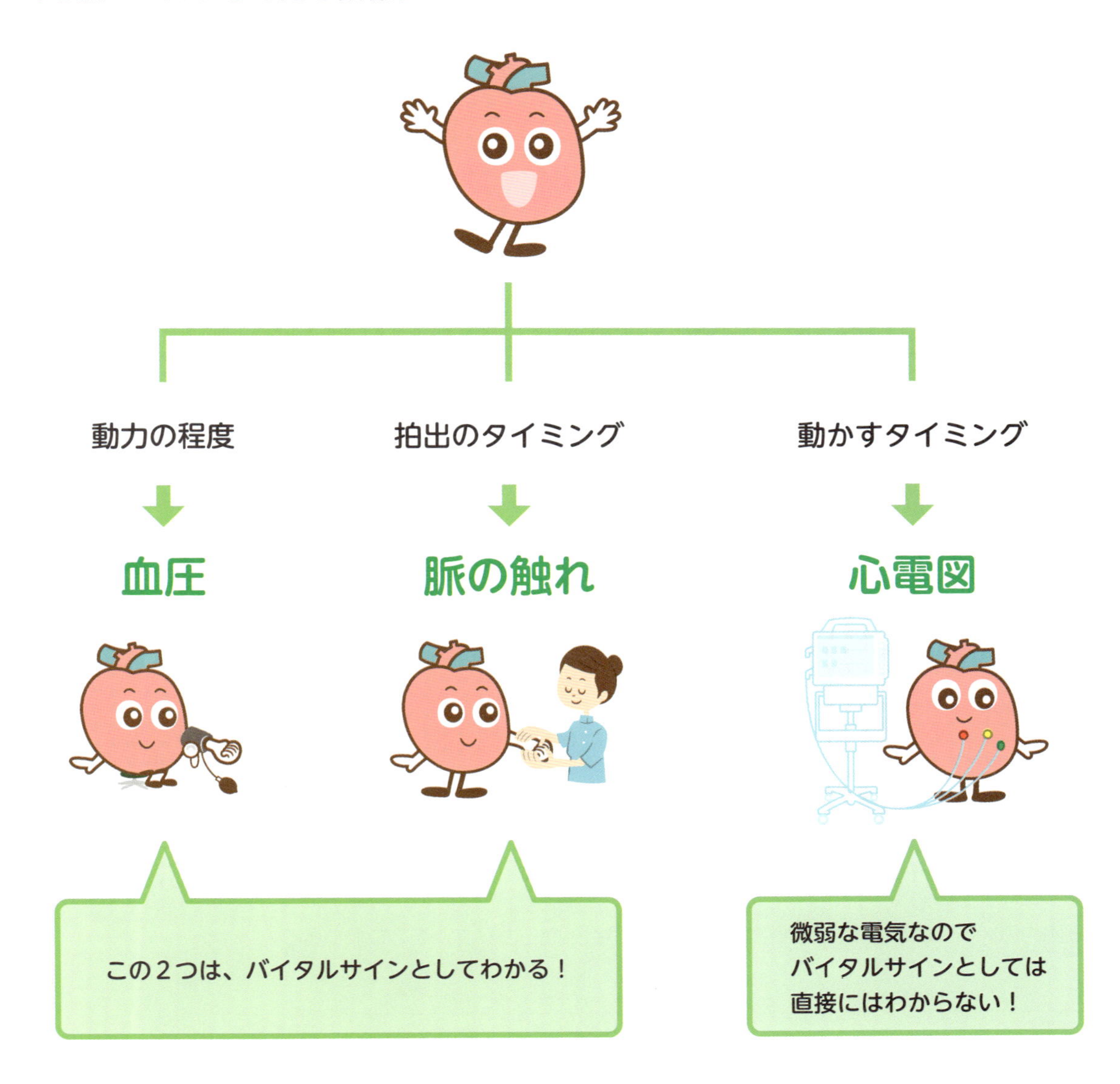
動力の程度
拍出のタイミング
動かすタイミング
血圧
脈の触れ
心電図
この２つは、バイタルサインとしてわかる！
微弱な電気なので
バイタルサインとしては
直接にはわからない！

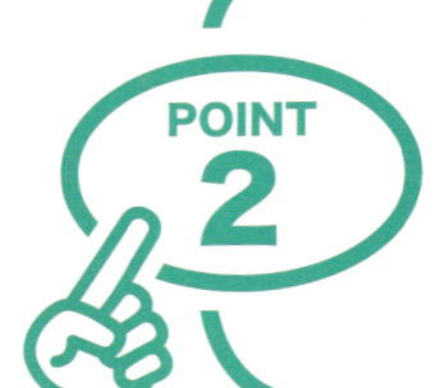
POINT
2

細胞が活動すると、電気が生じる

電気は、１個１個の細胞が活動するときに生まれてきます。**心筋細胞**に限らず、生きている細胞は皆、電気的な活動をする力をもっています。

1 電気的な環境の違いは「電解質」によって生じる

細胞は、生物の最小単位です。生物は、**膜**によって内外を区別しています。

細胞膜には、エネルギー（ATP：アデノシン３リン酸）＊[1]によって動く**ナトリウム・カリウムポンプ**があります。このポンプは、細胞内のナトリウムを３つ追い出し、細胞外のカリウムを２つ取り込むしくみとなっています。ナトリウムもカリウムも、同じ分量のプラスの電気をもっているため、細胞内は細胞外より低い電気レベル（－90mV低い電位）となります。

このように、細胞内外でプラスとマイナスの電位を分けることを**分極**といいます。細胞は、細胞膜で内外を隔てているおかげで、この分極という電位差のある状態を維持できているのです。

2 細胞が分極している状態の電位差を「静止電位」という

ナトリウム・カリウムの出入りが一定で、細胞内外の差が－90mV程度に保たれている状態の電位差を**静止電位**といいます（「静止」といっても、電位は微妙に動いています）。

電解質と電気

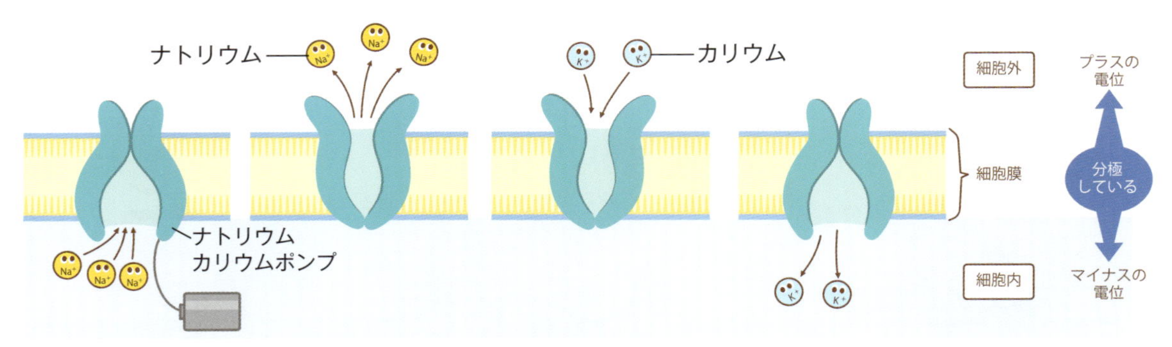
ナトリウム
カリウム
ナトリウム
カリウムポンプ
細胞外
細胞膜
細胞内
プラスの
電位
分極
している
マイナスの
電位
細胞内のナトリウムを３つ追い出すと…
細胞外からカリウムを２つ取り込む

＊1　ATP（adenosin triphosphate）：アデノシン３リン酸

3 細胞の状態は「興奮」「静止」の２つだけ

細胞は「静止しているか」「興奮しているか」のどちらかです（**全か無かの法則**）。

静止（分極）している細胞が興奮するきっかけは、細胞内でのカリウムの増加です。ふだんは、ナトリウム・カリウムポンプは「ナトリウムを３つ追い出し、カリウムを２つ取り込む」ため、細胞内の電位が、細胞外に比べてマイナスに維持されているのです。

何かのきっかけて、静止電位がある値（＝閾値）を超えると、まず、細胞膜にあるナトリウムチャネルが一瞬だけ開き、ナトリウムが細胞内に流入します（**脱分極**＝興奮）。同時に、細胞内にたまったカリウムが、カリウムチャネルから細胞外へ出ていき、徐々に電位がつり合うよう**再分極**し、再び分極した状態になります。

なお、心筋細胞の収縮時には、カルシウムも必要です。カルシウムが足りないと、うまく収縮できなかったり、必要以上に収縮して痛みを感じたりします（**テタニー**）。

分極と脱分極：ナトリウムとカリウムの動き

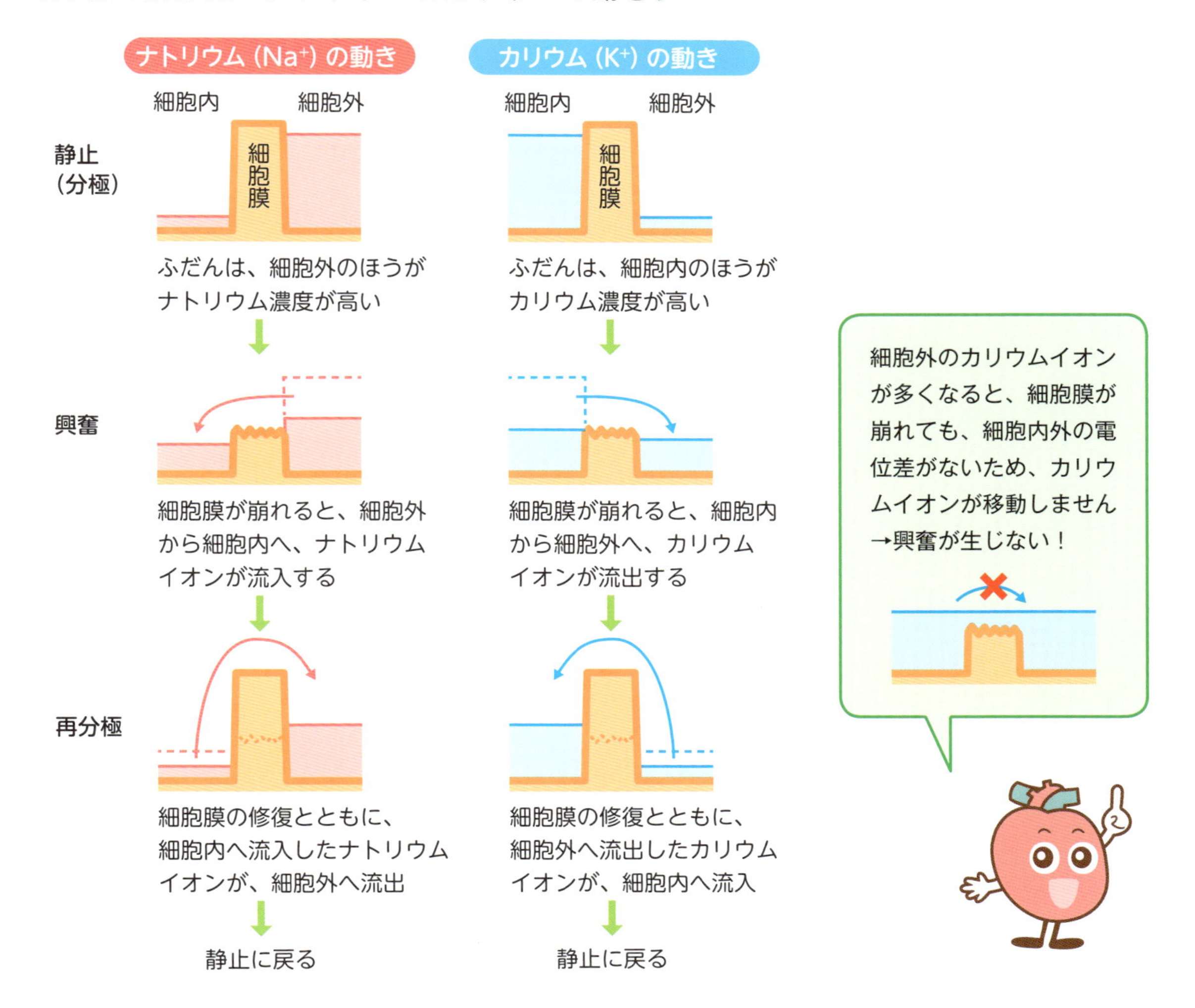
ナトリウム（Na+）の動き
カリウム（K+）の動き
細胞内
細胞外
細胞内
細胞外
静止（分極）
細胞膜
細胞膜
ふだんは、細胞外のほうがナトリウム濃度が高い
ふだんは、細胞内のほうがカリウム濃度が高い
興奮
細胞膜が崩れると、細胞外から細胞内へ、ナトリウムイオンが流入する
細胞膜が崩れると、細胞内から細胞外へ、カリウムイオンが流出する
再分極
細胞膜の修復とともに、細胞内へ流入したナトリウムイオンが、細胞外へ流出
細胞膜の修復とともに、細胞外へ流出したカリウムイオンが、細胞内へ流入
静止に戻る
静止に戻る
細胞外のカリウムイオンが多くなると、細胞膜が崩れても、細胞内外の電位差がないため、カリウムイオンが移動しません
→興奮が生じない！

あわせて知りたい！

心筋の自動能とは？

心筋の自動能は、洞房結節や房室結節付近の心筋細胞によって生まれています。この部位にある心筋細胞の細胞壁は崩れやすく、電気が漏れやすいため、静止電位が少しずつ上がっていき、閾値に達すると一気に興奮した後、再分極によって元に戻ります。この「静止電位が緩徐に上昇→一気に興奮→元に戻る」を繰り返すことで、自ら刺激を発生させる（＝自動能）が生じることとなります。

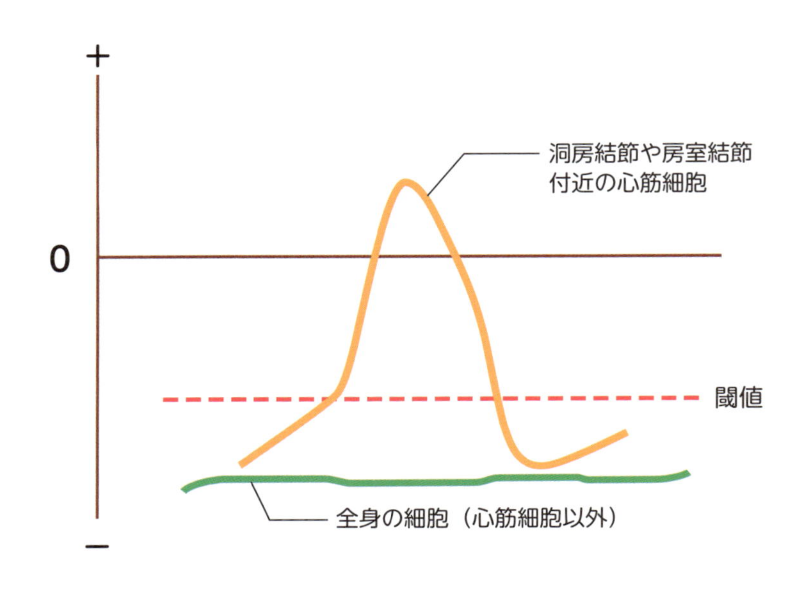
+
0
−
洞房結節や房室結節
付近の心筋細胞
閾値
全身の細胞（心筋細胞以外）

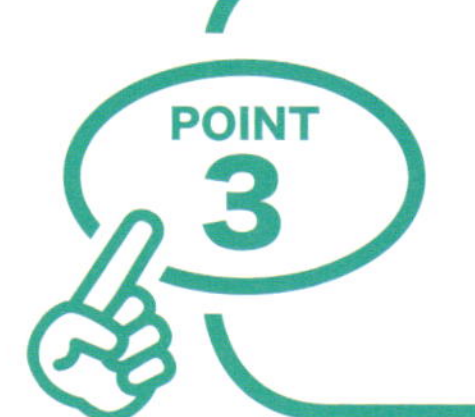
POINT
3

心筋細胞は、興奮すると、同じ方向に収縮する

1 心筋細胞は、脱分極によって収縮する

心筋は筋肉です。筋肉細胞は、脱分極が起こると、細胞間の距離を縮めて**収縮**します。

筋肉の収縮は、心筋細胞内のアクチンというタンパク質が、ミオシンというタンパク質の間に滑り込むことで生じます。このしくみがあるから、心臓がポンプとして働くことができるのです。

心筋細胞の収縮のしくみ

拡張

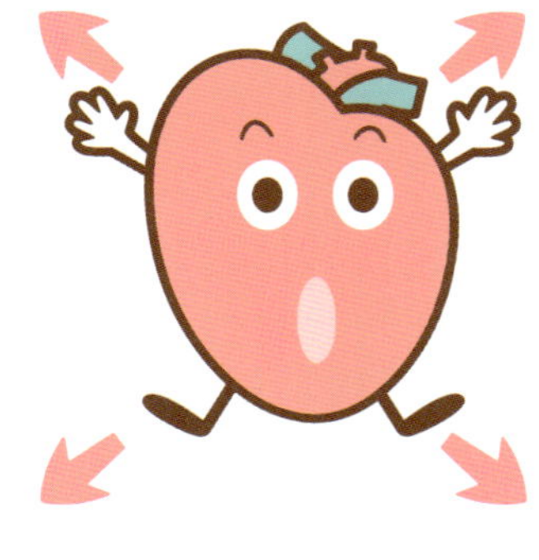

ミオシン

アクチン

収縮

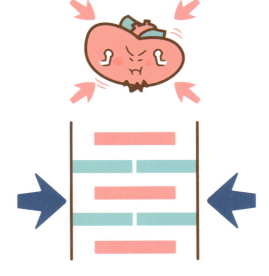

あわせて知りたい！「心筋」の特殊性

心筋は、筋肉の一種ですから、横紋をもっています。しかし、骨格筋とは違って、筋繊維（心筋細胞の集合体）が枝分かれしたり、癒合したりしているのが特徴です。

心筋細胞は、独立した１つひとつの細胞が、介在板（厳密には、介在板に密接しているギャップ結合）によって連結され、一体となってはたらきます→p.19。そのため、心筋は、機能的合胞体と呼ばれます。

2 心筋細胞の収縮は、同一方向に向かって起こる

心筋細胞をはじめとした筋肉は、基本的に、整然と並んでいて、**同じ方向に向かって縮む**しくみになっています。１つひとつの細胞が散らばっていて、縮む方向がばらばらだと、力の方向がそろわず、大きな力が出せないためです。

心臓の筋肉そのものが異常となる**心筋症**では、心筋細胞が大小不同であったり、並びかたが整っていない状況となっていたりします。

収縮の向き

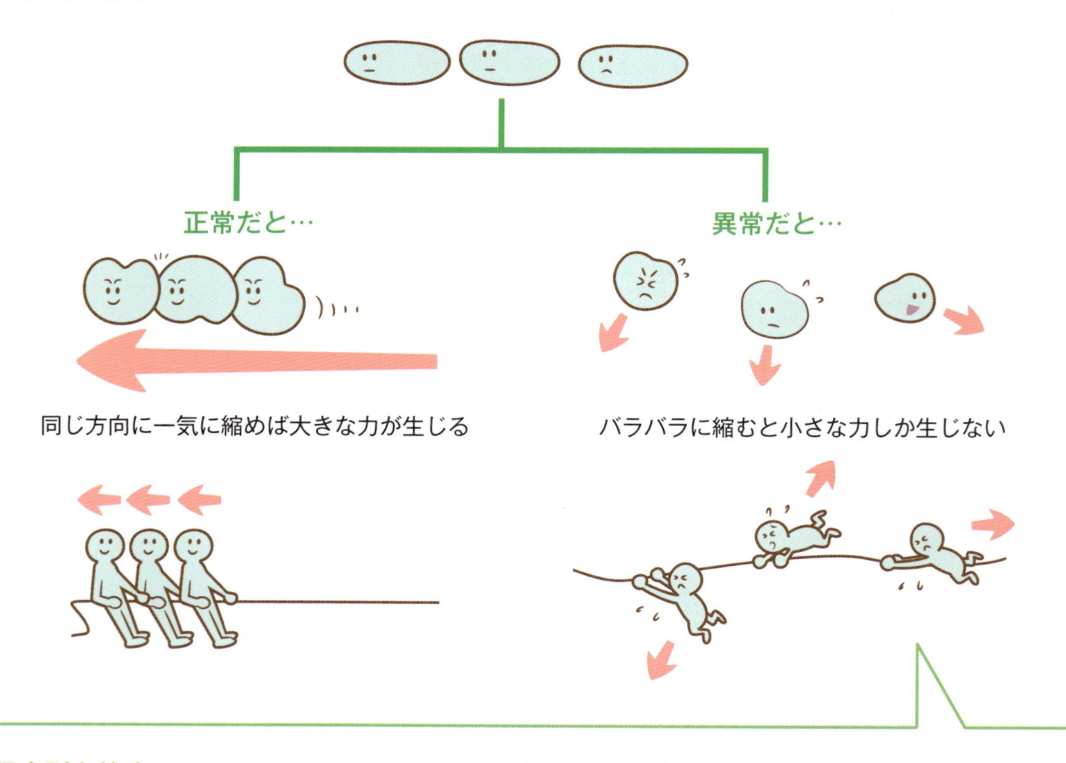
正常だと…
異常だと…
同じ方向に一気に縮めば大きな力が生じる
バラバラに縮むと小さな力しか生じない

肥大型心筋症

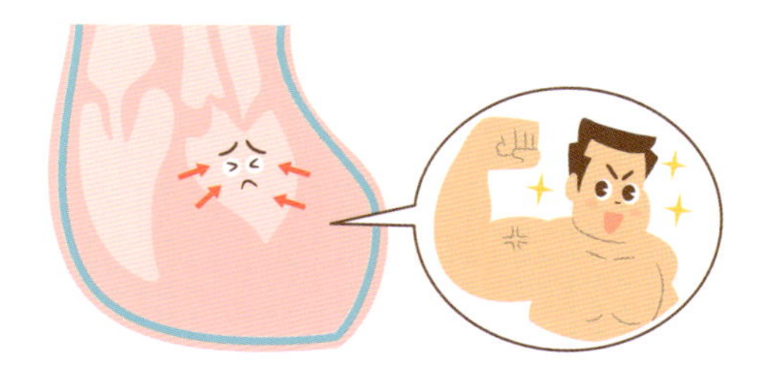

拡張型心筋症

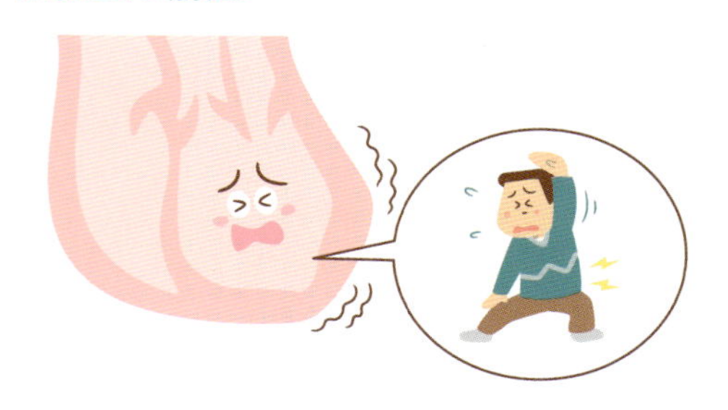

心筋症は、筋肉細胞がバラバラな方向を向いているため、収縮しても大きな力が得られません。必要な力をつくろうとして、１つひとつの細胞がマッチョになったのが、肥大型心筋症です。一方、心筋細胞が伸びっ放しの状態になり、うまく縮めないのが拡張型心筋症です。

3 心筋細胞の情報は「収縮の方向」にだけ伝わる

細胞は、縦横にマス目のように並んでいます。この状態だと、全方向に情報が伝わってしまい、一方向にだけ向かって収縮することは難しくなります。

心筋は、**一方向にだけ縮む**ことで大きな力を得る筋肉ですから、縦に並んでいる細胞どうしでは情報が伝わりやすく、隣どうしには伝わりにくい構造でなければなりません。そのために存在するのが**介在板**です。介在板は、縦方向の細胞どうしの間で興奮を伝わりやすくするために存在する、薄い特殊な壁のようなものです。

このような構造であることで、並んでいる細胞の縮む向きが全体として整うのです。

心筋細胞における情報伝達

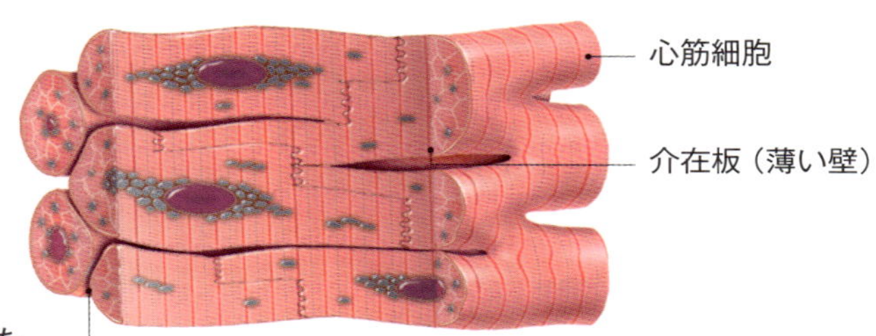
心筋細胞
介在板（薄い壁）
細胞膜で隔てられた
隙間（厚い壁）

床が厚くて壁が薄ければ…

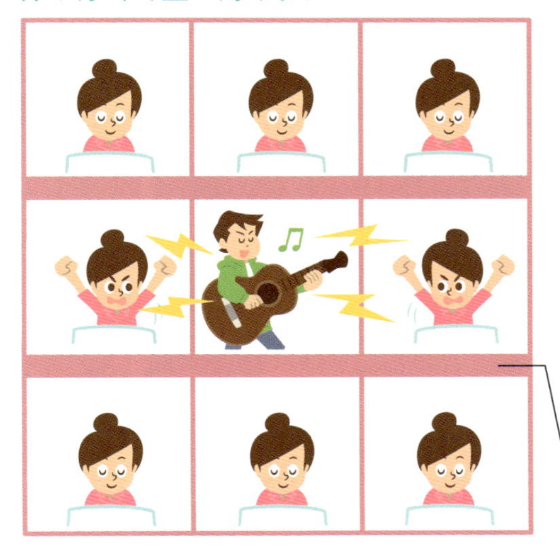

横にしか騒音が伝わらない

壁は厚いが床が薄ければ…

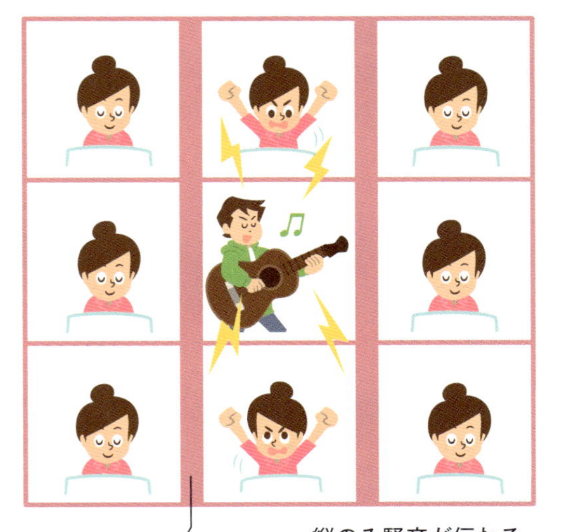

縦のみ騒音が伝わる

厚い壁がある方向には、
音（刺激）が伝わらない

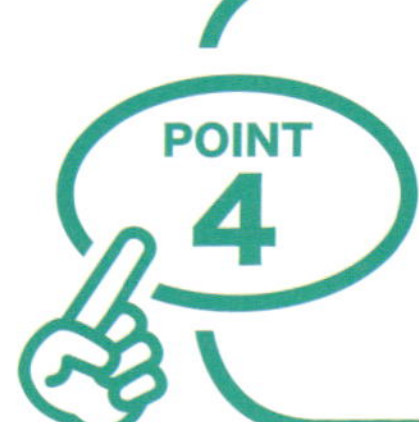

POINT 4 心筋細胞には、自動能がある

1 自動能での収縮は20～30回/分

1つの心筋細胞は、だいたい**1分間に10回程度**、勝手に興奮して収縮します。それが、心臓が勝手に動く自動能のおおもとです→p.16。

しかし、心臓は、たくさんの心筋細胞で構成されています。1つひとつの心筋細胞よりも、一塊になった心筋細胞のほうが、互いの刺激が伝播するため、収縮する頻度は高くなります。

心筋は、**毎分20～30回程度**で収縮しています。

自動能のしくみ

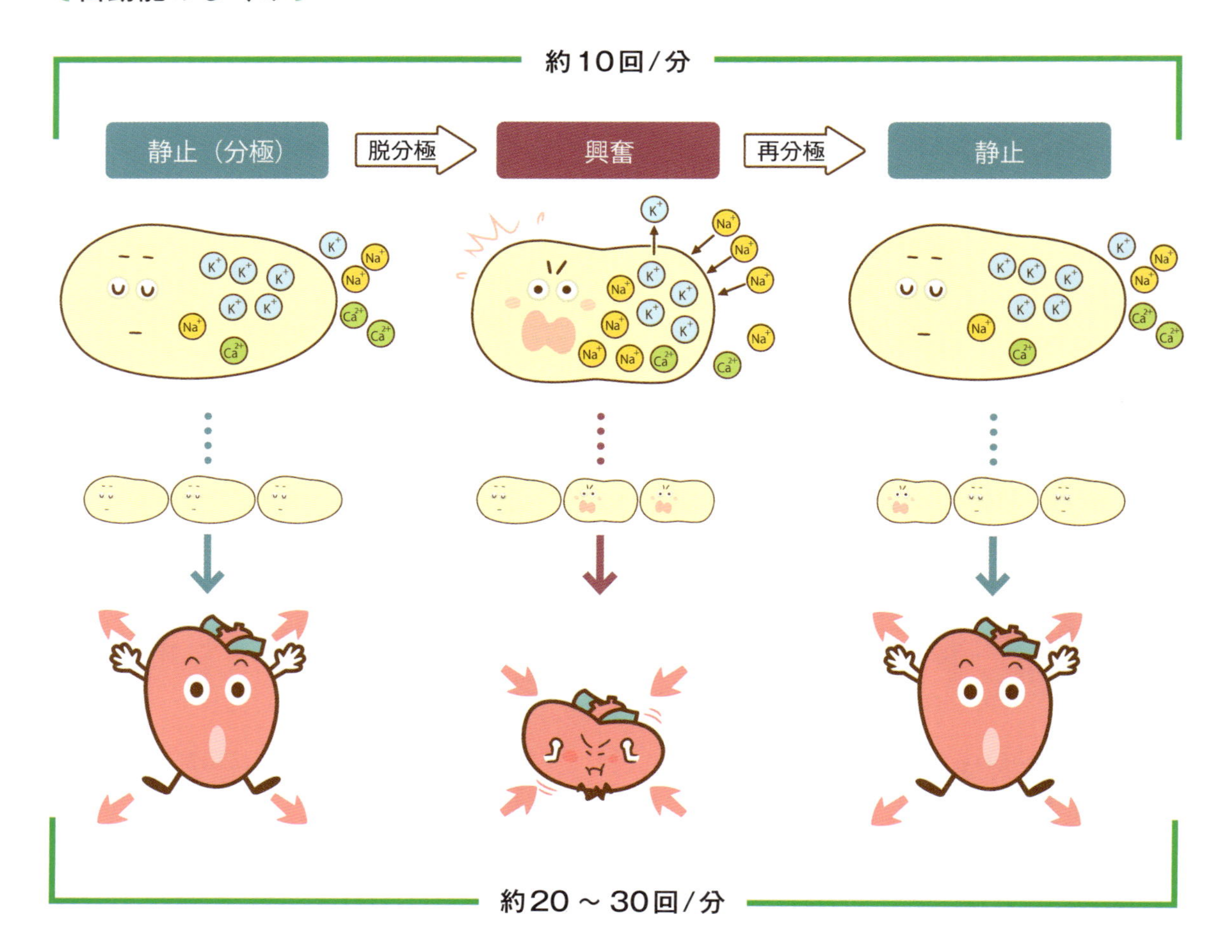

約10回/分
静止（分極）
脱分極
興奮
再分極
静止
約20～30回/分

2 生命維持には60 ～ 80回/分の収縮が必要

心臓には自動能があるため、神経を介した心臓外からの刺激がなくても自分で動く能力をもっています。それだけで成り立てばよいのですが、心拍数20 ～ 30回/分では、**生命維持**に必要な循環には足りません。

そのため、心臓がもう少し速く動くようにはたらきかける必要があります。その役割を担うのが心臓にあるペースメーカー（洞房結節）で、そのペースメーカーをコントロールするのが**交感神経**と**副交感神経**です。

心臓にある神経のはたらき

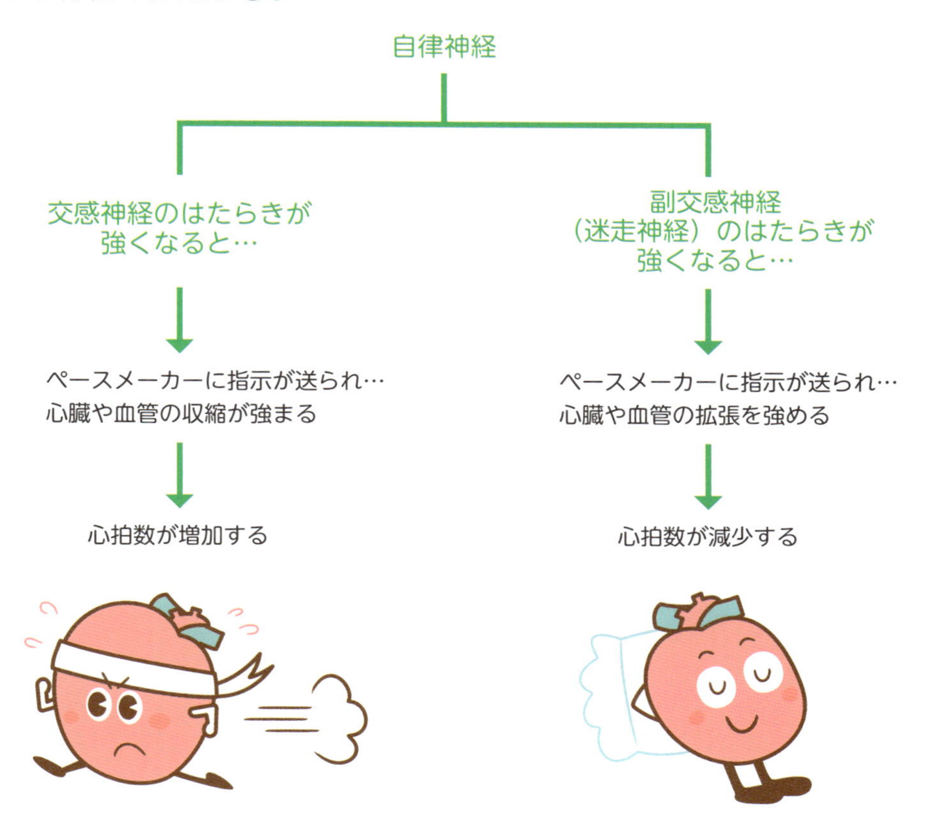
自律神経
交感神経のはたらきが強くなると…
ペースメーカーに指示が送られ…
心臓や血管の収縮が強まる
心拍数が増加する
副交感神経（迷走神経）のはたらきが強くなると…
ペースメーカーに指示が送られ…
心臓や血管の拡張を強める
心拍数が減少する

あわせて知りたい！ 心拍数は…

洞房結節は**60 ～ 80回/分**程度刺激を出します。心室は、勝手に20 ～ 30回/分程度動きますが、よりせっかちな洞房結節の刺激に引っ張られ、心拍数は60 ～ 80回/分となります。

極端に心拍数が少ない場合は、指令が心室に届いていない（**完全房室ブロック**）か、おおもとで指令が出ていない（**洞不全症候群**）かのどちらかです。

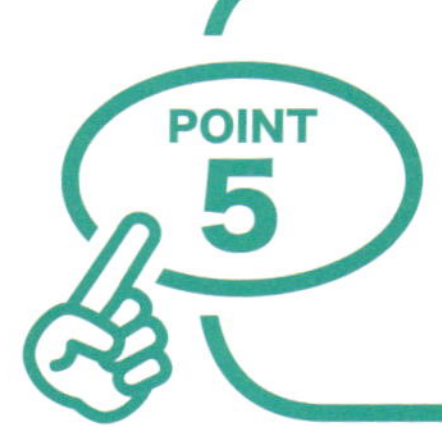
POINT
5

刺激伝導系は、心臓内での指令の流れのこと

1 指令を出すのは洞房結節

血液は、まず、**心房が収縮**して心室に血液を送り込み、その後、**心室が収縮**して肺や全身に血液を押し出す、という順で流れます。

つまり、心臓を動かす指令が、まず先に心房に届いたほうがよいのです。そのため、指令を出す部位（**洞房結節**＊1）は、心房の入口にあります。

血液の流れ

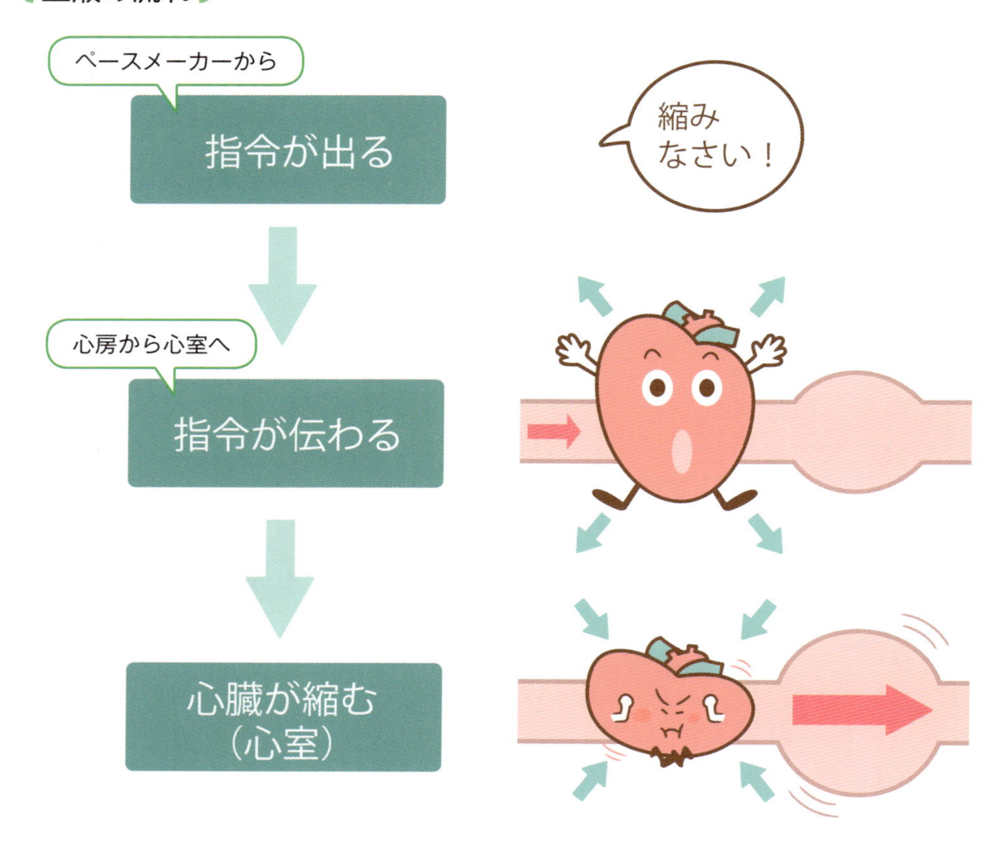
ペースメーカーから
指令が出る
縮みなさい！
心房から心室へ
指令が伝わる
心臓が縮む（心室）

＊1　洞房結節：sinus node（サイナス ノッド）、SA node

2 まず、心房がのんびり収縮

洞房結節が出した指令が、心房のなかを伝わると、**心房が収縮**します。

心房のなかを通る指令は、のんびり伝わります。心房のはたらきは「血液をためて、心室へ送り込む」だけなので、心房は急いで収縮する必要がないからです。

心房を通過した指令は**房室結節**[*2]に入り、**ヒス束**を経て心室へと向かいます。

3 続いて、心室がすばやく収縮

心房が収縮して血液が心室に入り、心室が血液でいっぱいになると、**心室が収縮**します。

心室のなかを通る「収縮しなさい」という指令は、すばやく隅々まで伝わります。心室のはたらきは「肺や全身へ血液を押し出す」ことなので、一気に収縮するほうが、大きな力を得られるためです。

心臓内での「刺激の流れ方」

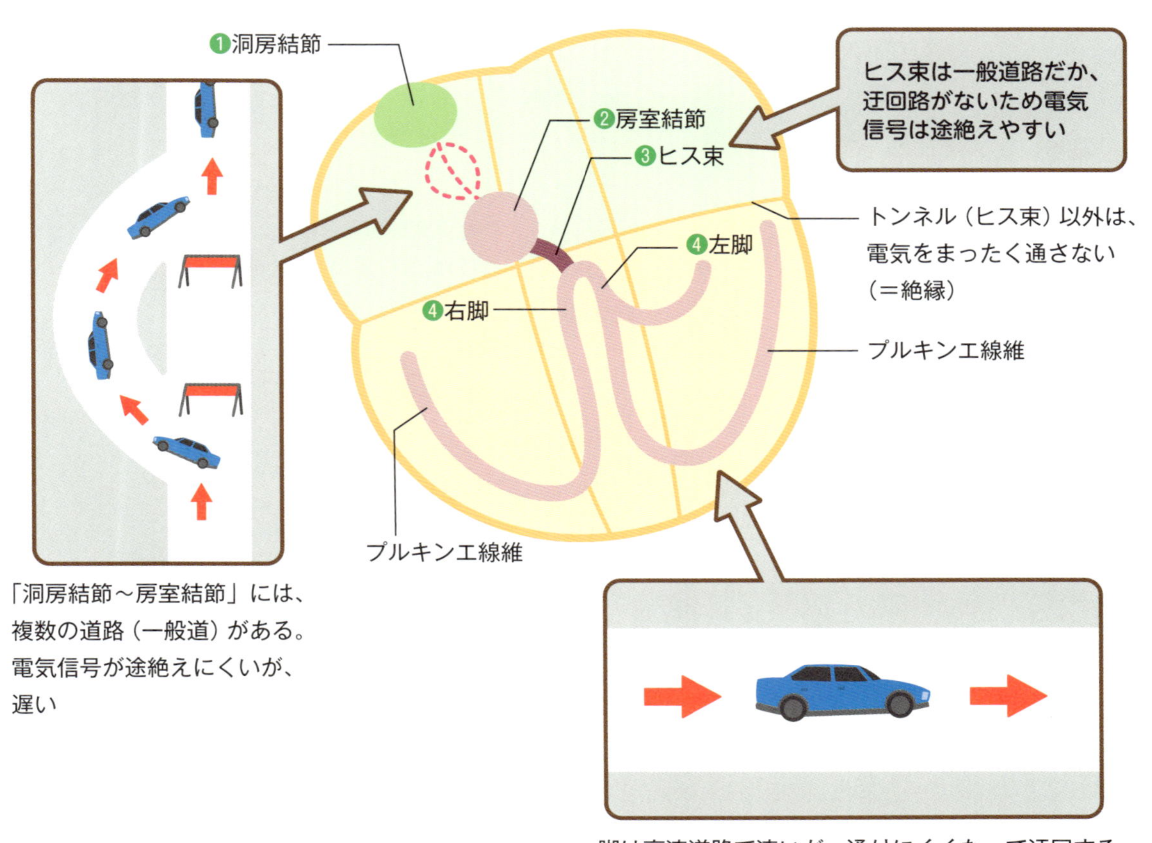
❶洞房結節
❷房室結節
❸ヒス束
❹左脚
❹右脚
ヒス束は一般道路だが、迂回路がないため電気信号は途絶えやすい
トンネル（ヒス束）以外は、電気をまったく通さない（＝絶縁）
プルキンエ線維
プルキンエ線維
「洞房結節～房室結節」には、複数の道路（一般道）がある。電気信号が途絶えにくいが、遅い
脚は高速道路で速いが、通りにくくなって迂回する場合は一般道を通るため遅く伝わる

＊2　房室結節：atrioventricular node、AV node

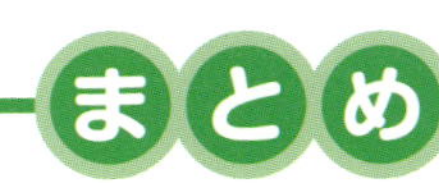
まとめ

刺激伝導系

1．洞房結節で電気刺激が生まれる

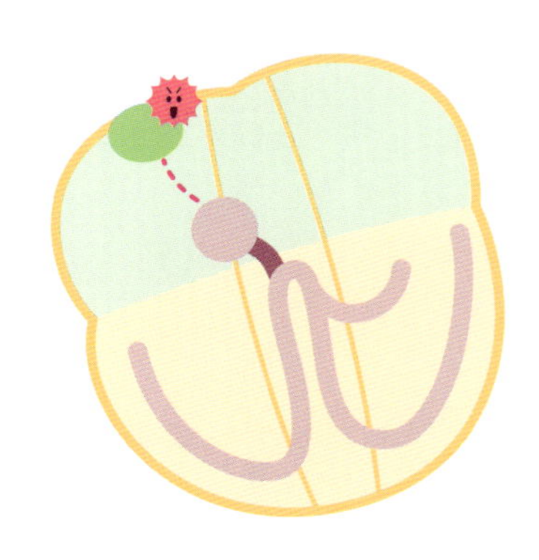

洞房結節から房室結節までの速度は0.05ｍ/秒

心房がのんびり収縮

2．電気刺激がのんびり房室結節に届き、ヒス束へ流れる

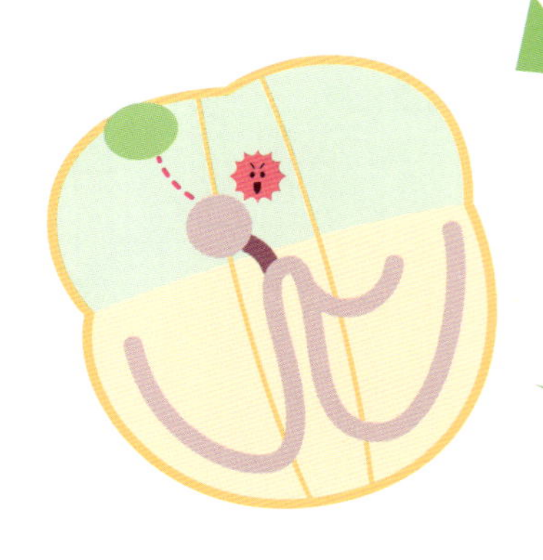

ヒス束の伝導速度は、1ｍ/秒（思いのほか遅い）

3．電気刺激が急いで心室内を巡る

心室が急激に収縮

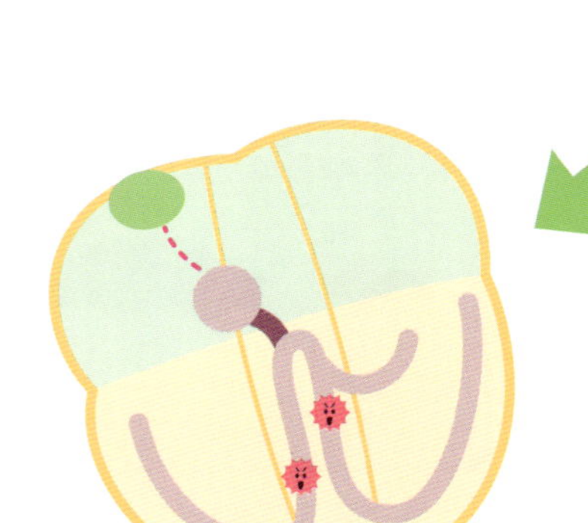

脚やプルキンエ線維の伝導速度は4ｍ/秒

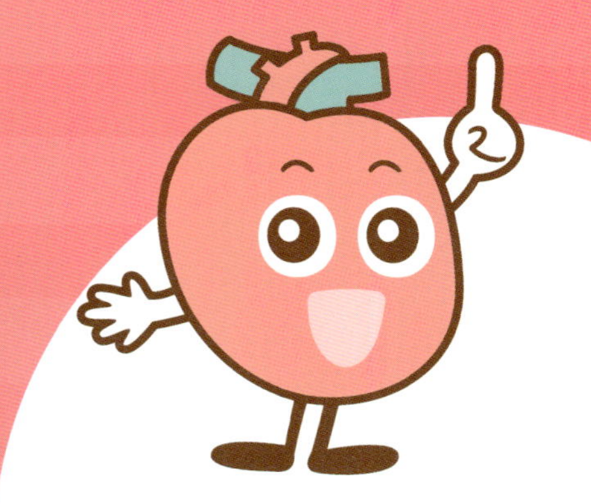

心電図のキホンを知ろう

Part 2

Part 1では「細胞の興奮によって生じた電気刺激によって心臓が収縮する」というしくみを整理しました。心電図は、この電気の流れを把握するために用います。

電気の流れを把握するためには、電気が「どちらに向かって、どれだけのスピードで動いているのか」を知る必要があります。これらの要素をグラフで示したのが、心電図波形です。グラフを見るためのルールをおさえておかないと、正しく判断することはできません。

1 心電図の構成要素を知ろう

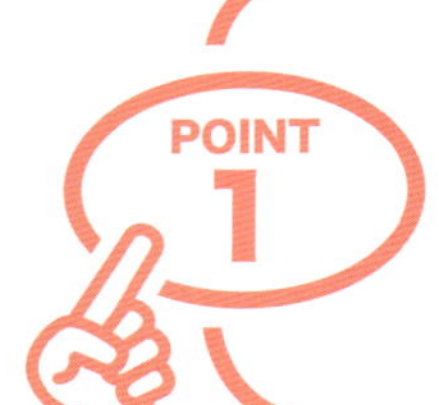
POINT
1

心電図波形は、電気の向き、量、速さを示す

電気は、必ず決まった方向に流れていく性質をもちます。

流れは、**速さ**（流れていくものの量や、流れる道の幅）、流れていく**向き**などの要素によって構成されます。つまり、心電図を見るときは「時間とともに、どこに向かって、どれだけ動いているのか」をチェックしなければならない、ということです。

1 横軸は「時間」、縦軸は「電気の向きと量」

心電図は、**時間**と、**電気の向きと量（電圧）**を、２次元のグラフで表したものです。

グラフの横軸は「一定であるもの」とするのが原則なので、心電図の横軸には時間が当てはめられています。

縦軸に当てはめられているのは、電気の向きと量（電圧）です。上向きの線は「見ている側に向かってくる」電気の量、下向きの線は「見ている側から遠ざかっていく電気」の量です。

心電図の縦軸と横軸

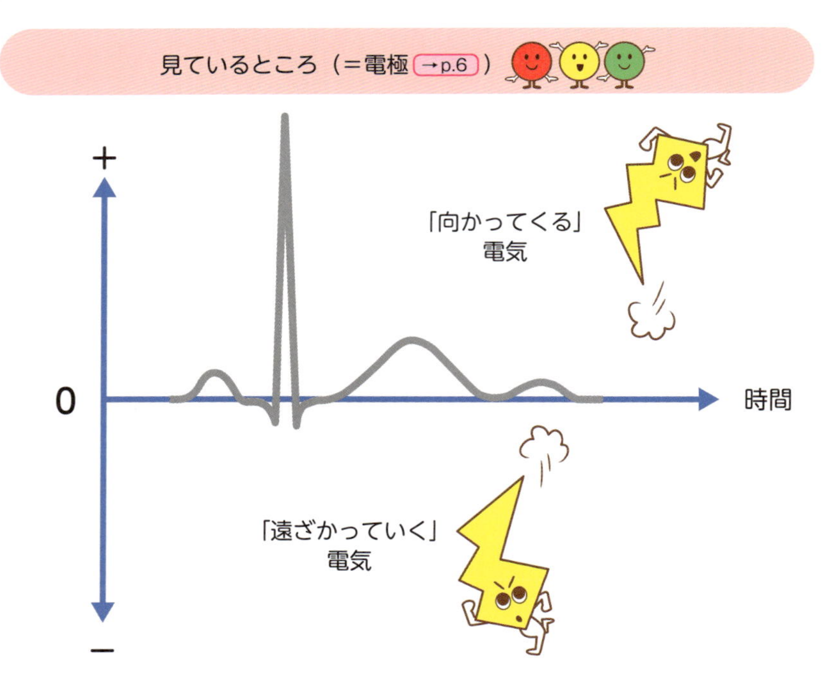
見ているところ（＝電極 →p.6）
+
0
−
時間
「向かってくる」
電気
「遠ざかっていく」
電気

2 傾斜の角度は「流れる電気の速度」

心電図波形では、**傾斜**が急であるほどスピードが速いことを示します。また、0(ゼロ)のライン（基線）からの**距離**が離れていくほど程度（電気の量）が大きいことを示します。

3 グラフの向きは「電気が流れる方向」

線が上がったり下がったりしているような線は、電気が近づいたり遠ざかったりしていることを示します。マス目の数を合わせて考えると「どの程度の速さで近づいたり遠ざかったりしているか」がわかります。

グラフに示される電気の方向と速度

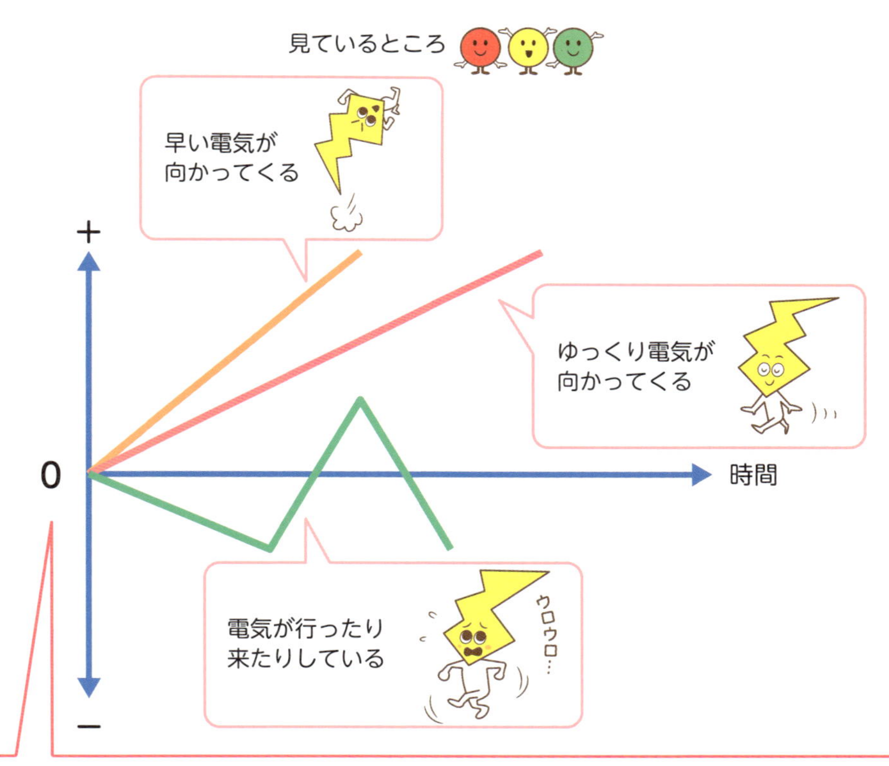
見ているところ
早い電気が
向かってくる
ゆっくり電気が
向かってくる
電気が行ったり
来たりしている
ウロウロ…
+
0
−
時間

基点となるのは**電極**ですが、どの電極が基点となるかは、**誘導**によって異なります。

実は、心電図の電極はどこに貼ってもかまわないのです。しかし「全体として電気が流れていく側」に電極を貼ると、効率よく正確な情報が得られます。**Ⅱ誘導**をよく用いるのは、そのためです。

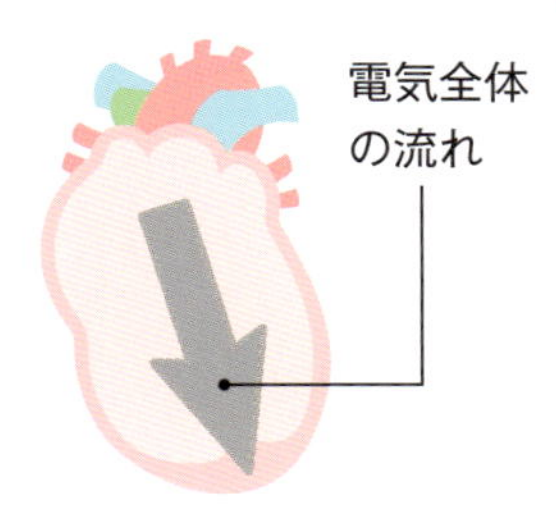
電気全体
の流れ

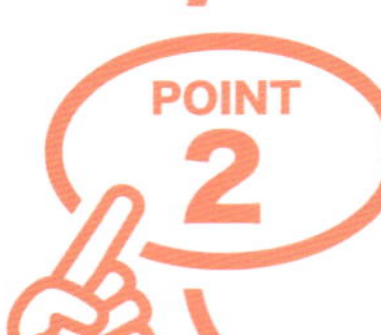

POINT 2 基本波形は、P・QRS・T・U

では、ここで心電図の**基本波形**(心臓の1回の拍動で得られる波形)を見てみましょう。基本波形には、大きさの異なる4つの波(P・QRS・T・U)が含まれます。

1 「P・QRS・T・U」は略語ではない

アルファベットを見ると「英語の略語なのでは…」と考えてしまいがちですが、心電図に限っては違います。これらのアルファベットに意味はなく、単なる記号でしかありません。

最初のフレが**P波**、その次の「とがった波」が**QRSコンプレックス**(複合波)、その後の少し小高い波が**T波**、もう1つ波があれば**U波**です。

2 QRS「コンプレックス(複合波)」って?

QRSは、下向きの**Q波**、上向きの**R波**、下向きの**S波**の3つから構成されています。QRSには、さまざまなバリエーションがありますが、どんなときでも必ず存在するのが「上向きの**R波**」です。

Q波やS波が存在しないことはありますが、R波は生きてさえいれば必ず存在しています。そのため、まずはR波を探し、その前後の下向きの波形をQ波・S波ととらえていくとよいでしょう。

心電図の基本波形

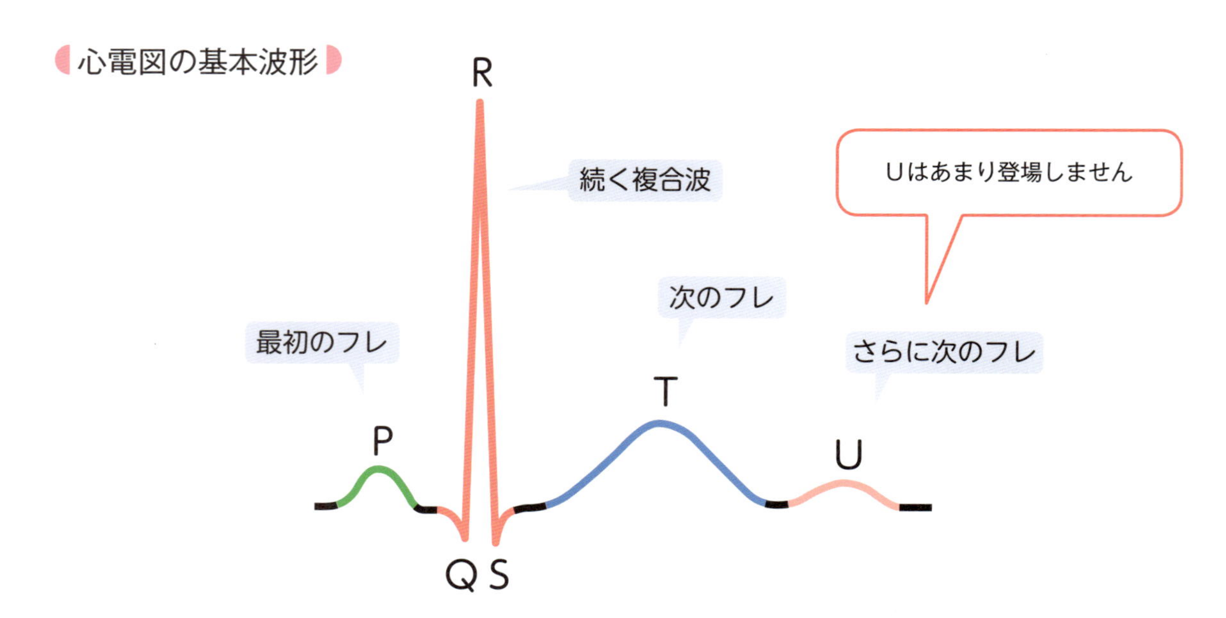
R
続く複合波
Uはあまり登場しません
次のフレ
最初のフレ
さらに次のフレ
T
P
U
Q
S

あわせて知りたい！ ときどき「rSR'」などと書かれているのを見ますが…

QRSにはバリエーションがあります。そのバリエーションが一目でわかるようにするための工夫が、小文字表記や、「'」です。基本的な見かた・表記法は、以下のとおりです。

①上向きのR波を見つける

②R波の前に下向きのQ波があるかを見る

③R波の後に下向きのS波（基線より下がっている波）があるかを見る

④S波の後、さらに「基線より上がったり下がったりしているか」を見る

- 上がっていたらR'波、下がっていたらS'波（「'」をつける）と表記する。「'」は、基線を上下した回数に応じて、機械的に増やしていけばよい
- 基線から上下した場合のフレ幅が小さい場合（<0.5mV）は、小文字で表記する

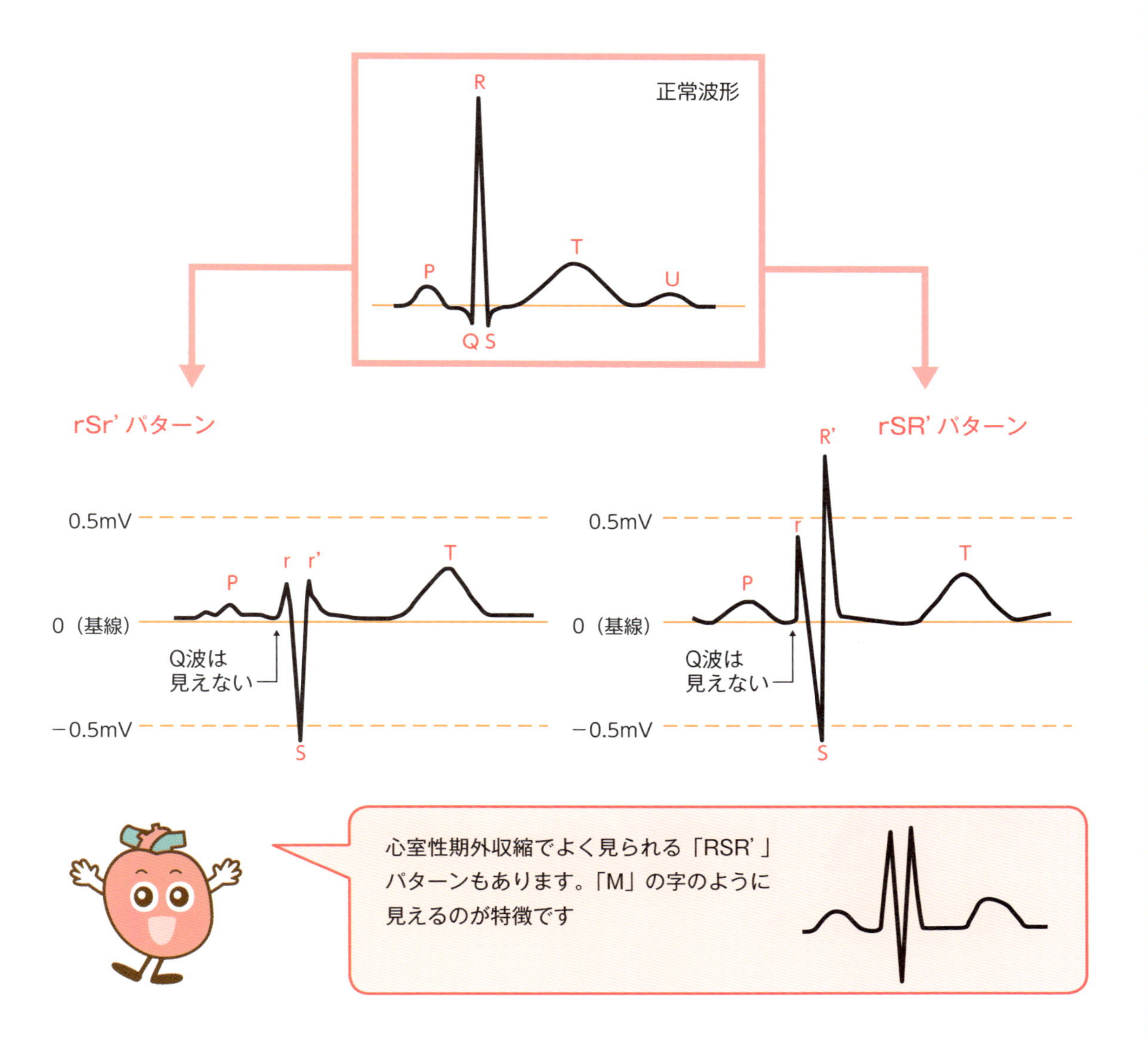
正常波形
R
P
T
U
Q S
rSr' パターン
0.5mV
r
r'
P
T
0（基線）
Q波は
見えない
−0.5mV
S
rSR' パターン
R'
0.5mV
r
P
T
0（基線）
Q波は
見えない
−0.5mV
S
心室性期外収縮でよく見られる「RSR'」パターンもあります。「M」の字のように見えるのが特徴です

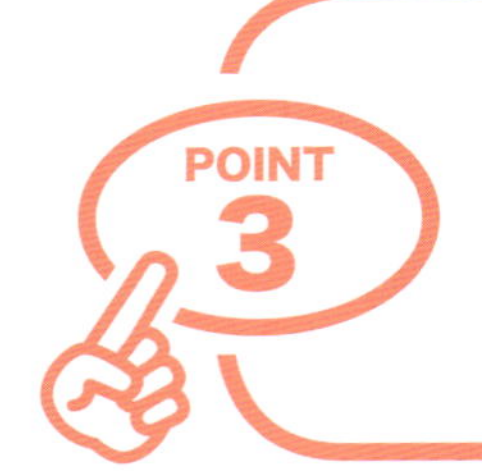
POINT
3

P波は心房の収縮、QRSは心室の収縮を表す

刺激伝導系は「洞房結節→房室結節→ヒス束→プルキンエ線維（右脚・左脚）」で構成されています。

最初の**P波**は、洞房結節からの刺激を受けて心房が収縮した波です→p.46。次の**QRS**は、刺激がヒス束以降に伝わって心室が収縮した波です→p.48。そして**T波**は、収縮した心室が拡張する（元に戻ろうとする）波です→p.54。ただし、U波の起源はよくわかっていません→p.56。

基本波形と刺激伝導系の関係

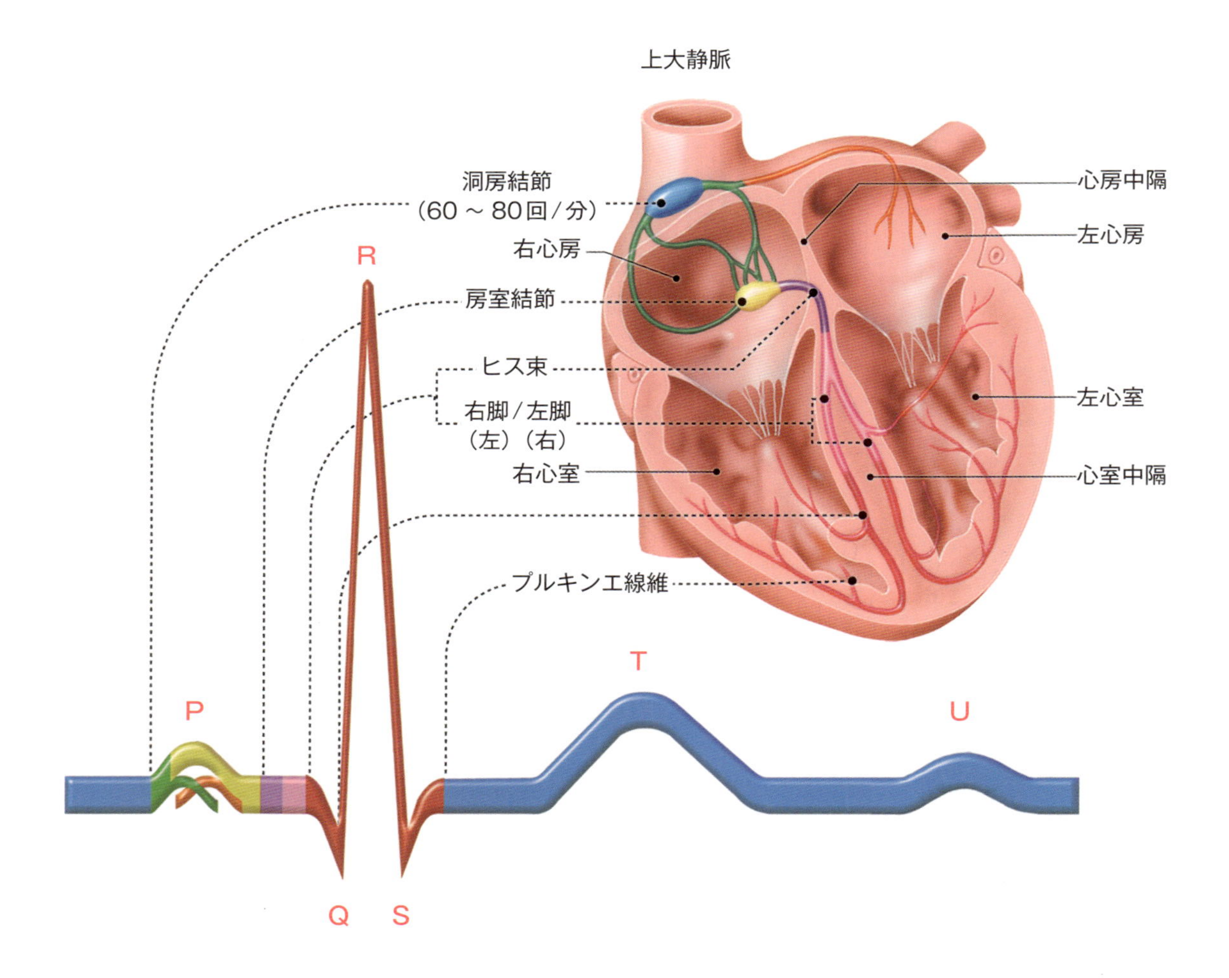
上大静脈
洞房結節
（60 ～ 80回/分）
右心房
房室結節
ヒス束
右脚/左脚
（左）（右）
右心室
プルキンエ線維
心房中隔
左心房
左心室
心室中隔
R
P
Q
S
T
U

1 「T波の終わり」と次の「P波の始まり」を結んだ線が基線

基線（ベースライン）は、等電位線とも呼ばれ、心臓のすべてが興奮していない状況を指しています。すなわち、心室の収縮（T波）が終わってから、心房の収縮（P波）が始まるまで」を結んだ線が、基線です。

基線の考え方

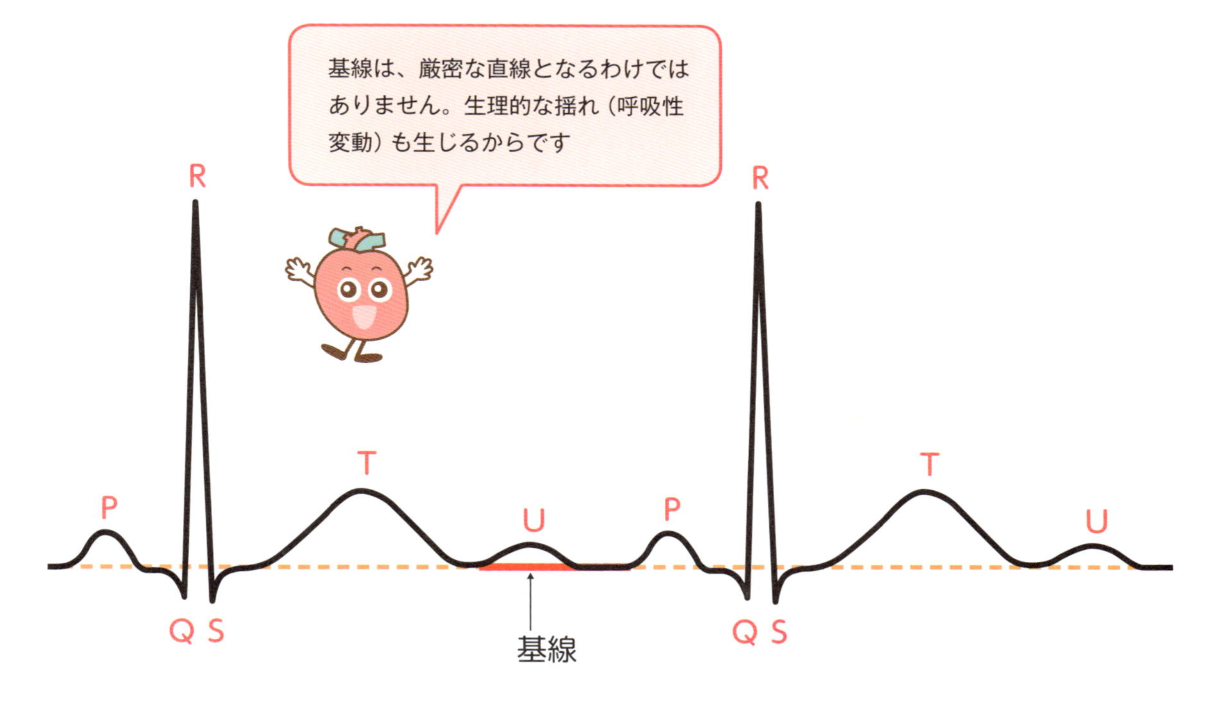

基線は、厳密な直線となるわけではありません。生理的な揺れ（呼吸性変動）も生じるからです
R
T
P
U
Q S
基線
R
T
P
U
Q S

あわせて知りたい！ 「心房の拡張」を示す波形は？

収縮した心房が拡張するときも、もちろん電気が流れています。

しかし、ちょうどそのタイミングで、最大量の電気が流れる「心室の収縮」が生じるため、QRSに飲み込まれることになり、波形として表れないのです。

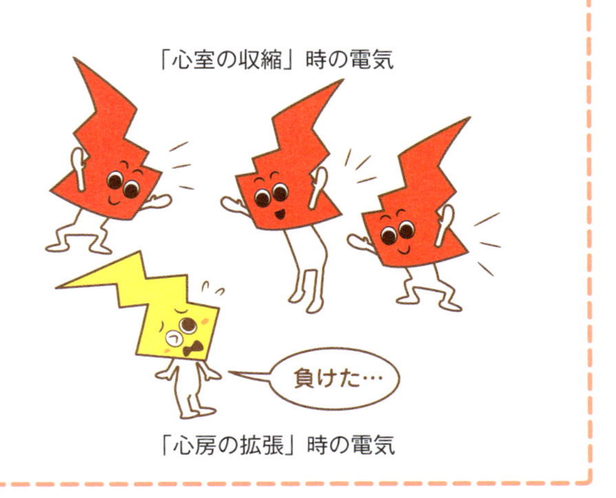

「心室の収縮」時の電気
負けた…
「心房の拡張」時の電気

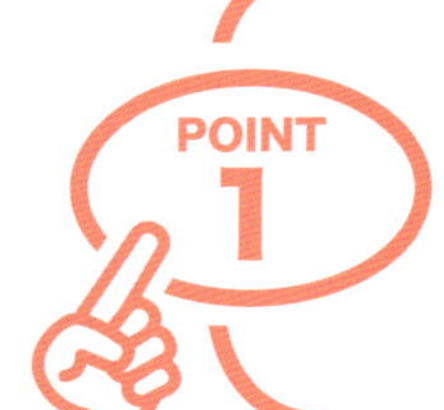
POINT
1

基本のマス目は、縦：0.1mV、横：0.04秒

心電図は、通常モニター上で確認するだけですが、「あれ？　何かおかしい？」と感じたときは、印刷して確認しますね。その際に知っておきたいのが**マス目の見かた**です。

マス目の見かたがわかれば、時間の異常（徐脈や頻脈、間隔延長など）が一目でわかります。心電図は、波の形を見るためだけのものではないのです。

心電図のグラフにマス目がついているのは、波形の大きさ・長さの程度を量的に表現するためです。基準となるのは1 mm方眼（小さいマス目）です。

マス目の構成

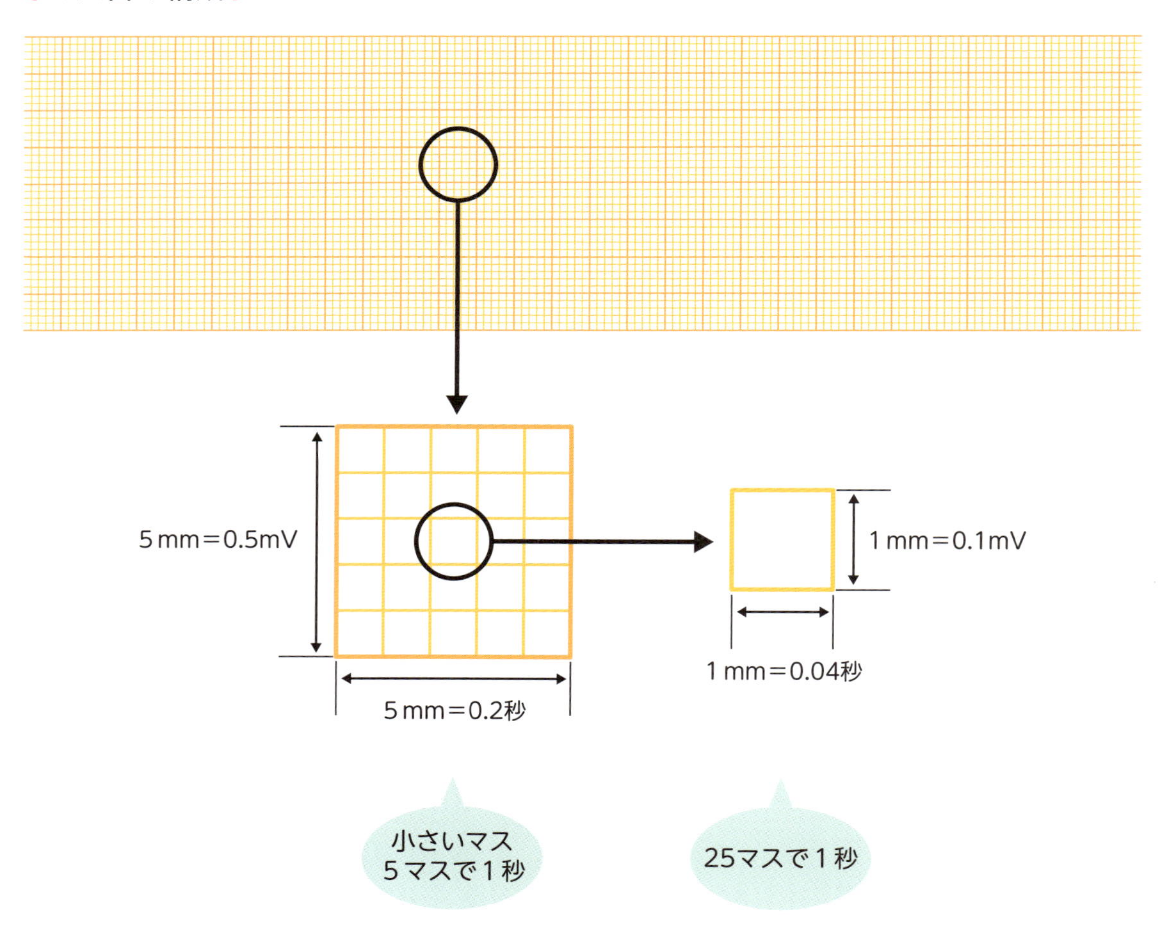
5 mm＝0.5mV
5 mm＝0.2秒
1 mm＝0.1mV
1 mm＝0.04秒
小さいマス
5マスで1秒
25マスで1秒

1 感度は「キャリブレーション」で確認できる

「感度を調整したか」がわからないと、波形を誤って解釈してしまう恐れがあります。それを確認するために存在するのが、**キャリブレーション**（矩形波（くけいは）、校正波）という四角い目印です。人工的に入れた電気信号だから、四角なのです。

キャリブレーションは、どんなときでも、**下端～上端＝1mV**になっています。心電図を見るときは、まずキャリブレーションで「何マスが1mVか」を確認しましょう。

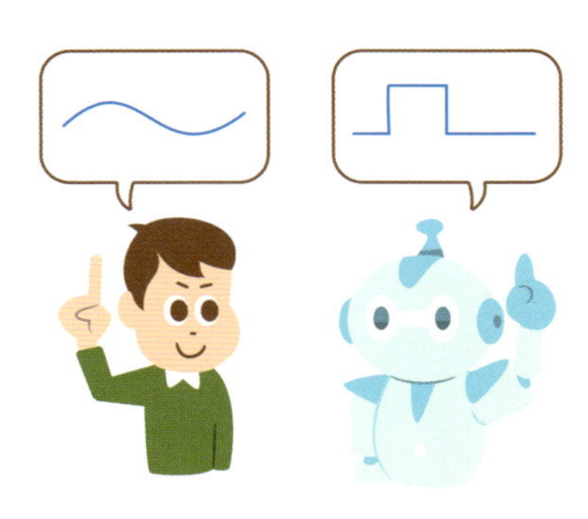

キャリブレーションの出かた

標準感度の1/2
（5mm/1.0mV）

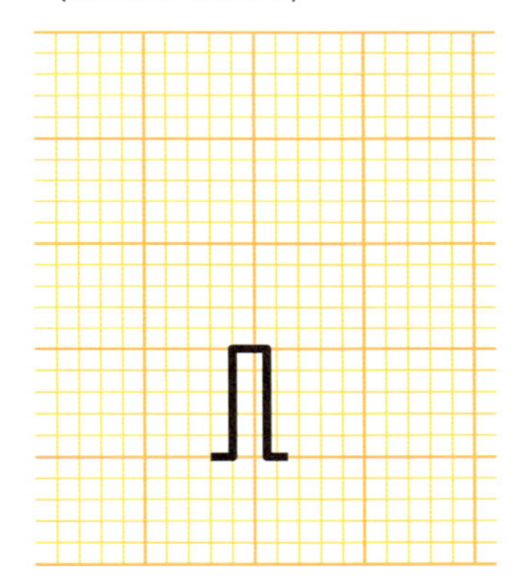

心室肥大などで用いる
→フレが大きいので縦に圧縮することを検討

標準感度
（10mm/1.0mV）

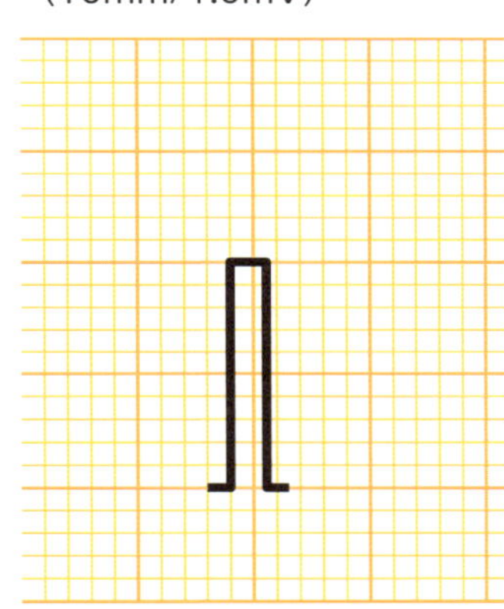

標準感度の2倍
（20mm/1.0mV）

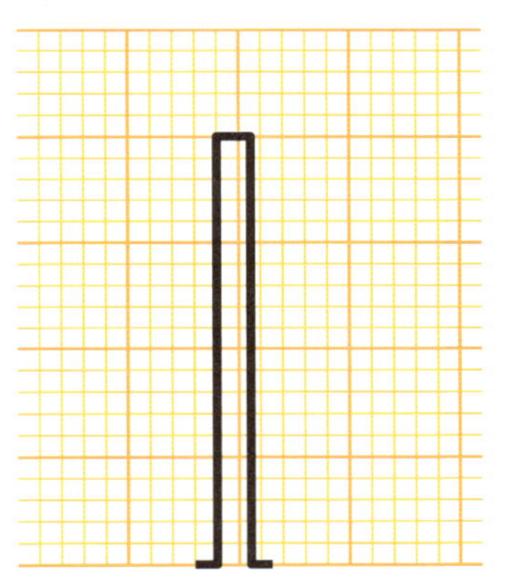

低電位などで用いる
→フレが小さいので縦に拡大することを検討

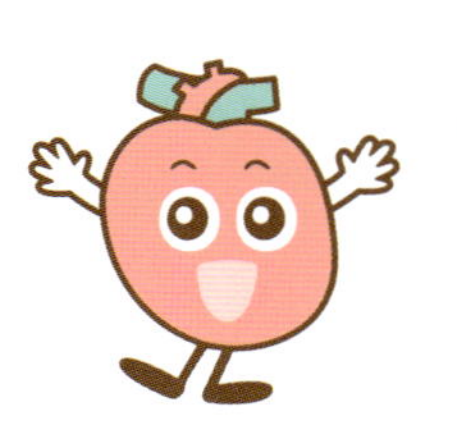

記録に「×1/2」「×2」などと書かれていたら、感度を調整した（標準感度×1/2など）と理解しましょう

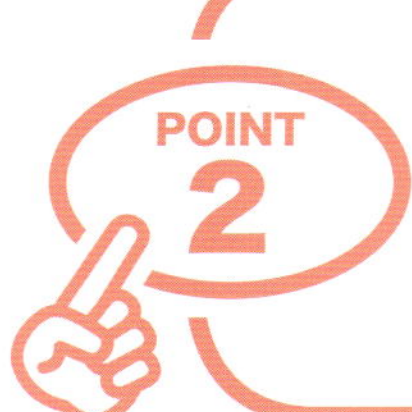
POINT
2

「3秒ごと」のマークから心拍数を把握できる

モニター心電図のときは、記録用紙（あるいはモニター）の上部に、必ず**3秒に1回**、垂直なマークがつきます。このマークは、紙送りの速度にかかわらず、必ず3秒ごとに入ることになっています。

1 心拍数の単位は「回/分」

3秒に1回マークがつくわけですから「1分間（＝60秒）に何回、波形があるか」がわかれば、おおよその心拍数は把握できますね。実際に計算する場合は、マーク2個分（6秒）の波形を数え、10倍すると、計算しやすいと思います。

なお、心拍数は、**呼吸性変動**によって±10％程度の変動があります。そのため、臨床では、端数まで気にせず、おおよその心拍数が把握できれば大丈夫です。「**頻拍**か**徐拍**か」がわかれば、臨床では十分だからです。

2 紙送りの速度は調整できる

通常、心電図の記録用紙は、**2.5cm/秒**の速度で動いています。

しかし、徐拍ぎみの患者では平べったい波形に、頻拍ぎみの患者では縦長の詰まった波形となり、非常に見にくいです。このような場合、紙送りの速度を調整します。

呼吸による心拍の変動

吸気

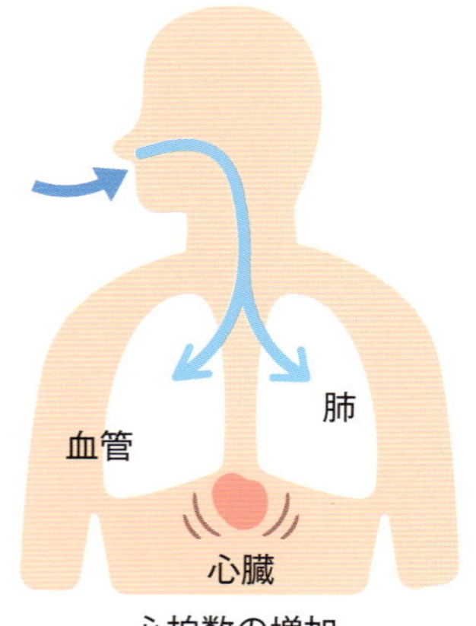
肺
血管
心臓

心拍数の増加

呼気

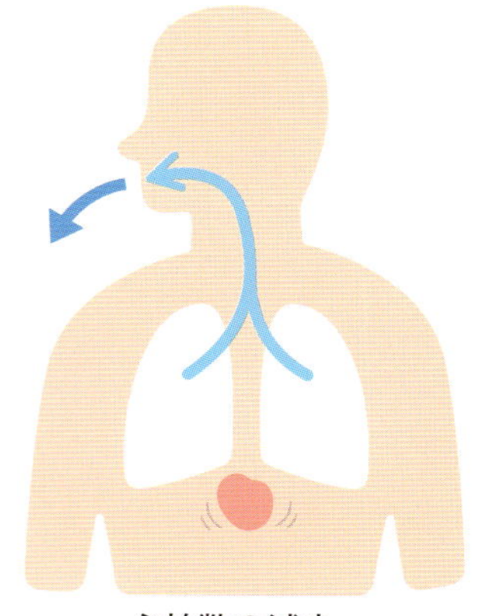

心拍数の減少

心電図波形と心拍数の関係

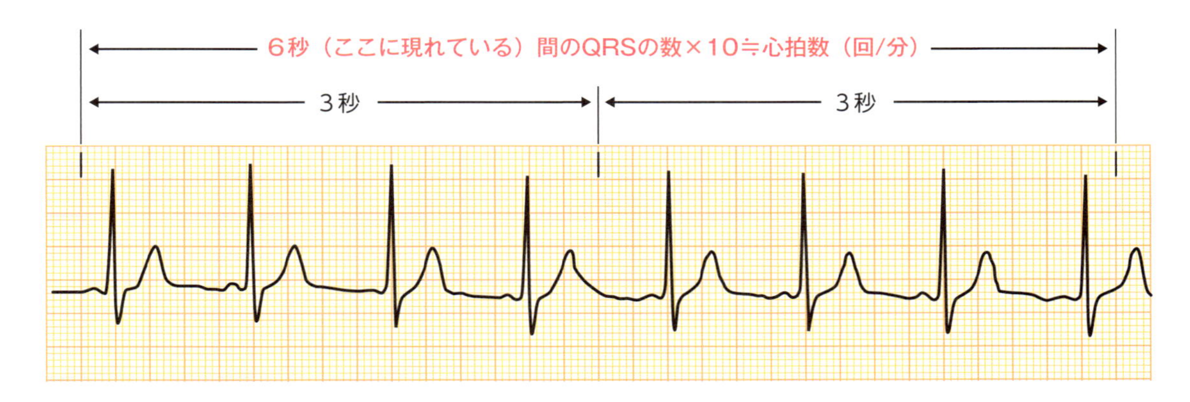
6秒（ここに現れている）間のQRSの数×10≒心拍数（回/分）
3秒
3秒

この波形の場合は…

・6秒（マーク2つぶん）につき、QRSは7.5回
　＝7.5回×10
　＝75回/分が心拍数

徐拍＝心拍数＜60bpm（回/分）
頻拍＝心拍数＞100bpm（回/分）
心拍数60 ～ 100bpm（回/分）は正常

あわせて知りたい！「頻拍」と「徐拍」の判断基準は？

心拍数≒脈が少なすぎるのが**徐拍**（bradycardia）、心拍数≒脈が多すぎるのが**頻拍**（tachycardia）です。

「100回/分を超えたら頻拍」という基準は、おおよそのコンセンサスが得られています。

一方、徐拍の基準は、医療者によって微妙に異なりますが、おおよそ「50 ～ 60回/分以下」です。医師への報告時には、徐拍とは言わず、実際の心拍数そのものを伝えるほうが安心です。

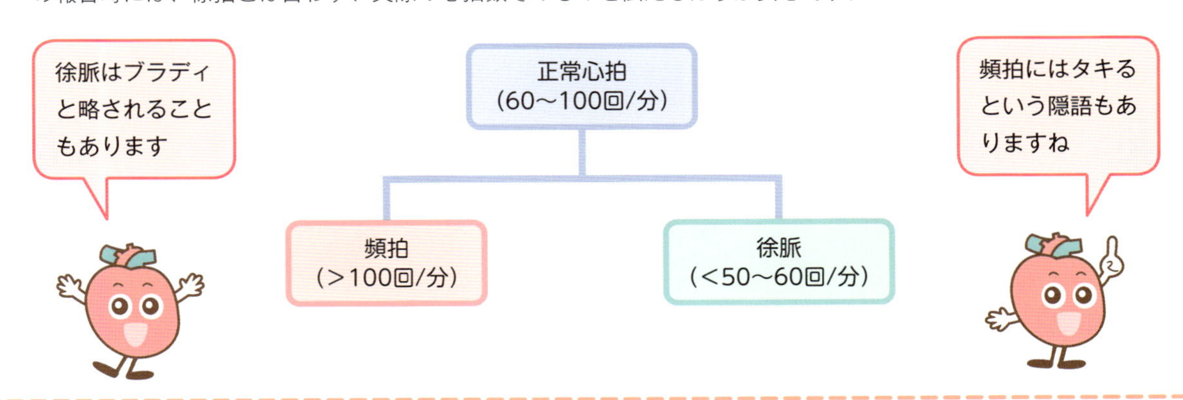
徐脈はブラディと略されることもあります
正常心拍（60～100回/分）
頻拍（>100回/分）
徐脈（<50～60回/分）
頻拍にはタキるという隠語もありますね

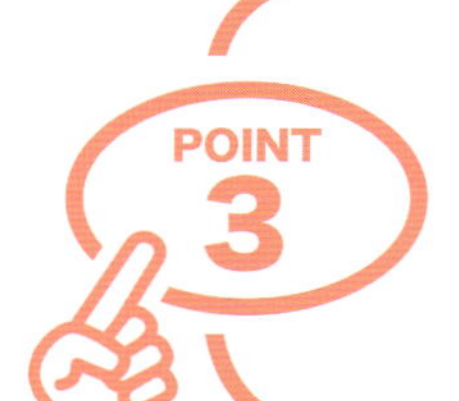
POINT
3

誘導によって、得られる波形は異なる

1 肢誘導は「前額断」、胸部誘導は「水平断」

三次元のものを二次元で表すには、断面を２つ組み合わせる必要があります。Ｚ軸が必要、ということですね。つまり、前から見たときの断面（**前額断**＝冠状断）と、上から見たときの断面（**水平断**）を組み合わせればよい、ということです。

12誘導心電図の場合、電極を手足につける**肢誘導**で前額面を、電極を胸部につける**胸部誘導**で水平断を見ています。

立体物を見るには

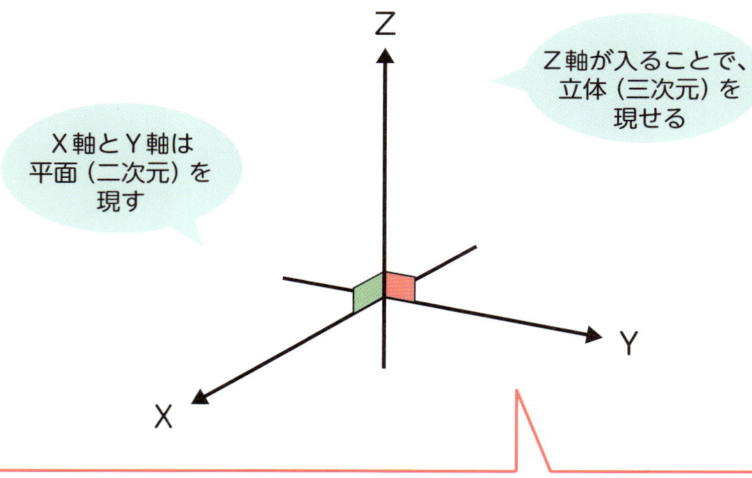
Z
Y
X
Ｘ軸とＹ軸は平面（二次元）を現す
Ｚ軸が入ることで、立体（三次元）を現せる

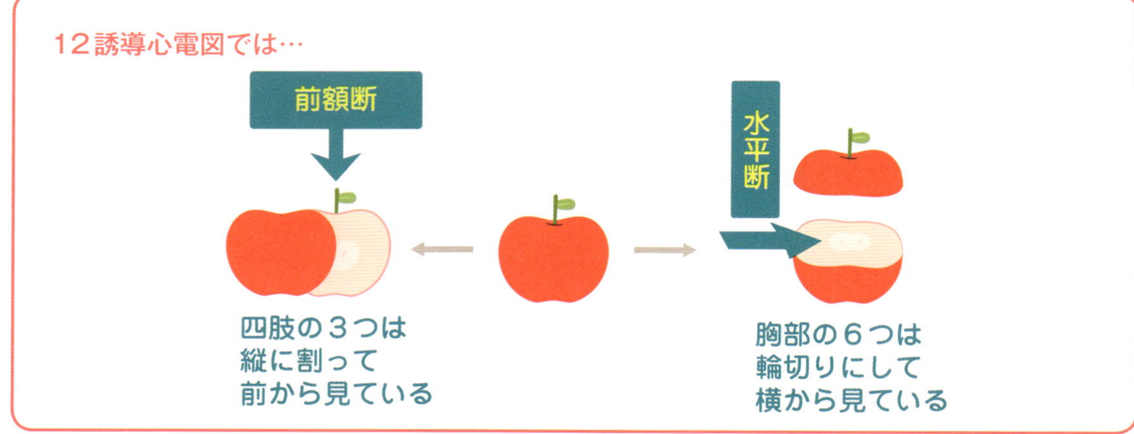
12誘導心電図では…
前額断
水平断
四肢の３つは縦に割って前から見ている
胸部の６つは輪切りにして横から見ている

誘導と心臓の関係①肢誘導

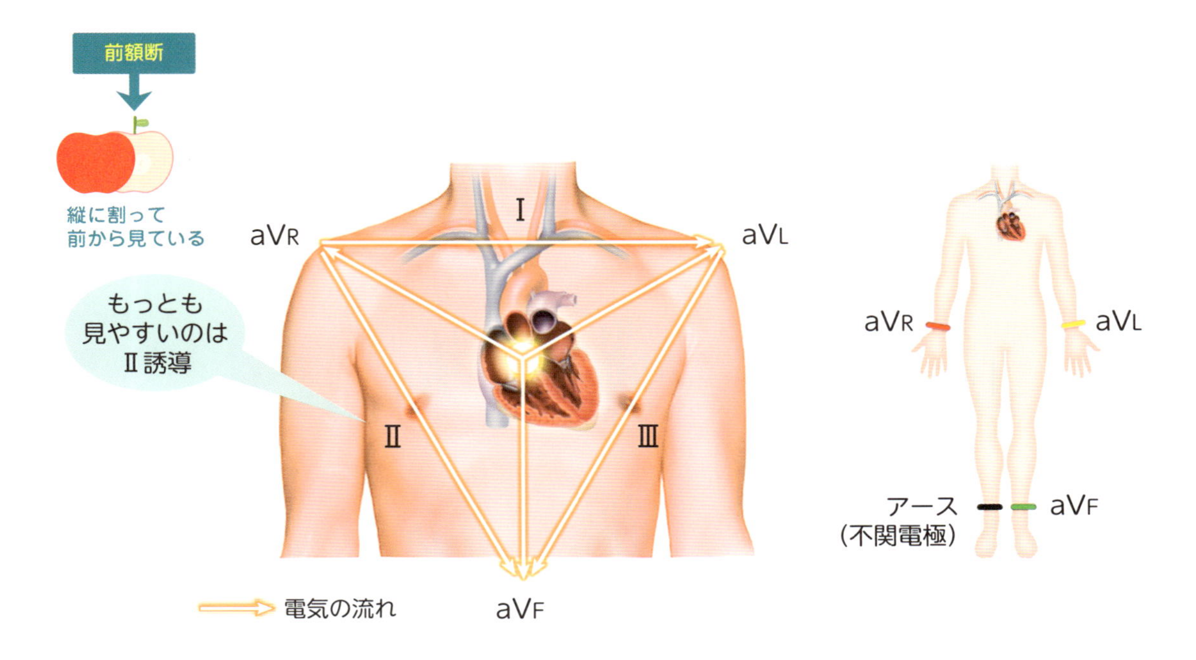
前額断
縦に割って
前から見ている
もっとも
見やすいのは
Ⅱ誘導
aVR
aVL
Ⅰ
Ⅱ
Ⅲ
aVF
電気の流れ
aVR
aVL
アース
(不関電極)
aVF

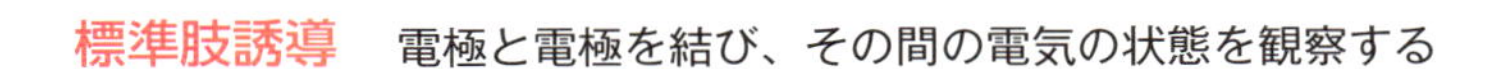

標準肢誘導　電極と電極を結び、その間の電気の状態を観察する

Ⅰ誘導

左手－右手の電位差。
左手＞右手のとき、
上向きにふれる

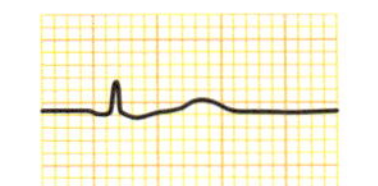

Ⅱ誘導

左足－右手の電位差。
左足＞右手のとき、
上向きにふれる

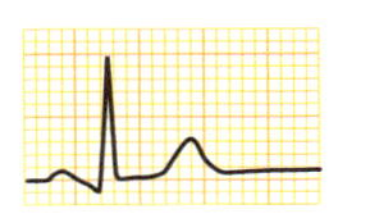

Ⅲ誘導

左足－左手の電位差。
左足＞左手のとき、
上向きにふれる

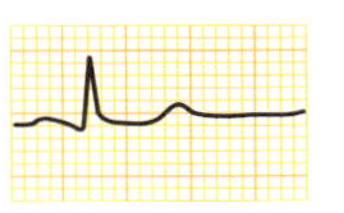

Ⅰ 左手→右手に心臓を見たイメージ

Ⅱ 左足→右手に心臓を見たイメージ

Ⅲ 左足→左手に心臓を見たイメージ

右手　左手　右足　左足

単極肢誘導　電極から心臓を見る

aVR誘導

左手＋左足の結合
電極から見た右手
の電位

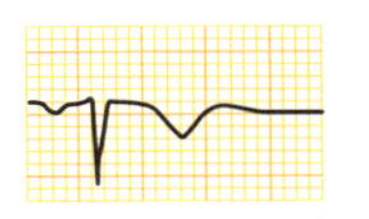

P波、QRS、T波は
下向き

aVF誘導

右手＋左手の結合
電極から見た左足
の電位

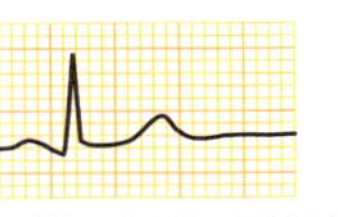

P波、QRS、T波は
上向き

aVL誘導

右手＋左足の結合
電極から見た左足
の電位

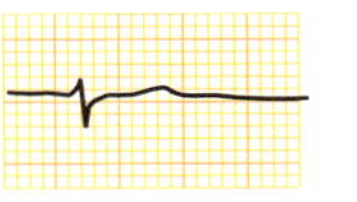

P波、QRS、T波は
主に上向き

aVR 右手から心臓を見たイメージ

aVL 左手から心臓を見たイメージ

aVL 左足から心臓を見たイメージ

右手　左手　右足　左足

誘導と心臓の関係②胸部誘導

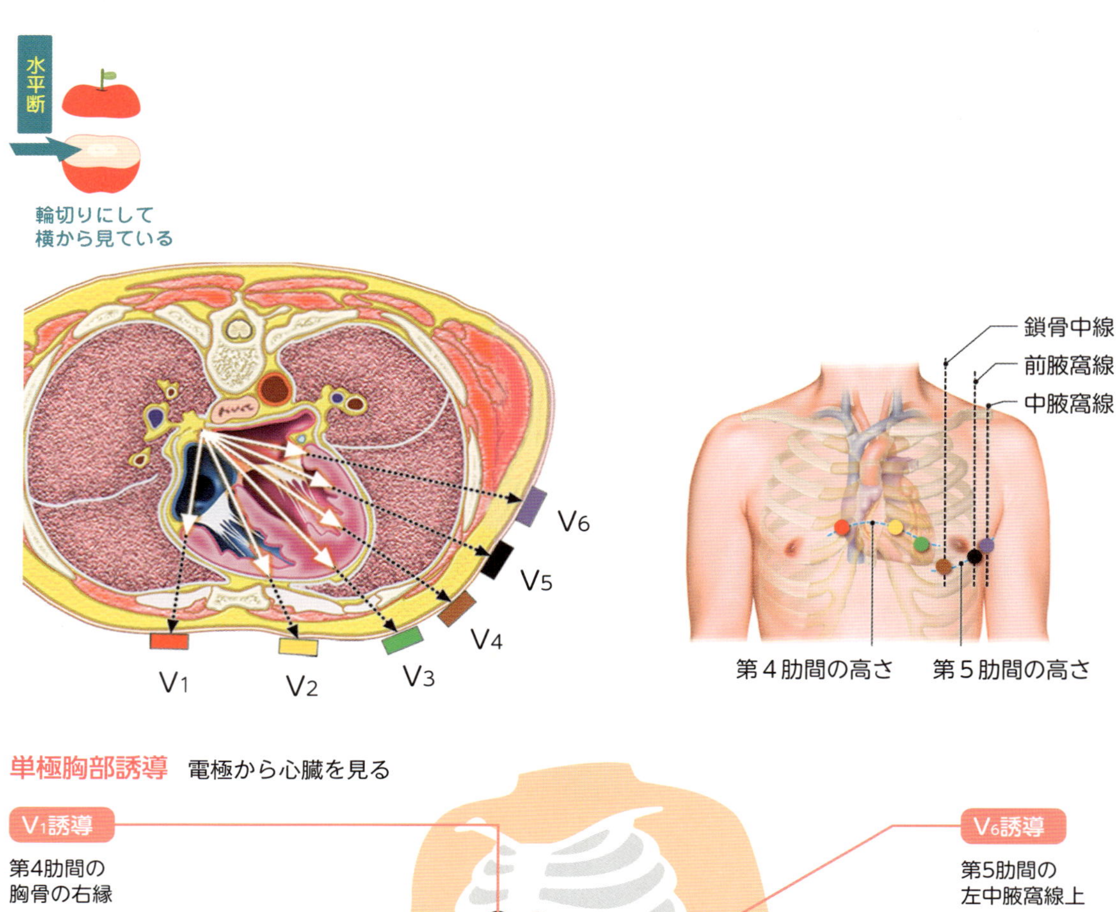
水平断
輪切りにして
横から見ている
V1
V2
V3
V4
V5
V6
鎖骨中線
前腋窩線
中腋窩線
第４肋間の高さ
第５肋間の高さ

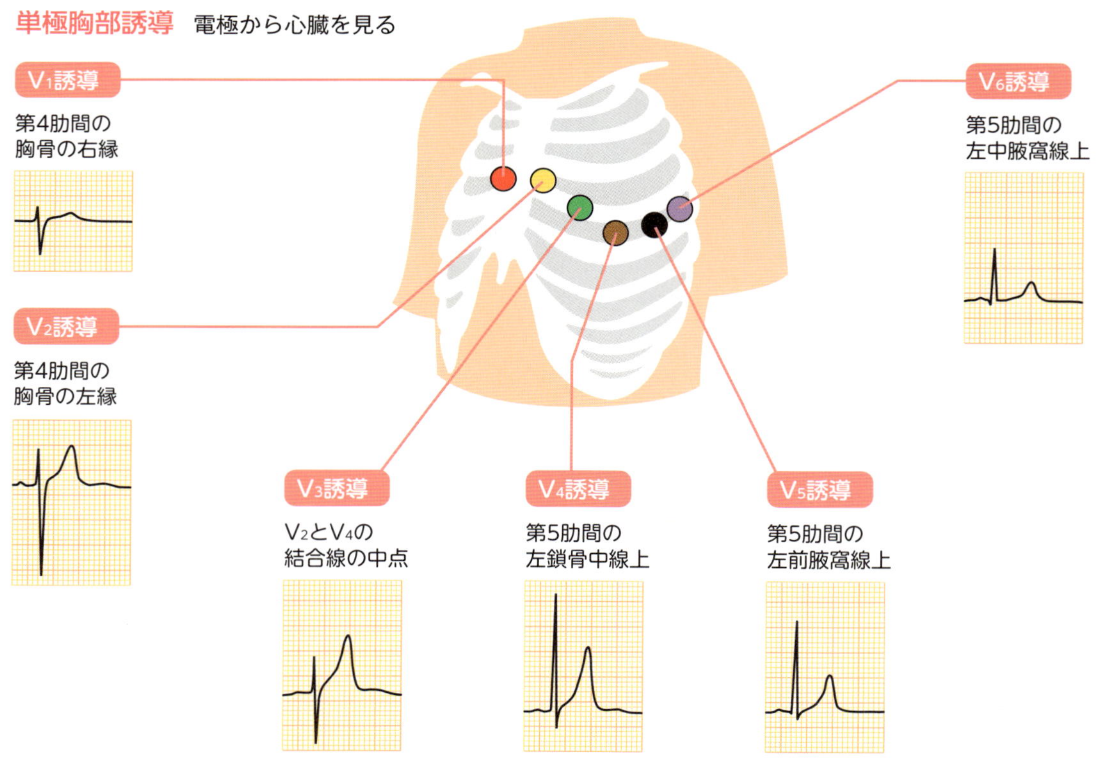
単極胸部誘導　電極から心臓を見る
V1誘導
第4肋間の
胸骨の右縁
V2誘導
第4肋間の
胸骨の左縁
V3誘導
V2とV4の
結合線の中点
V4誘導
第5肋間の
左鎖骨中線上
V5誘導
第5肋間の
左前腋窩線上
V6誘導
第5肋間の
左中腋窩線上

背中側にV_7誘導～V_9誘導を、右側誘導としてV_3R誘導・V_4R誘導・V_5R誘導をつけて、導出18誘導心電図とすることもあります（あまり使われることはありません）

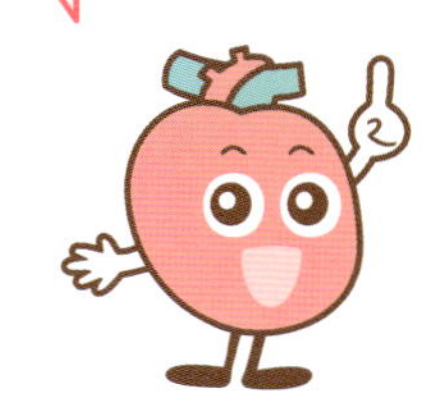

あわせて知りたい！「平均電気軸」って？

12誘導心電図をとると、平均電気軸の角度が表示されてきますね。

心臓内での電気伝導の方向は「右上→左下」です。しかし、細かく見てみると、いろいろな方向に電気が向かっています。これらをすべて合計（ベクトル合成）して、総体的に電気がどこに向かっているかを示すのが、平均電気軸です。

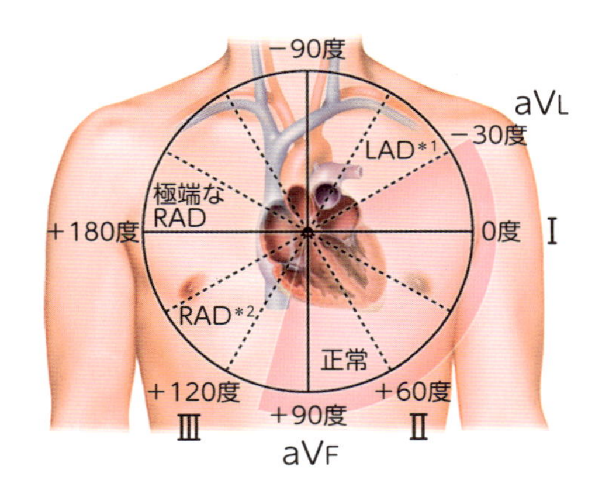
－90度
aVL
－30度
LAD*1
極端な RAD
＋180度
0度
Ⅰ
RAD*2
正常
＋120度
＋60度
＋90度
Ⅲ
Ⅱ
aVF

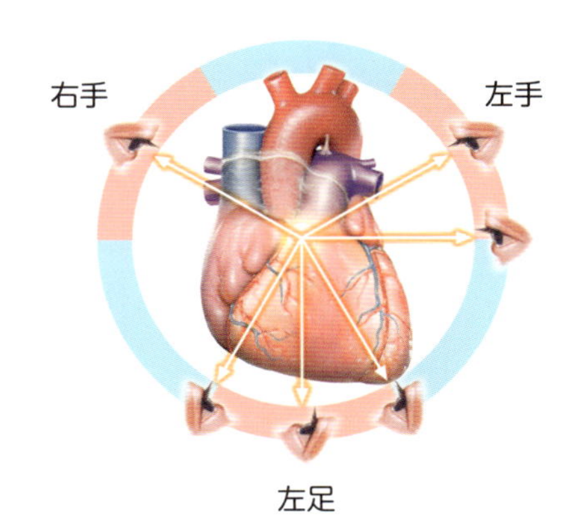
右手
左手
左足

- 第Ⅰ誘導およびaVFでQRSが上向き（陰性よりも陽性が多い）であれば正常
- 正常の軸は－30～＋105度の範囲に入る

通常、右胸心（心臓の位置が反転している状態）でない限り、心臓から左下に向かうブロック（0～90度）に、平均電気軸が入ります。

もし、平均電気軸が90度を超えていたら、「右側の電気が多い」状態、すなわち右室肥大を表します。逆に、平均電気軸が0度を下回ってマイナスなら、「左側の電気が多い」状態、すなわち左室肥大を表します。

＊1　LAD（left axis deviation）：左軸偏位
＊2　RAD（right axis deviation）：右軸偏位

2 モニター心電図の誘導は、12誘導心電図に似せてある

モニター心電図の場合は、プラス（緑）とマイナス（赤）２つの電極で、心臓をはさんで見ています。つまり「赤→緑に向かってくる電気を、緑側で見ている」ということです。

なお、黄色の電極はアースのため、方向には関係ありません。

モニター心電図の電極を貼る部位は「**12誘導心電図**の標準肢誘導や胸部誘導で、心臓を見ている方向」に近似するように設定されています。

アイントーベンの三角形

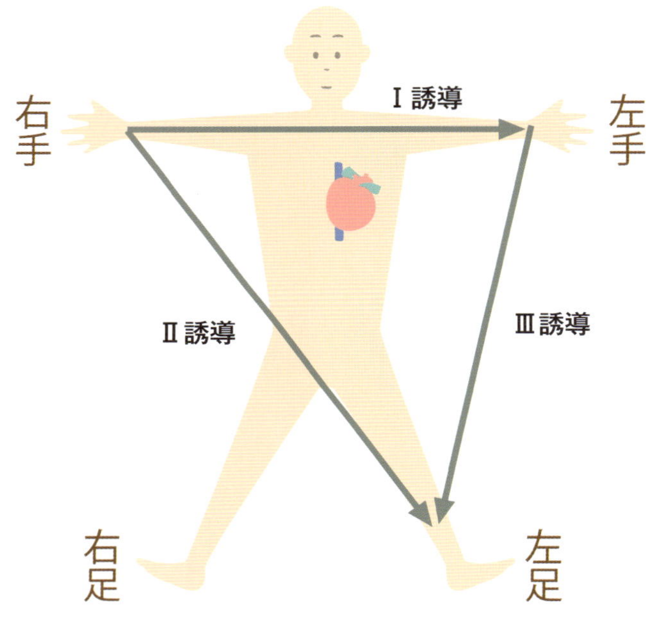
右手
左手
Ⅰ誘導
Ⅱ誘導
Ⅲ誘導
右足
左足
電気が流れる向き

モニター心電図の電極は、12誘導心電図の肢誘導を縮小して、胸部に置き換えた形

「アイントーベンの三角形を縮小した」と考えるとわかりやすい

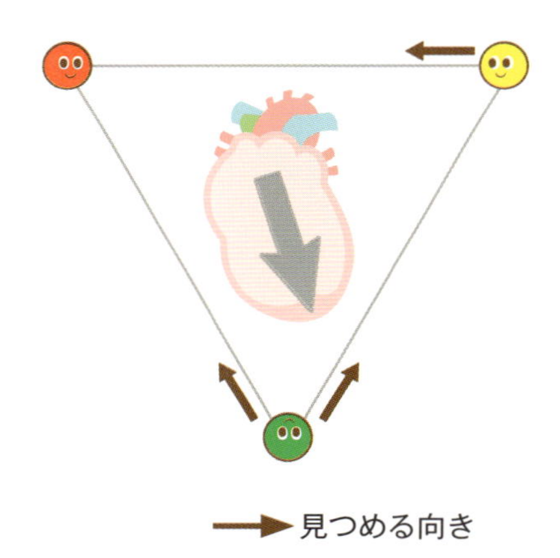
見つめる向き

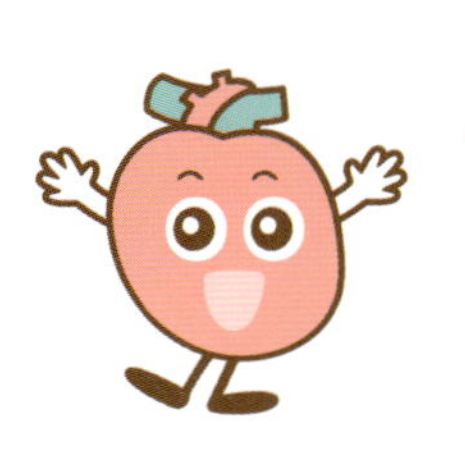

モニター心電図では、心臓の前額断しか見られません。心臓の傷（心筋障害）が、前額断に該当しない部分にあったら、異常として現れないということです。

モニター心電図の主な誘導

M_2誘導（Ⅱ誘導に近似）

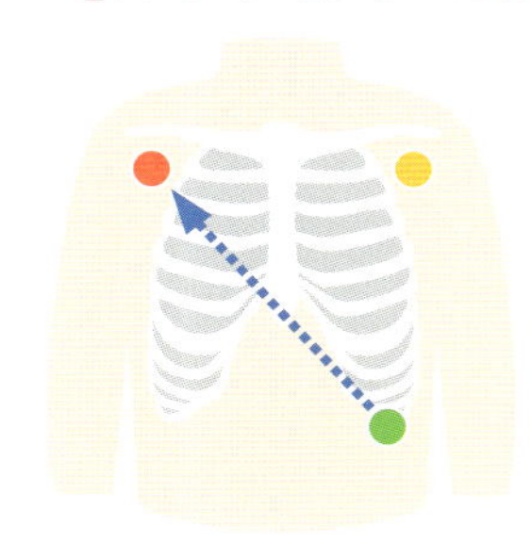

R波は上向きで大きい
P波が見やすい

M_1誘導（Ⅰ誘導に近似）

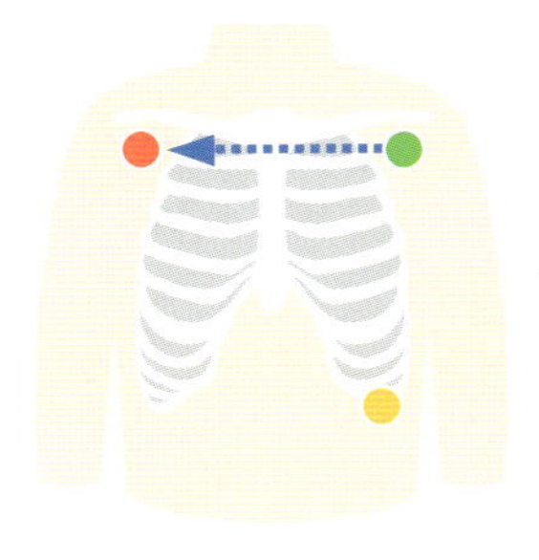

R波は上向き
P波はやや見えにくい

M_3誘導（Ⅲ誘導に近似）

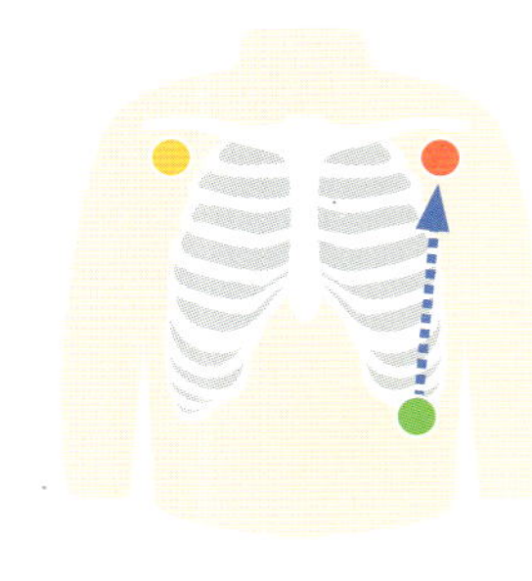

R波は上向き
P波が見やすい

NASA誘導（V_1・V_2誘導に近似）

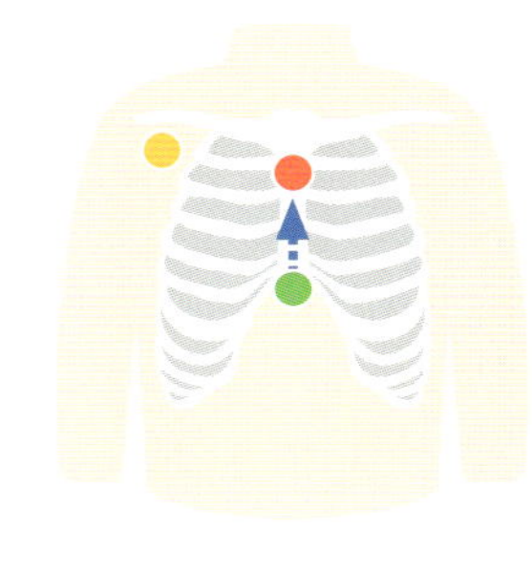

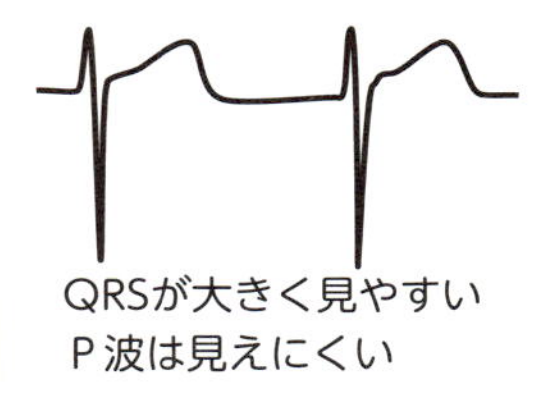

QRSが大きく見やすい
P波は見えにくい

MCL_1誘導（V_1誘導に近似）

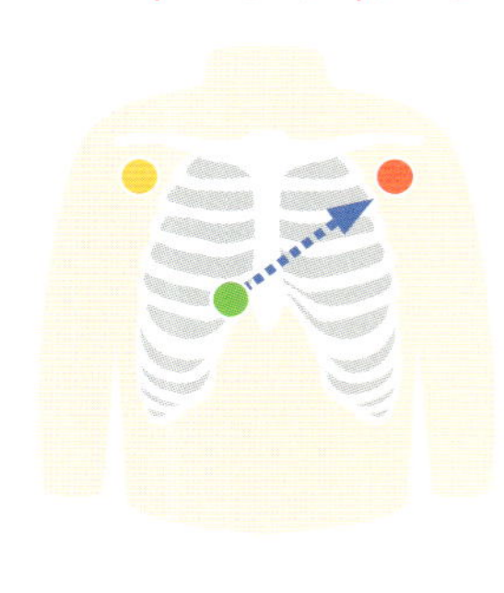

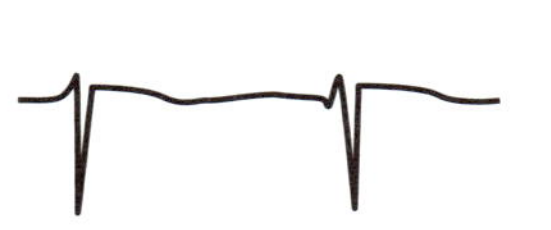

R波が下向きで大きい
S波が浅い

CM_5誘導（V_5誘導に近似）

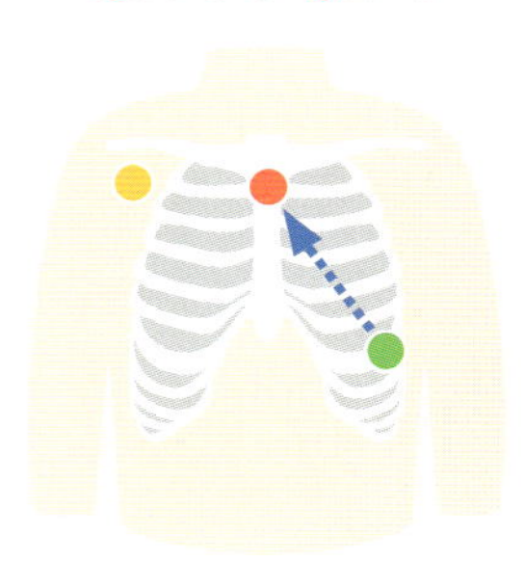

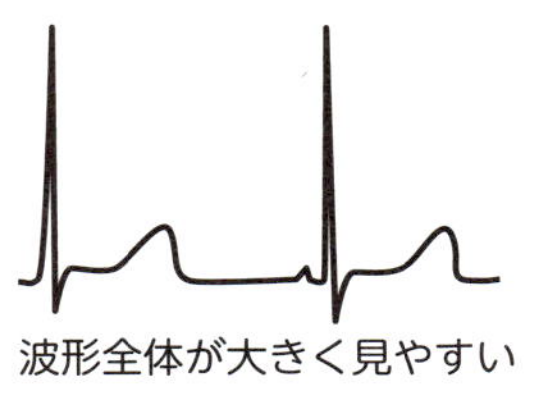

波形全体が大きく見やすい
ST変化がわかりやすい

●：－極　●：＋極　●：アース　←－－－：見つめる向き

NASA誘導は、体動の影響を受けにくいので、宇宙飛行士の心電図計測に用いられます

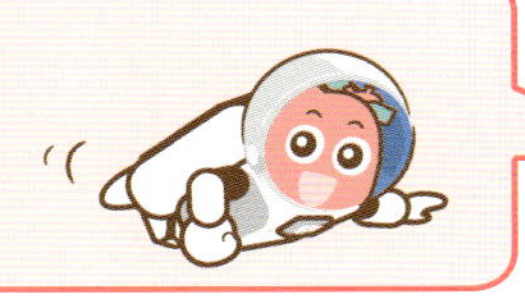

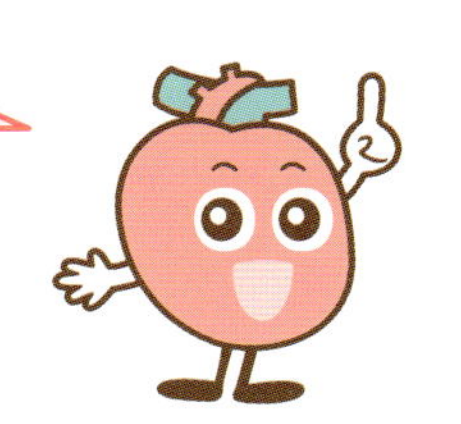

Column

心拍数と脈拍数が違うとき、どう解釈すればいい？

まず、原則から再確認してみましょう。心拍数は「心臓が拍動する数」、脈拍数は「全身に拍動が伝わった数」ですね。つまり「心拍数＝脈拍数」となるのは、心臓が規則的に拍動し、そのたびに全身に拍動が伝わっている状況です。

では「心拍数≠脈拍数」となるのは、どのようなときでしょう？　全身に拍動が伝わっていない状況、すなわち、不整脈だと考えられます。

心室性期外収縮の場合…

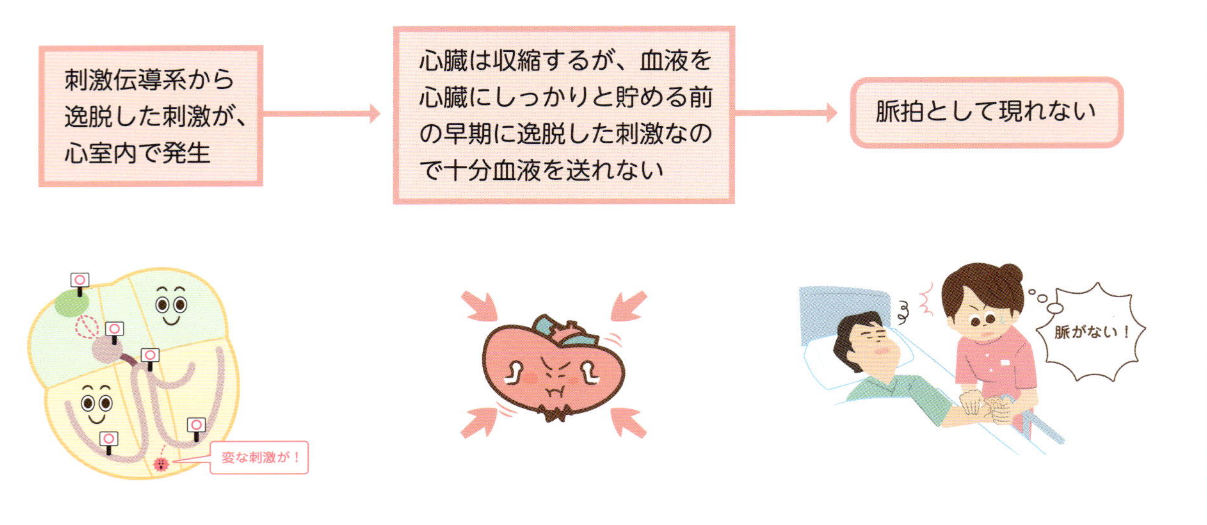
刺激伝導系から逸脱した刺激が、心室内で発生
心臓は収縮するが、血液を心臓にしっかりと貯める前の早期に逸脱した刺激なので十分血液を送れない
脈拍として現れない
変な刺激が！
脈がない！

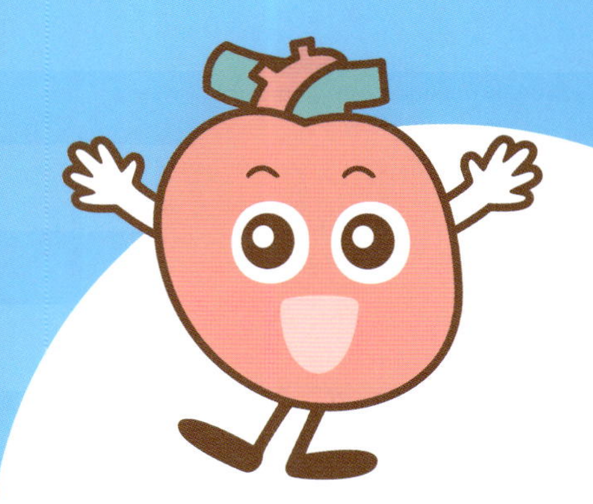

心電図波形の「見かた」を知ろう

Part 3

Part 2では、心電図を見るときに必要な「キホン」と「ルール」を整理しました。

心電図波形は、P波（心房の収縮）・QRS（心室の収縮）・T波（心室の回復）とU波から構成されていましたね。

ここでは「波形を解釈するときに知っておきたいこと」を見ていきます。

1 波形の形の異常について知ろう

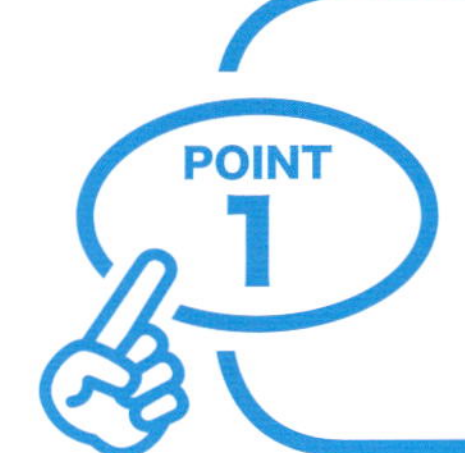
POINT
1

高さの異常は電気量の異常、間隔の異常は収縮・拡張の不具合を表す

心電図を見るときには、P・QRS・Tそれぞれの**形**はもちろんのこと、波と波の**間隔**にも注意が必要です。ここでは、それぞれの見かたを解説していきます。

心電図波形で見るべきところ

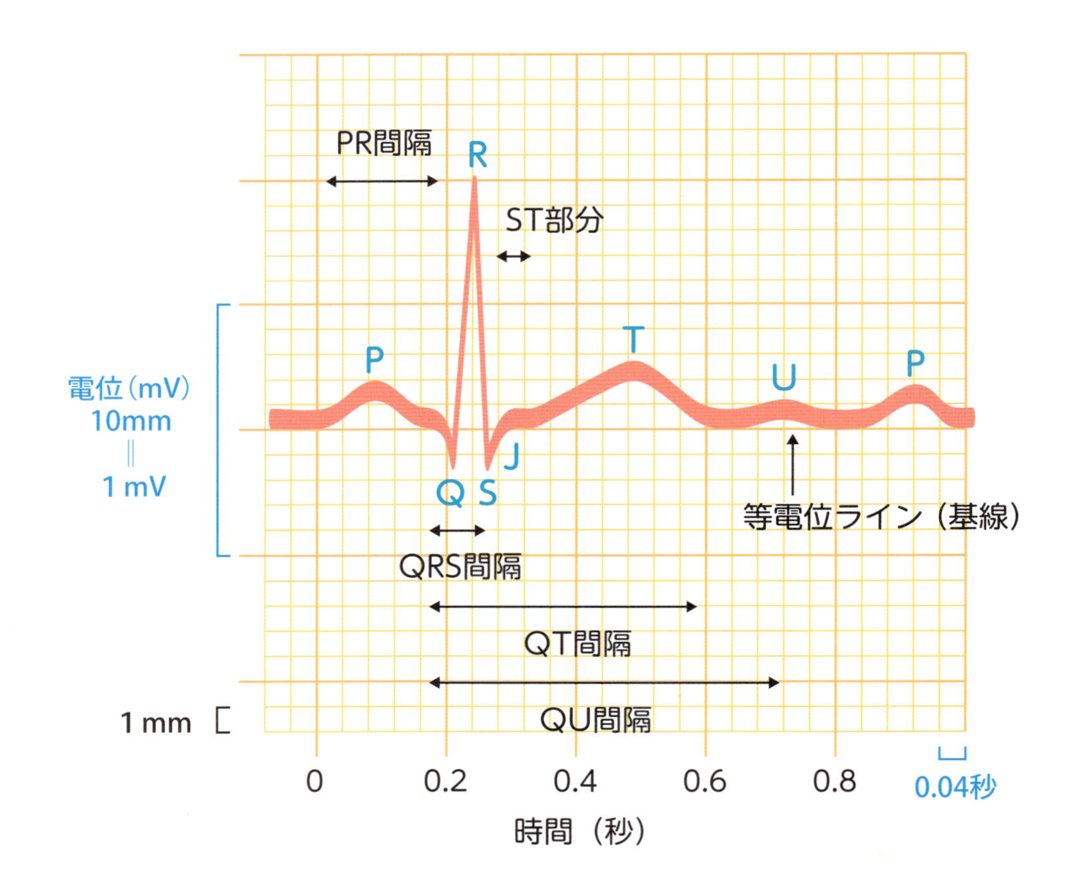
PR間隔
R
ST部分
P
T
U
P
J
Q
S
電位（mV）
10mm
‖
1 mV
等電位ライン（基線）
QRS間隔
QT間隔
QU間隔
1 mm
0
0.2
0.4
0.6
0.8
0.04秒
時間（秒）

おさらい：波形と心臓の動きの関係

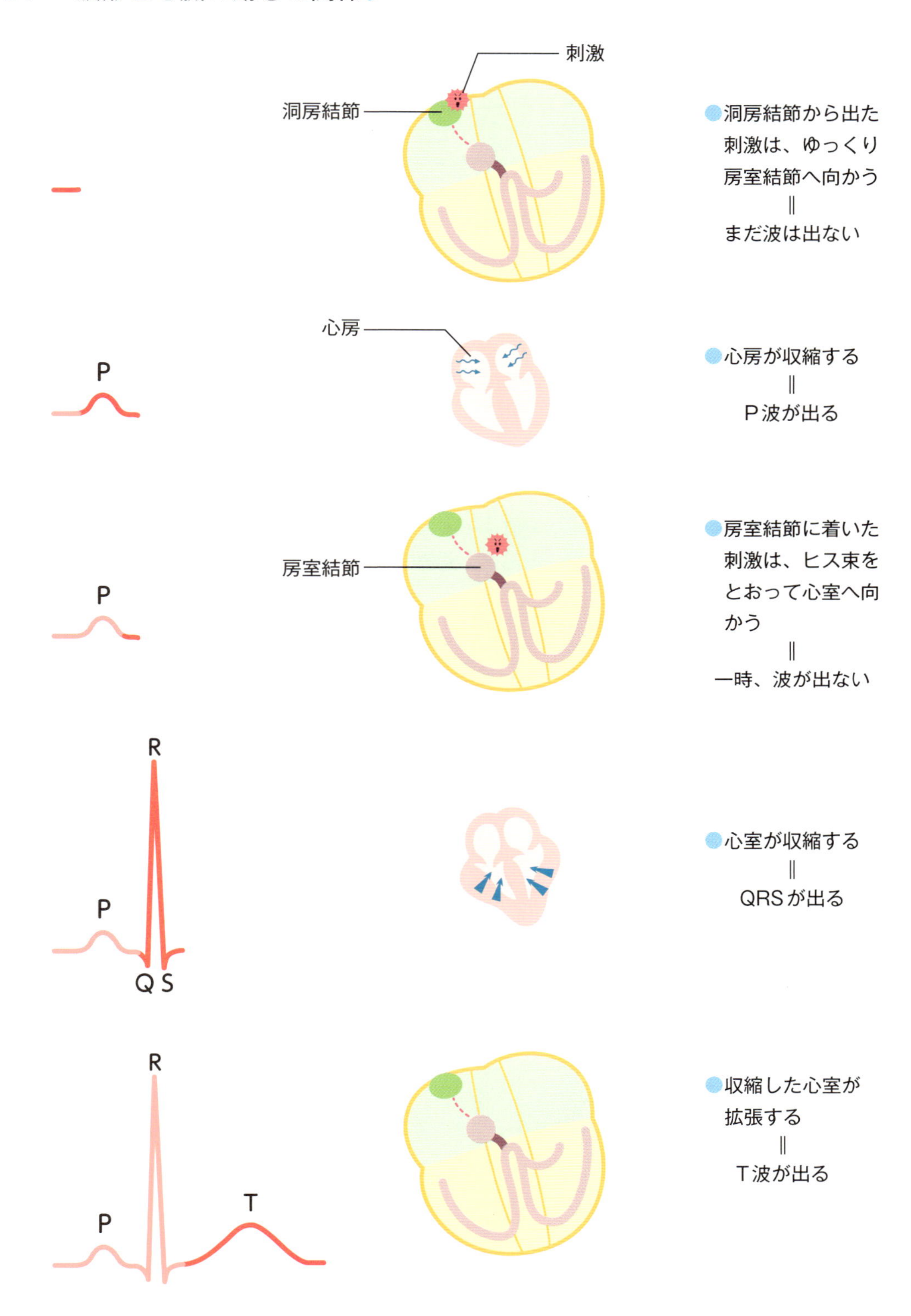
刺激
洞房結節
P
心房
P
房室結節
R
P
Q S
R
P
T

●洞房結節から出た刺激は、ゆっくり房室結節へ向かう
‖
まだ波は出ない

●心房が収縮する
‖
P波が出る

●房室結節に着いた刺激は、ヒス束をとおって心室へ向かう
‖
一時、波が出ない

●心室が収縮する
‖
QRSが出る

●収縮した心室が拡張する
‖
T波が出る

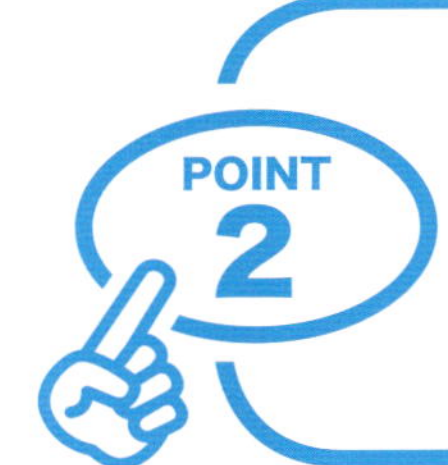
POINT
2

P波の異常は、心房肥大か電極のつけ間違い

P波は、**心房**（右心房と左心房）が**収縮**する波です。

電気を発生させる洞房結節は、右心房の入口にあるため、ほんの少し早く右心房に号令が伝わります。とはいえ、そんなに大きなズレはないため、通常、P波は**1つの山**にみえます。

1 aVR誘導以外で逆向きのP波が出たら「電極のつけ間違い」

基本的に、P波は**上向きのフレ**として現れます。下向きとなるのは、12誘導心電図のaVR誘導（右肩から心臓を見る誘導）だけです。内臓逆位の人でも、上下は反転しないため、心房の収縮は、必ず上から下に向かって伝わります。だから、P波は必ず上向きになるのです。

aVR誘導以外で逆向きのP波となる原因は、**電極のつけ間違い**しかありません。

P波の異常の原因

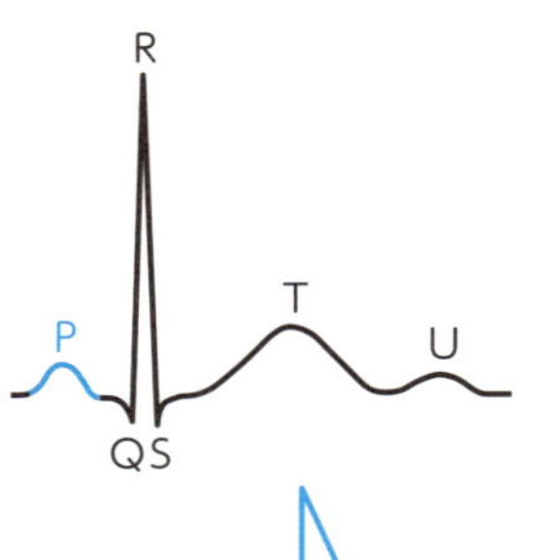
R
T
P
U
QS

内臓逆位の一種である右胸心では、心臓の左右がきれいに逆になります。その場合、心電図の誘導を右側胸部誘導に変更すると、きれいな波形が得られます

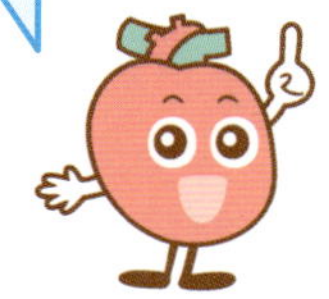

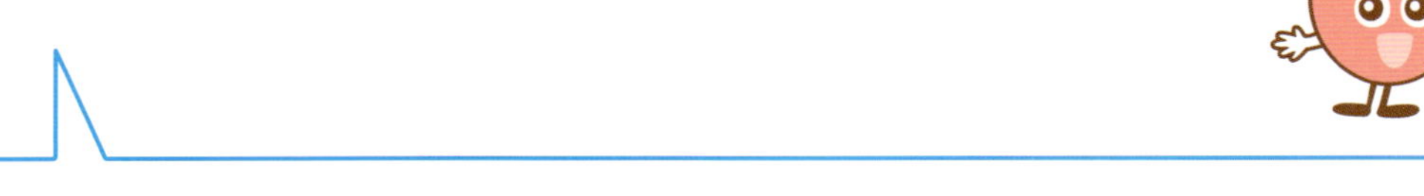

正常だと…

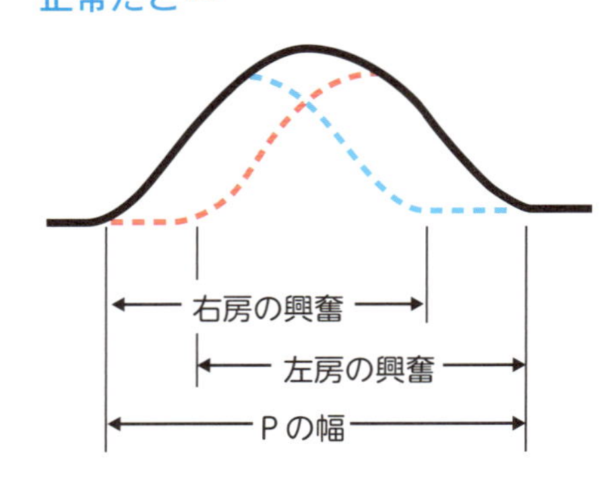
右房の興奮
左房の興奮
Pの幅

第Ⅱ誘導（≒モニター心電図：M_2誘導）で
- 高さ：2.5mm以内（0.25mV以内）
  →低い場合は個人差
- 幅：2mm程度（0.09～0.11秒）
  →狭すぎることはありえない

2 P波が2つの山にみえたら「心房肥大」

P波が1つの山にみえるのは、右心房の電気量と、左心房の電気量が、ほぼ等しいからです。どちらかの心房が肥大すると、この均衡が崩れ、P波が2つの山（**二峰性**）となります。

「右心房＞左心房（**右房負荷**）」なら1つ目、「右心房＜左心房（**左房負荷**）」なら2つ目の山が大きくなります。

3 幅広のP波も「心房肥大」

心房内を電気が流れるには、ある程度の時間（0.09～0.11秒程度）がかかります。

しかし、心房が肥大していると、より多くの時間と電気を費やさなければ刺激が伝わりません。そのため、**幅広・縦長のP波**となります。

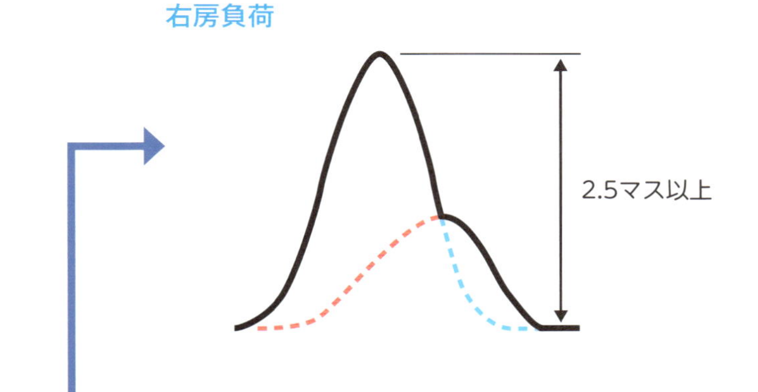
右房負荷
2.5マス以上

原因として考えられるのは
- 慢性びまん性肺疾患
- 肺高血圧
- 先天性心疾患（例えばASD）＊1

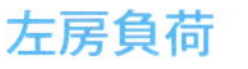
左房負荷

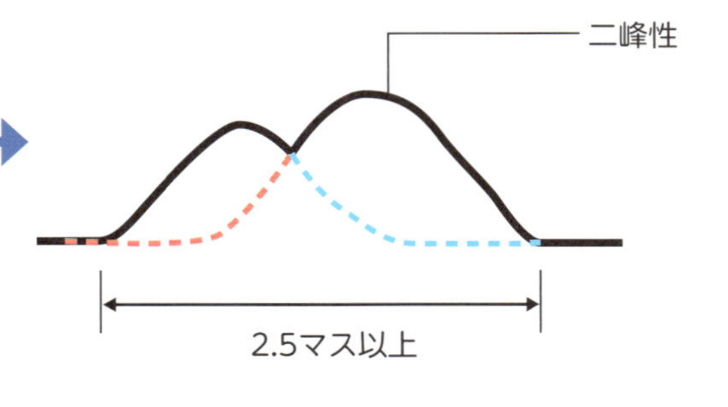
二峰性
2.5マス以上

原因として考えられるのは
- 僧帽弁狭窄症
- 僧帽弁閉鎖不全
- 高血圧性心血管障害に伴うLVH＊2の二次的影響

＊1　ASD（atrial septal defect）：心房中隔欠損
＊2　LVH（left ventricular hypertrophy）：左室肥大

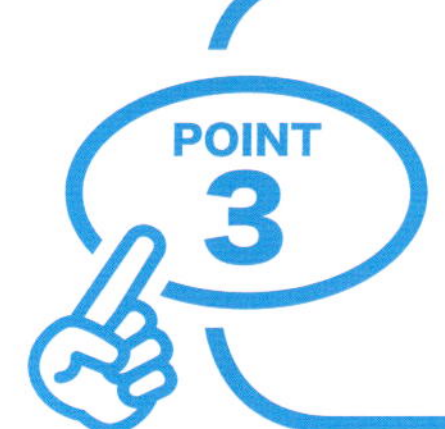
POINT
3

QRSの異常は、脚ブロック、心筋梗塞の既往、心室肥大、低電位

QRSは、**心室の収縮**を示す複合波です。

心室内の電気の伝導路（**右脚・左脚**）は、いわば高速道路です。短時間（0.1秒程度）ですみずみまで号令が行き渡るため、通常、幅は狭い（小さなマス目2.5マス程度）です。

QRSの異常は、「幅が広くなること」だけです。QRSが狭くなることはありません。高速道路よりも速い「超高速道路」ができることはないためです。

1 幅広のQRSは「脚ブロック」→p.96

QRSの幅が、小さなマス目2.5マス（0.1秒）を超えている場合は、電気の伝導が阻害されている状態、すなわち**不完全脚ブロック**（心室内伝導障害）です。

３マス（0.12秒）以上であれば、伝導路の閉鎖、すなわち**完全脚ブロック**（右脚または左脚の伝導が途絶えた状態）です。

QRSの「幅」の異常の原因

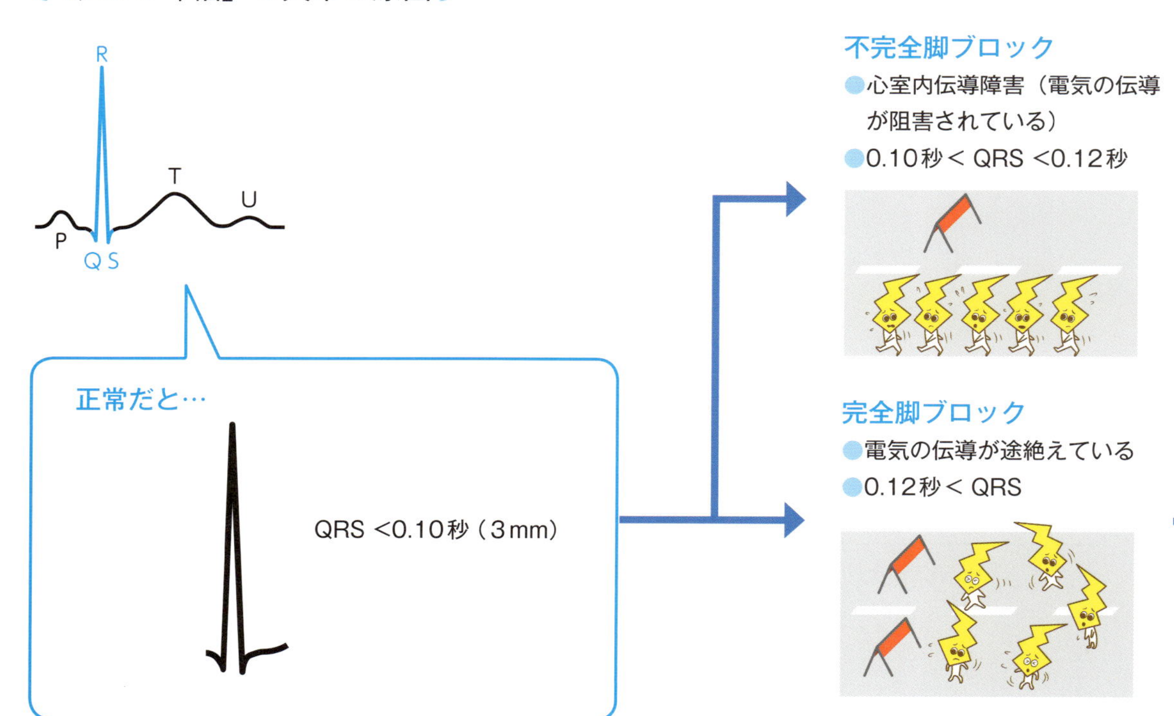
R
T
U
P
Q S
正常だと…
QRS <0.10秒（3mm）
不完全脚ブロック
心室内伝導障害（電気の伝導が阻害されている）
0.10秒 < QRS <0.12秒
完全脚ブロック
電気の伝導が途絶えている
0.12秒 < QRS

あわせて知りたい！ **右脚と左脚**

右心室へ刺激を伝えるのが右脚、左心室に刺激を伝えるのが左脚でしたね。左心室の筋肉は右心室の３倍の厚さがあるため、すみやかに刺激を伝達して収縮させるために、左脚は２本（左脚前枝、左脚後枝）に分かれています。

右心室より左心室の筋肉が厚いのは、全身にしっかり血液を送り出すためです。肺循環を担う右心系と違って、左心系は体循環を担うため、強い血管抵抗に打ち勝てるようにしなければならないのです。

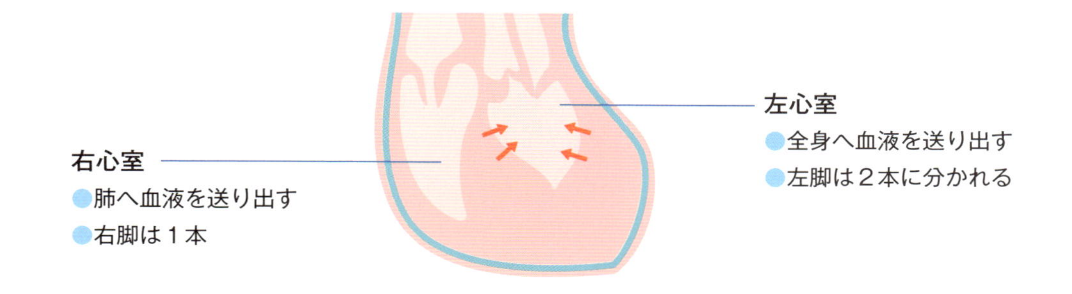
右心室
肺へ血液を送り出す
右脚は１本
左心室
全身へ血液を送り出す
左脚は２本に分かれる

左脚ブロック
（aVR誘導）

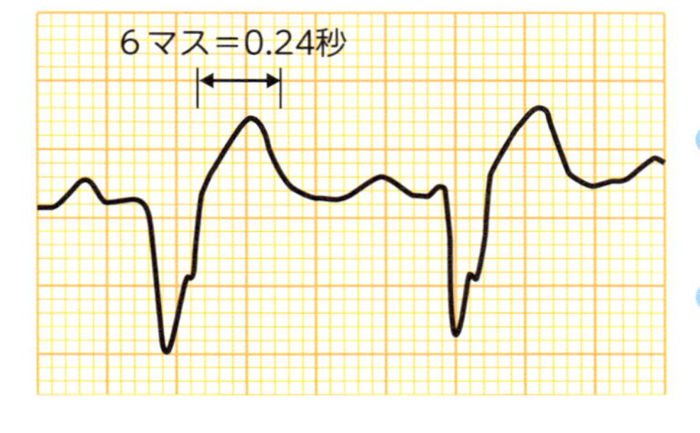
6マス＝0.24秒

- V_1誘導ではR波が小さく、Ⅰ誘導やV_6誘導ではR波が分裂する
- 何らかの心疾患

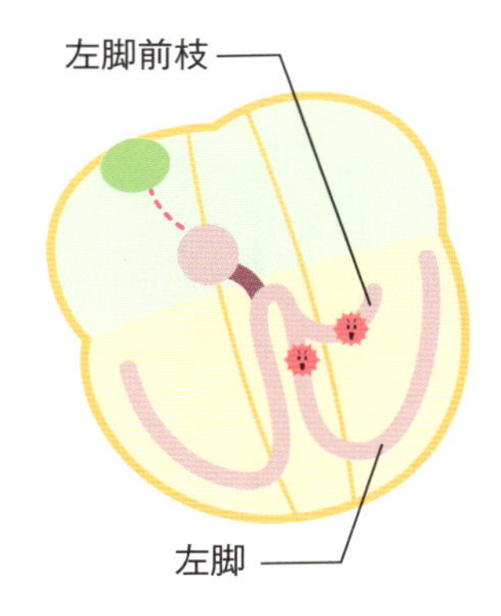
左脚前枝
左脚

右脚ブロック
（aVR誘導）

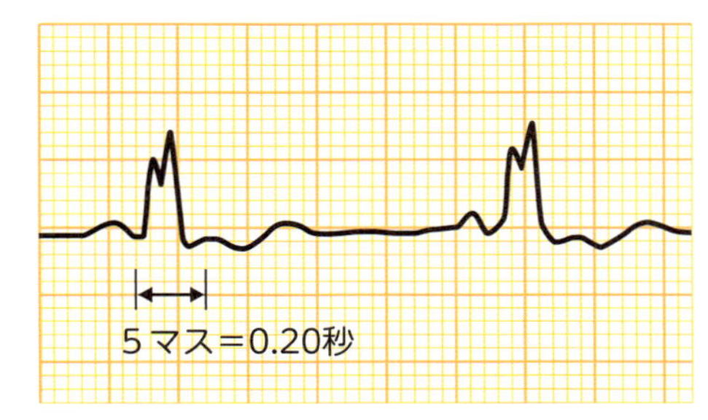
5マス＝0.20秒

- V_1誘導ではrSR' パターン、Ⅰ誘導やV_6誘導では幅広のS波となる
- 健康な人でも生じうる

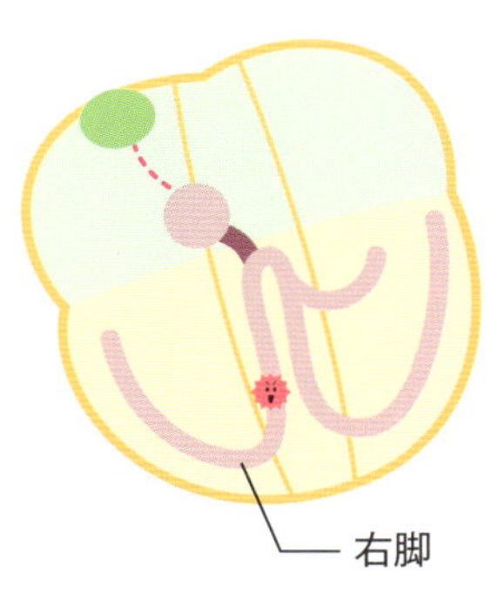
右脚

2 深すぎるQ波は「心筋梗塞の既往」

R波の前に出る下向きのフレがQ波です。Q波は、明確にみえないこともあります。むしろ、Q波が非常に深く潜っているほうが異常（**異常Q波**、abnormal（アブノーマル） Q）です。なぜなら「力をためておかなければ、心室が収縮できない」状況、すなわち「心臓に力がなく、疲れている」状況と考えられるからです。

異常Q波は、かつて発生した心筋梗塞（**心筋障害**や**心筋虚血**など）によって生じた、古く長期にわたって残る傷跡です。今まさに起こっている心筋障害の傷口はST変化として現れますが、ST変化がすべて回復しても、Q波の異常は数年にわたって残ります。

Q波の異常の原因

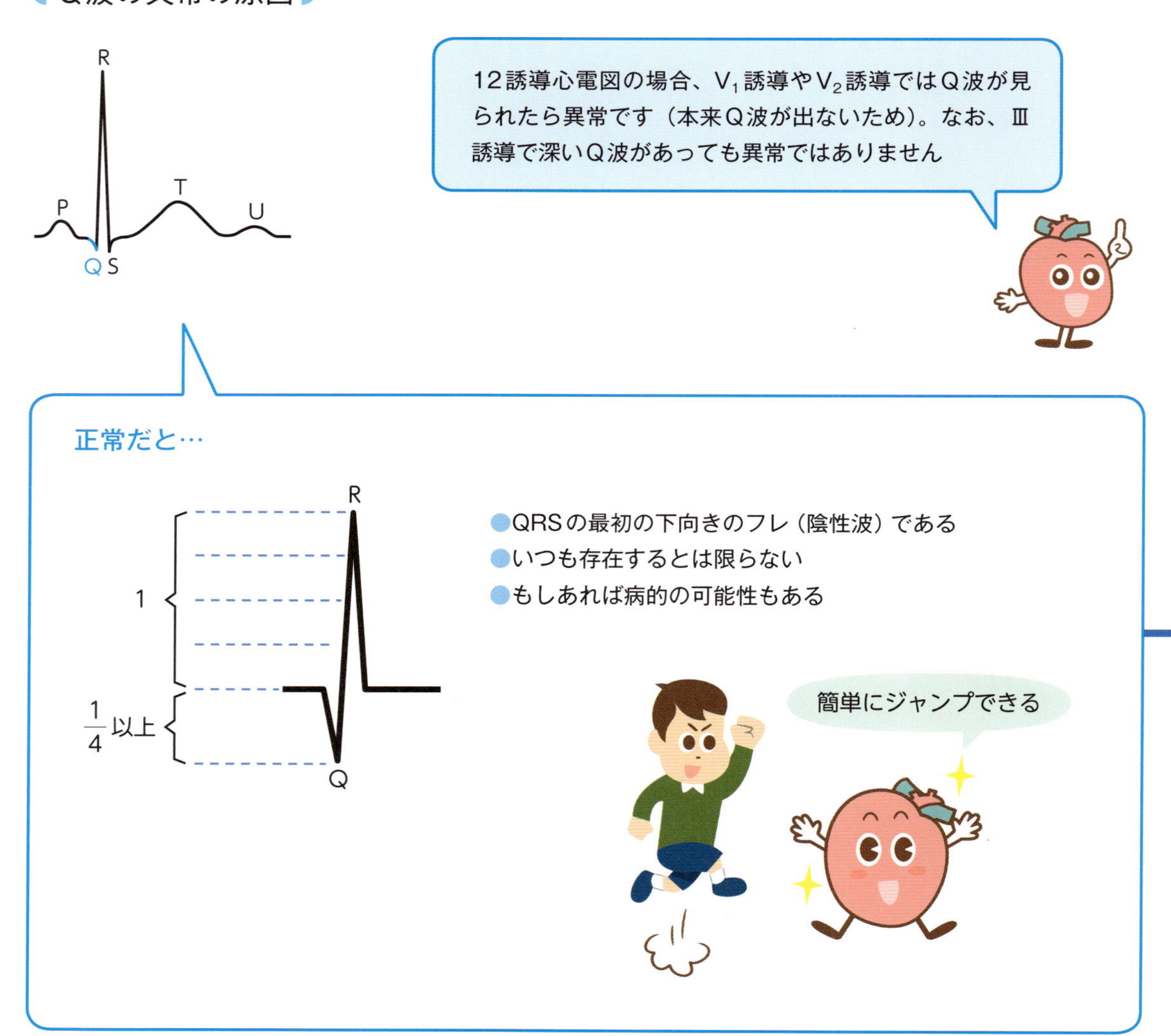
R
T
P
U
Q S
12誘導心電図の場合、V_1誘導やV_2誘導ではQ波が見られたら異常です（本来Q波が出ないため）。なお、Ⅲ誘導で深いQ波があっても異常ではありません
正常だと…
R
1
1/4 以上
Q
QRSの最初の下向きのフレ（陰性波）である
いつも存在するとは限らない
もしあれば病的の可能性もある
簡単にジャンプできる

あわせて知りたい！ 心筋梗塞の既往を自覚していないのに「異常Q波」がある

心筋梗塞の特徴は激しい痛みといいますね。「焼け火箸を飲まされたような」などと表現する患者もいます。このような訴えがあったら、心筋梗塞を考えなければなりません。

しかし、激しい痛みがなくても、心筋梗塞を除外することはできません。40%の患者は、明らかな心筋梗塞があっても、痛みを訴えない（無症候性心筋梗塞）からです。さらに、年をとると痛みに対する閾値が上がり、痛みを感じにくくなります。高齢者の心筋梗塞の場合、痛みを訴える人は半数程度しかいないのです。

「去年までは正常だったのに、今年は異常Q波が出た」場合、その1年間に心筋梗塞を起こしたと考えられます。

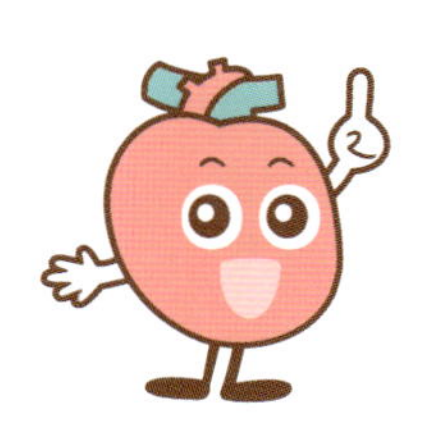

無症候性心筋梗塞は、糖尿病のある患者に多いとされています。糖尿病のある患者が、心窩部の不快感や、肩や頸部・前腕・下顎への放散痛、背部や両側肩甲骨の間の疼痛などを訴えたら、要注意です

異常Q波

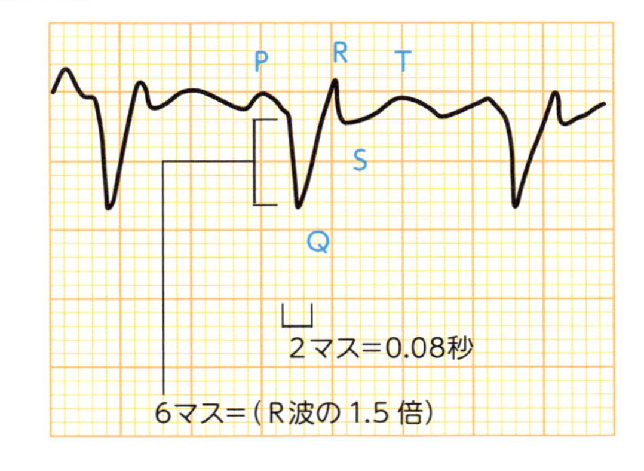
P
R
T
S
Q
2マス=0.08秒
6マス=（R波の1.5倍）

- 0.04秒以上の長さ
- R波の1／4以上の深さ
- 貫通性心筋梗塞後、数時間から数日で出現
- 数年で正常化することもある

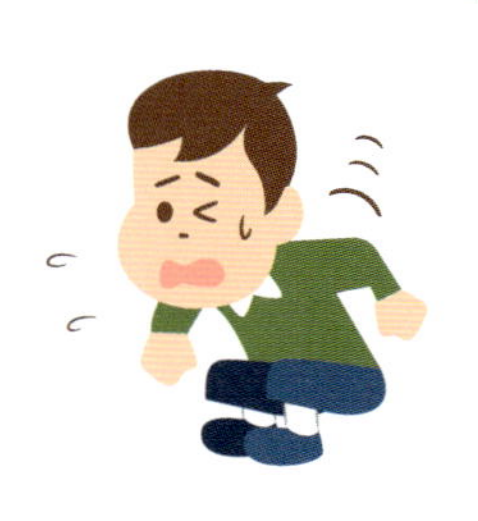

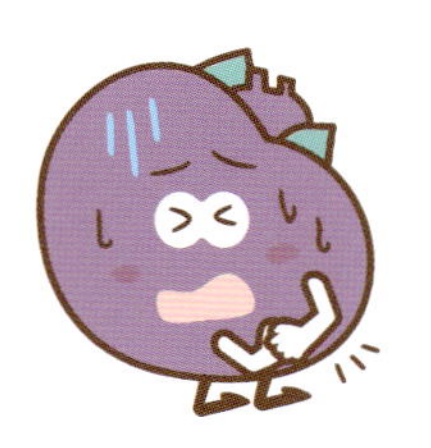

力をためてからでないとジャンプできない

3 高すぎるR波は「心室肥大」

「QRSの高さ＝生む電圧の多さ」です。

右心系は、全身から来た血液を肺に送るだけなので、あまり強い力はいりません。しかし、全身に血液を送る**左心系**は、強い力が必要なので、左心室の壁は、右心室の壁に比べて3倍肉厚です。

12誘導心電図の誘導で、左心室を正面から見る（＝最もR波が高い）V_5誘導のR波が振り切れるほど高くなっている場合は、心室の生む電気が多過ぎる（**左室肥大**）疑いがあります。また、心臓の右側を正面から見るV_1誘導やV_2誘導のR波が高すぎる場合は、**右室肥大**を疑います。

R波の異常の原因

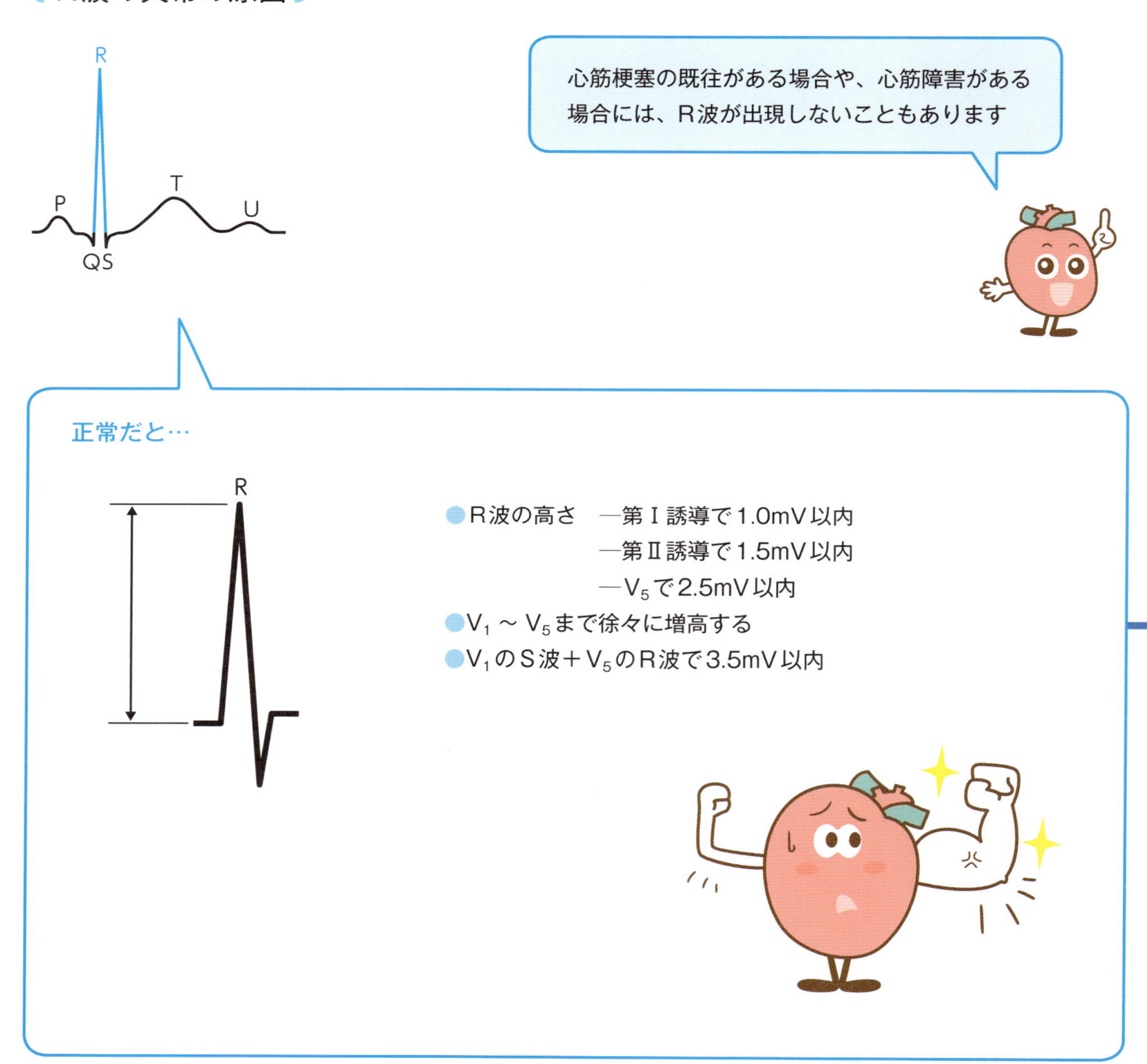
R
P
T
U
QS
心筋梗塞の既往がある場合や、心筋障害がある場合には、R波が出現しないこともあります
正常だと…
R
●R波の高さ　―第Ⅰ誘導で1.0mV以内
―第Ⅱ誘導で1.5mV以内
―V_5で2.5mV以内
●V_1 ～ V_5まで徐々に増高する
●V_1のS波＋V_5のR波で3.5mV以内

4 低すぎるR波は「低電位」

低電位は、心臓の収縮力が弱まった場合（**心筋梗塞**など）や、**肺気腫**、肥満や体内への水分貯留が原因で起こります。

肢誘導では0.5mV未満、胸部誘導やモニター心電図では1mV未満の場合、低電位と判断されます。

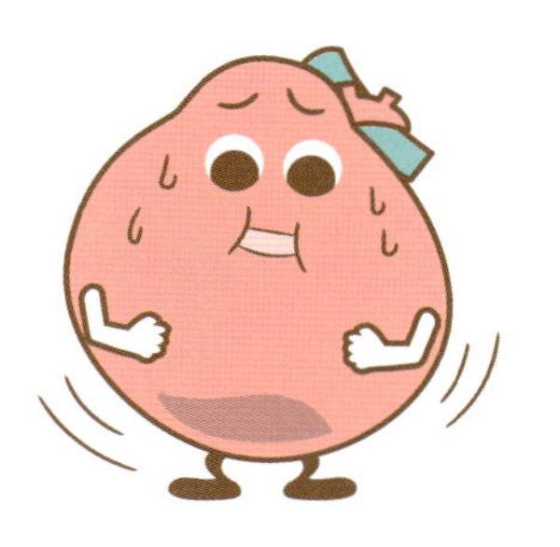

左室肥大（LVH）＊1

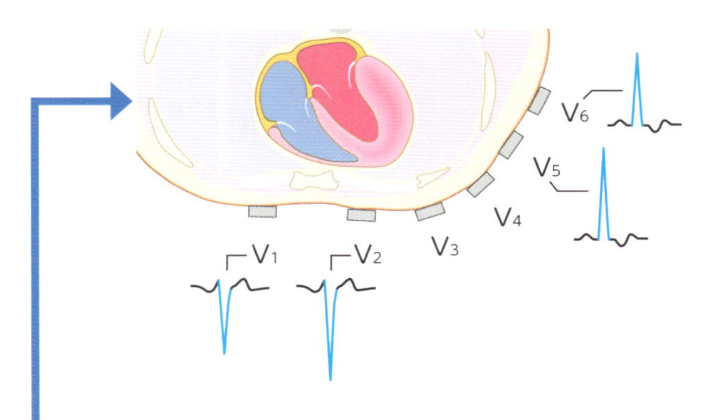
V6
V5
V4
V3
V1
V2

- V_1 あるいは V_2 のS波と V_5 あるいは V_6 のR波の高さの和を計算
- 合計が>35mmのときにはLVHを示唆
- その他の基準
  —aVLでR>11mm
  —あるいは（Ⅰ誘導でのR）+（aVF誘導でのS）>25mm
- 高血圧、大動脈弁狭窄あるいは閉鎖不全、長期の冠動脈疾患、先天性心疾患の一部

右室肥大（RVH）＊2

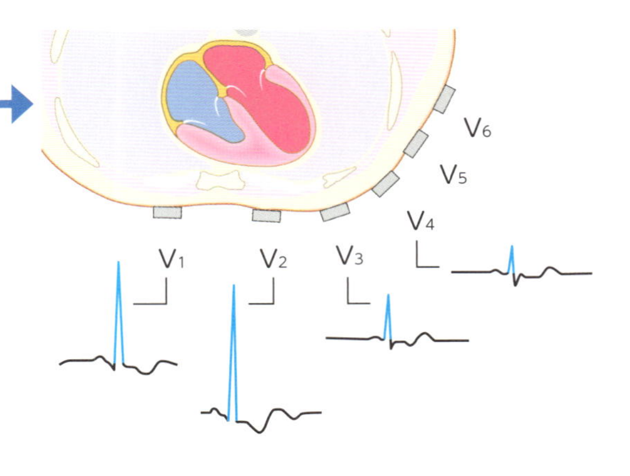
V6
V5
V4
V1
V2
V3

- 高いR波が V_1 （V_1 でR波>S波）
- 持続するS波が V_5、V_6
- 軽度に広がったQRS間隔
- V_1 ～ V_3 までにST部分の抑制とT波の陰性化（下向きになること）が見られる
- V_1 ～ V_6 までに小さなR波と比較的大きなS波がみられることも
- 右軸変位（>105°）が常に認められる
- 僧帽弁狭窄症、慢性びまん性肺疾患、慢性再発性肺塞栓症、先天性心疾患（ファローの四徴）、両側心室肥大（RVH、LVHの所見が主となることが多い）

＊1　LVH（left ventricular hypertrophy）：左室肥大
＊2　RVH（(right ventricle hypertrophy)：右室肥大

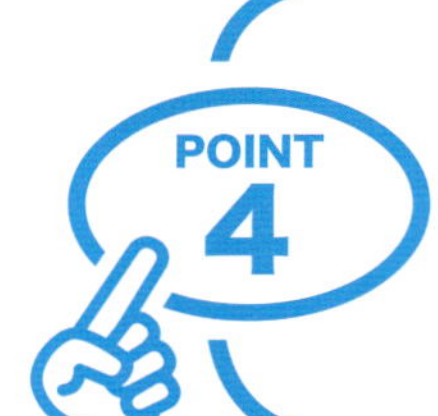
POINT
4

T波の異常は、高カリウム血症か心筋梗塞の既往

T波は、心室が収縮したあとの回復を表しています。心室の収縮は、血液を一気に拍出するためにたくさんの電気を使ってすばやく行われますが、その後、急いで回復する必要はありません。そのため、通常、T波の幅は広めで、高さも低めです。

T波の異常で、絶対に見逃してはいけないものが**テント状T波**です。これは、脱分極のときに細胞内に大量のカリウムがなだれ込んだようなもので、**高カリウム血症**を示す非常に危険な所見です。波形だけで「カリウム○mEq」と計算することはできませんが、明らかに高く上がっているT波を見たら、危険だと判断してください。

T波の異常の原因

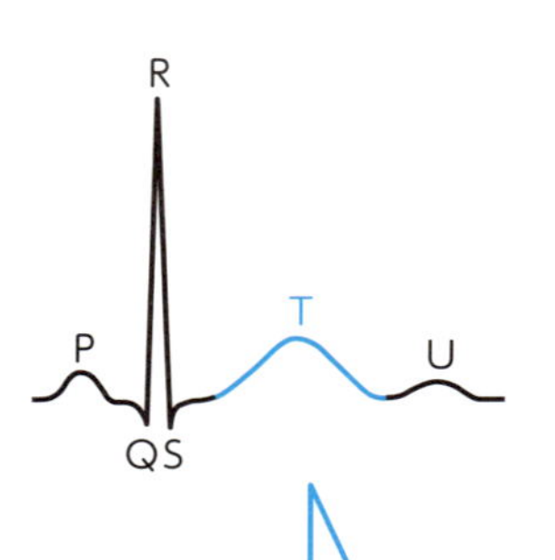
R
T
P
U
QS

陰性T波を示すのは、虚血性心疾患だけではありません。精神的ストレスや、ストレスを引き起こす他の疾患に合併して生じる「たこつぼ心筋症」でも、陰性T波が現れます

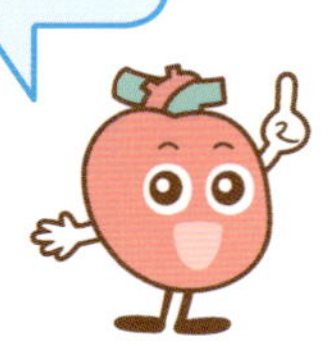

正常だと…

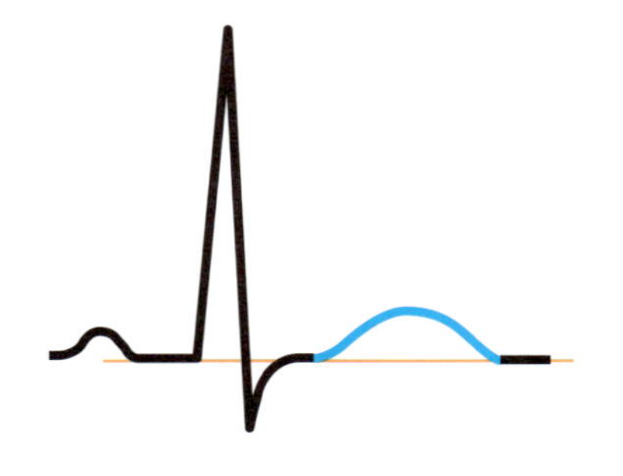

T波の高さ
- P波の1.5倍
- R波の1/２～1/８
- R波の1/10未満：平坦T波（平低T波）
- R波の大きな誘導での陰性T波は異常

あわせて知りたい！ **テント状T波**

輸液をする（＝in）ときは、必ず尿量（＝out）を確認しますね。尿が出ていない患者さんに、カリウムを含む輸液は投与しません。カリウムは尿からしか排出されないため、高カリウム血症になってしまうためです。腎機能が低下している患者さんも同様です。

夜間「尿量が少ない。カリウム濃度が気になるけれど、採血するべきか…」と悩んだら、心電図を見てみましょう。

テント状T波が表れていたら生命の危機！　すぐにドクターコールが必要です。

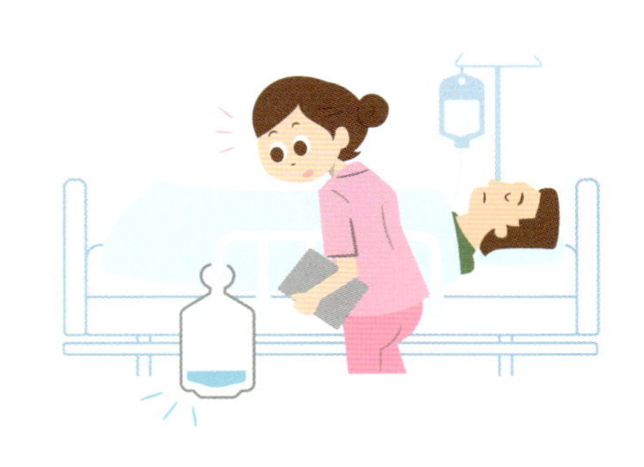

陰性T波（inverted T）

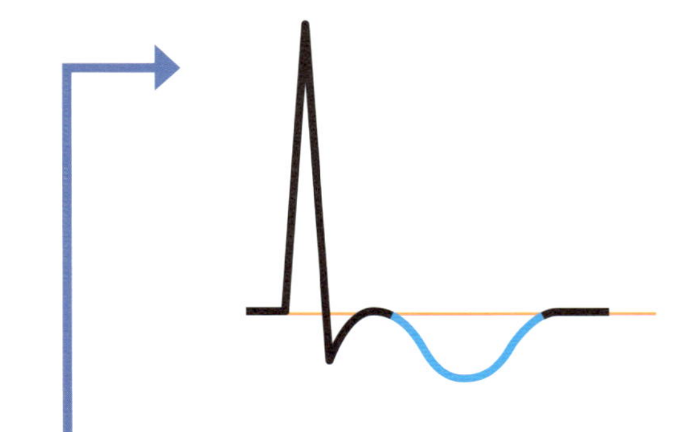

- 心筋梗塞後などに見られる
- 陰性T波（ST低下）も、緊急度が高いと考えて対応する

陽性T波

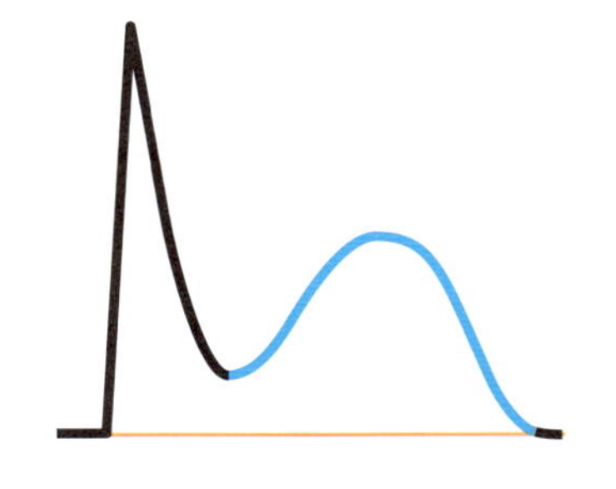

- 幅広くつり上がったT波は、「テント状T波」と呼ばれる高カリウム血症＝**超危険！**

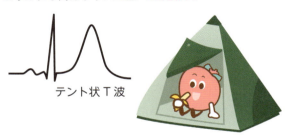
テント状T波

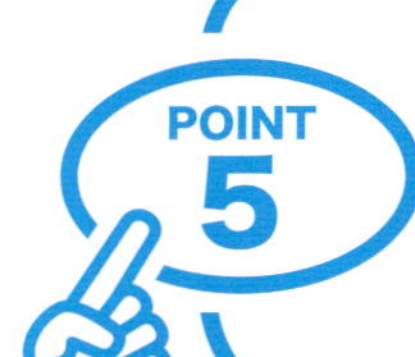
POINT
5

U波の異常は、低カリウム血症

U波は、どこから生まれている波か、明らかになっていません。見えたとしても小さく、見えないことも多いです。

U波が顕著に見えるのは、**低カリウム血症**の場合です。下向きのU波（陰性U波）も異常です。

しかし、具体的に「何がおかしい」とはいえないのが現状です。

U波の異常の原因

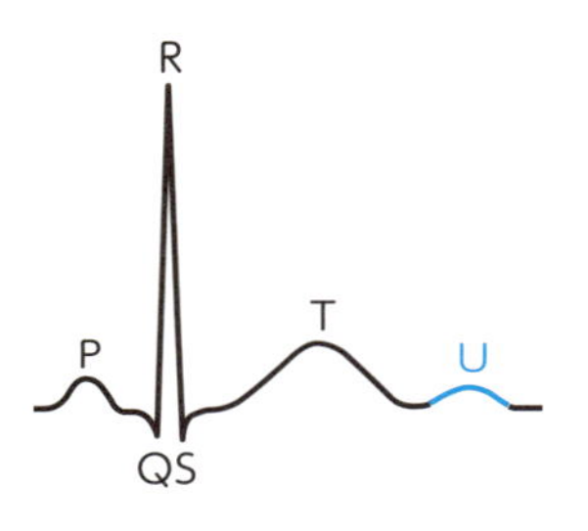
R
P
T
U
QS

U波が12誘導心電図で見られるとしたら、V_2誘導やV_3誘導です

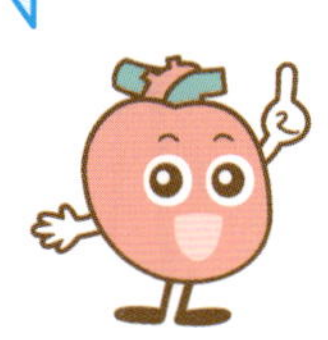

正常ならば…

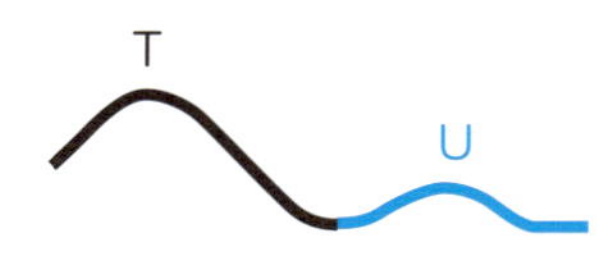
T
U

- V_2（あるいはV_3）で最もよく見られる
- 正常ではT波の1／2を超えない
- 動脈硬化や電解質異常により、QT間隔の延長に伴ってU波が増高しているかどうかを見る
- 陰性U波は異常

あわせて知りたい！

心電図のトリビア：「波の面積」を見てみよう！

Part 1（→p.16）で、心筋細胞は「細胞外にナトリウムを追い出し、細胞内へカリウムを取り込む（細胞内のほうがカリウム濃度は高い）」と説明しました。

閾値（許容範囲）を超えると、カリウムが一気に出て行きます（＝QRS）。そうすると、出ていったぶんのカリウムを回収しようとするはたらきが生じます（＝T）。つまり「QRSで囲まれている三角形の面積＝T波で囲まれている三角形の面積」となるのです。電気生理学的に正しいとはいえないものの、このようにイメージするとわかりやすいかもしれません。

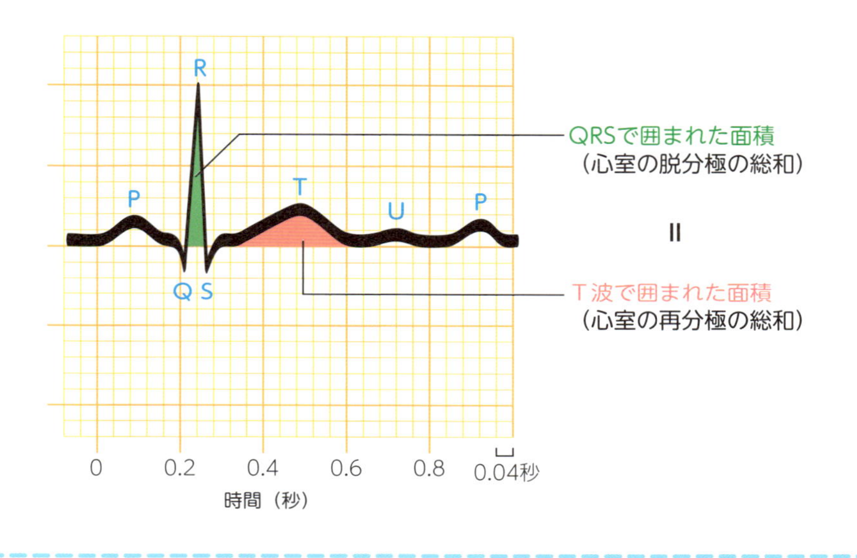
R
P
T
U
P
Q
S
QRSで囲まれた面積
（心室の脱分極の総和）
＝
T波で囲まれた面積
（心室の再分極の総和）
0
0.2
0.4
0.6
0.8
0.04秒
時間（秒）

低カリウム血症

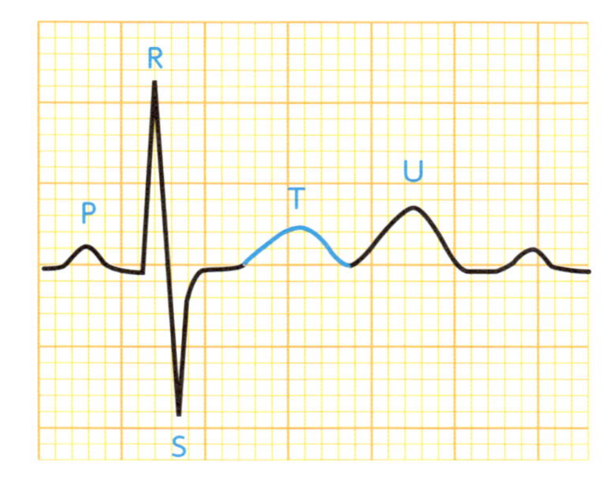
R
P
T
U
S

- ST部分の陰性化（基線より下がっていること）とともに、U波が出現する（T波の後の陽性変位）

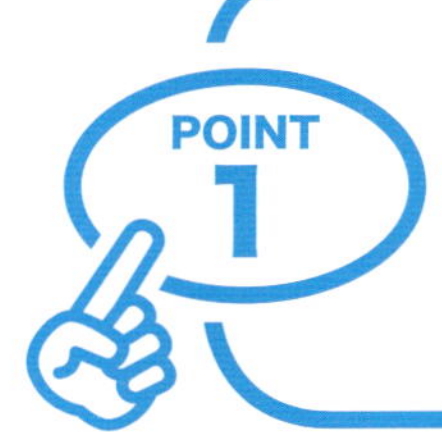
POINT
1

PとQRSの間隔（PR間隔）の異常は、房室ブロック

では、ここからは「波と波の間隔」について見ていくことにしましょう。

P波は心房が収縮しているとき、QRSは心室が収縮しているときに表れる波でしたね。つまり、**PR間隔**（QがあればPQ間隔）は「心房の収縮→心室の収縮」にかかる時間、すなわち、**ヒス束**（心房と心室の間）の電気の伝導状況を表しています。

心房・心室のなかには、複数の伝導路があるため「伝導が途切れる／遅れる」ことはありません。P波もQRSもきちんとあるのに、間隔だけが延びている場合には、ヒス束で伝導が阻害されている＝**房室ブロック**しか考えられないのです→p.75。

PR間隔の異常の原因

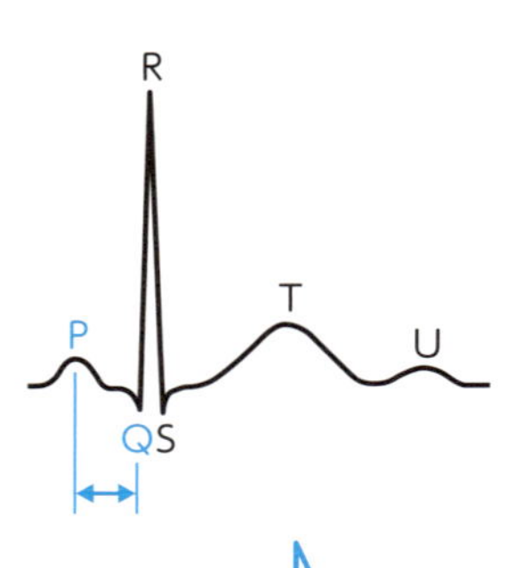
R
T
P
U
Q
S

Q波は、はっきり見えないことがあります。しかし、R波は、心拍がある（心室がきちんと収縮している）、すなわち、全身に血液が送られていれば必ず見られます。そのため「PとQRSの間隔」を見るときは、PR間隔（PとRの間隔）を見るのがわかりやすいです

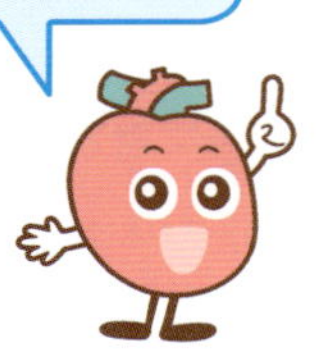

正常だと…

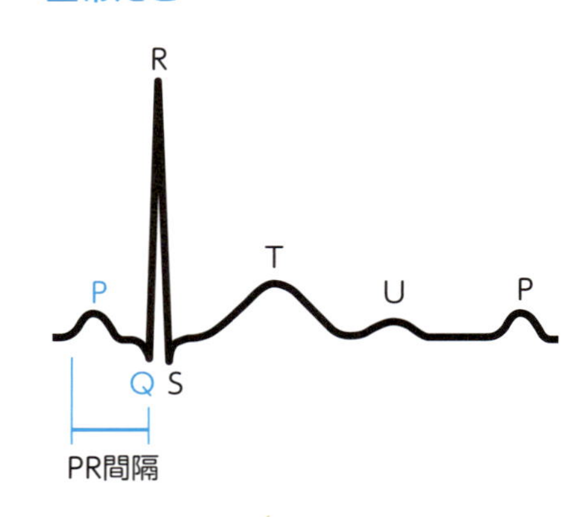
R
T
P
U
P
Q
S
PR間隔

小さいマス目3～5マス：0.12～0.20秒（肢誘導で計測）

- Qがない（はっきり見られない）場合は「P波の始まり～Rの始まり」を見る
- Qがある場合は「P波の始まり～Qの始まり」を見る

3度房室ブロック

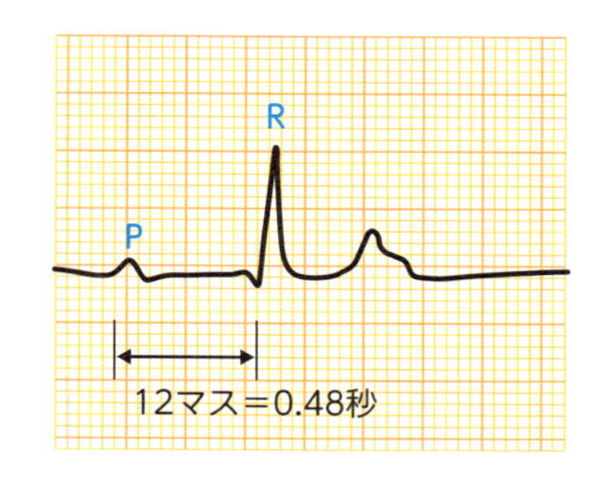
R
P
12マス＝0.48秒

- 大幅にズレたP波が、変なところに出ることがある
- 高齢者、ジギタリス中毒、急性下壁心筋梗塞（一時的）、急性前壁心筋梗塞に見られる

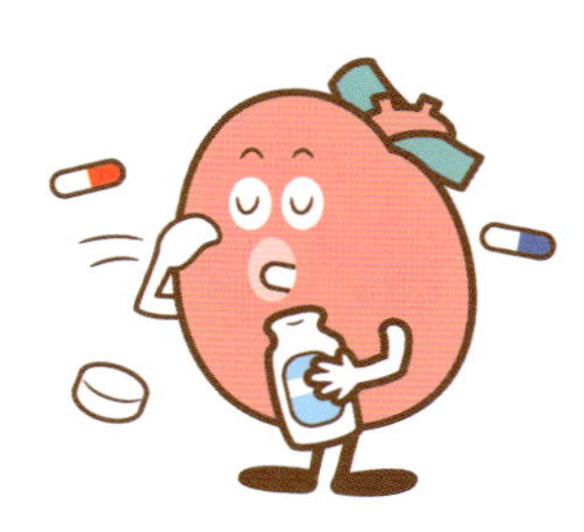

2度房室ブロック

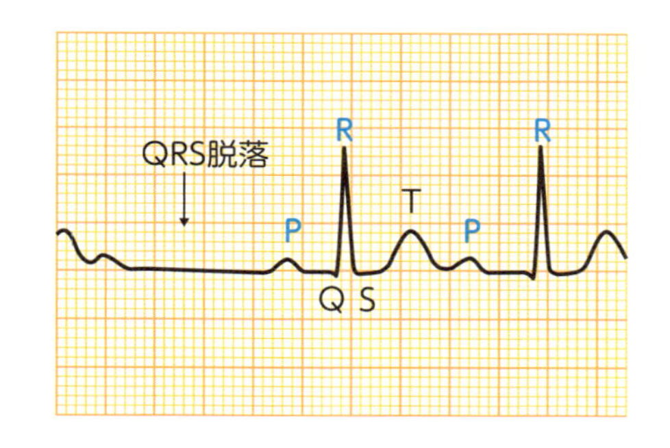
QRS脱落
R
P
T
P
R
Q S

- QRSが、ときどき脱落する状態
- 脱落のタイミングがわからないもの（ウェンケバッハ型）と、わかるもの（モビッツⅡ型）に分かれる

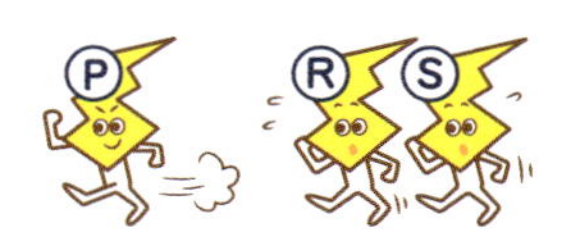
P
R
S

1度房室ブロック

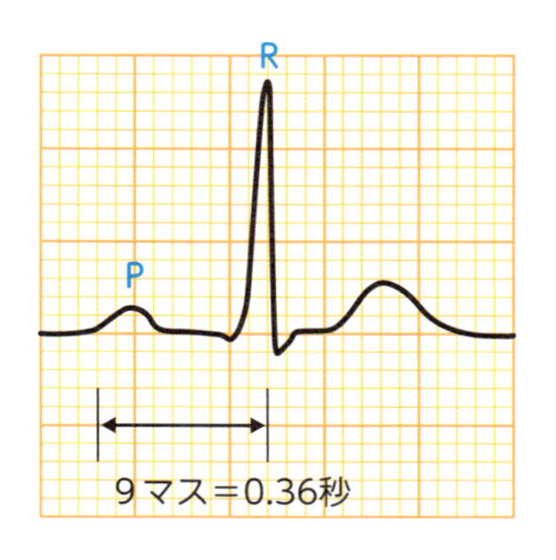
R
P
9マス＝0.36秒

- 通常は臨床上、重要ではない
- β遮断薬、ジギタリス、カルシウムチャネル遮断薬（特にベラパミル）などの薬物

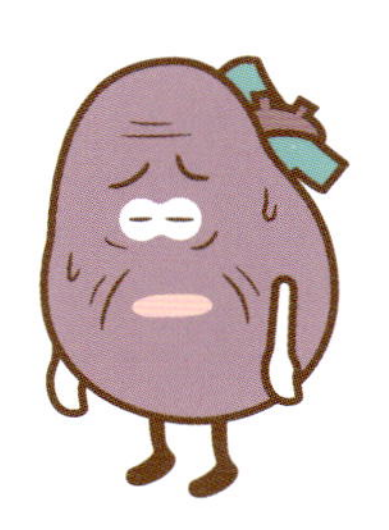

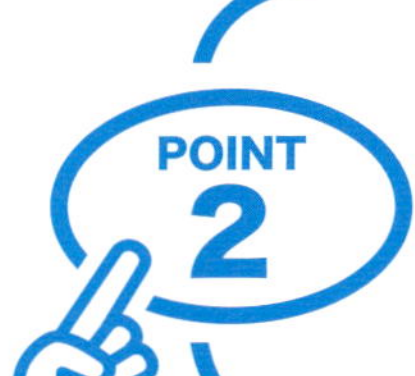
POINT
2

QとTの間隔（QT間隔）の異常は、カルシウムの異常

QT間隔は「心室の収縮→回復」にかかる時間です。通常、QT間隔は、波形1サイクルの半分以下です。

波形1サイクルのQT間隔は、RR間隔（2つのR）のまんなかです。つまり「RR間隔の半分<QT間隔」となっていたら異常（＝**QT延長**）なのです。この場合は、カルシウムが不足している状況、つまり、**低カルシウム血症**を疑います。

QT間隔の異常の原因

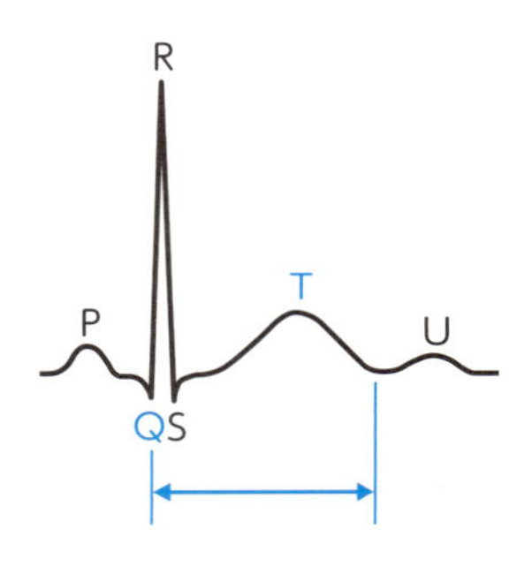
R
T
P
U
QS

抗不整脈薬のうちカリウムチャネル阻害薬は、QT延長を引き起こす可能性があります

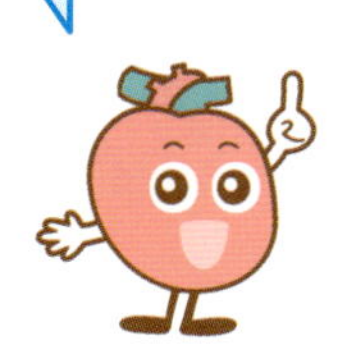

正常だと…

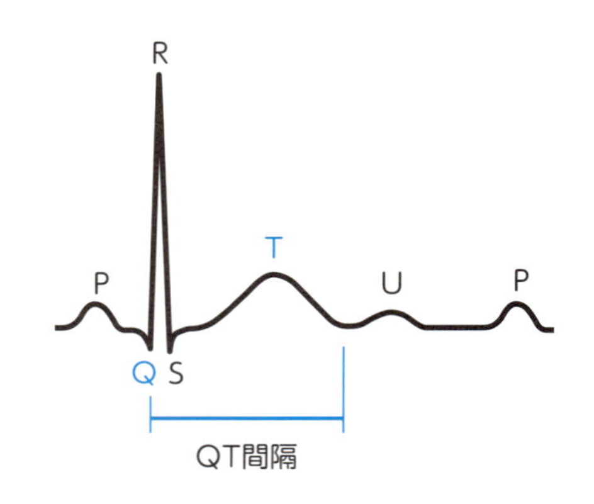
R
T
P
U
P
Q S
QT間隔

小さいマス目8～10マス：0.32～0.44秒

- 心拍数が減少するとQT間隔は延長
- 通常は<0.44秒である
- 通常はQT間隔がRR間隔（2つのR波の距離）の半分を通常超えない

QT延長

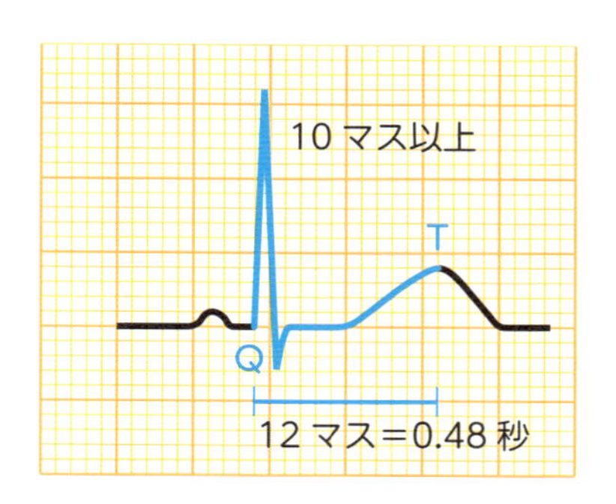
10マス以上
T
Q
12マス=0.48秒

- 10コマ以上はQT延長
- 低カルシウム血症

QT間隔が0.45秒以上の場合を**QT延長症候群**といいます。先天性（遺伝性の心疾患）と、後天性（薬剤、低カルシウム血症・低カリウム血症・低マグネシウム血症などの電解質異常、徐脈に伴って生じるもの）があります。

QT延長症候群の場合は、心機能は正常ですが、QT延長に伴う失神発作を引き起こします。致死的不整脈である**トルサード・ド・ポアン**→p.95の原因ともなるため、注意が必要です。

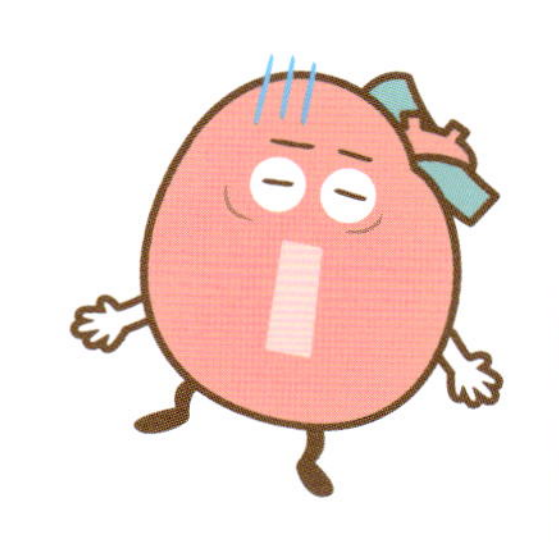

トルサード・ド・ポアン

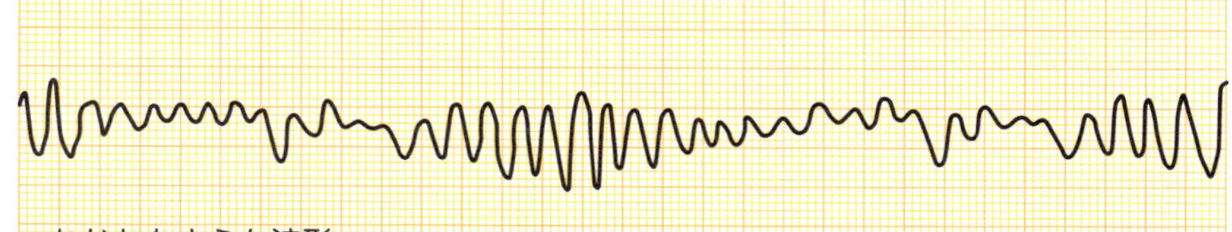
ねじれたような波形

QT短縮

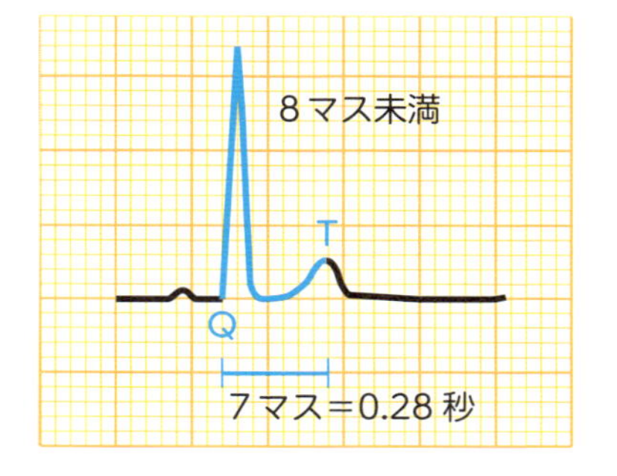
8マス未満
T
Q
7マス=0.28秒

- 8マス未満はQT短縮
- 高カルシウム血症

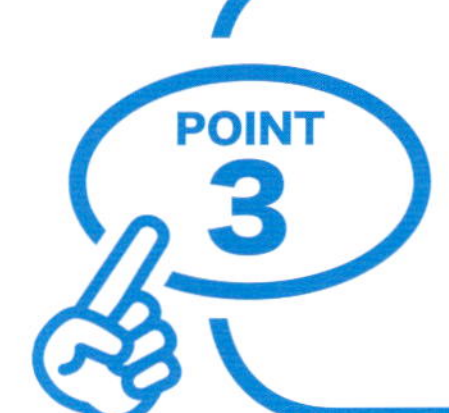
POINT
3

SとT終末部の間隔（ST部）の異常は、心筋障害

ST部は、下向きのS波のあと、いったん基線に戻る部分のことです。回復波（T波）があります。心臓に傷（心筋虚血など）があると、ST部の異常が見られます→p.120。

S波のあと、基線に戻らないまま高い位置でT波が出てしまうのが**ST上昇**、基線まで上がりきらないままT波が出てしまうのが**ST低下**（ST下降）です。

ST部の異常の原因

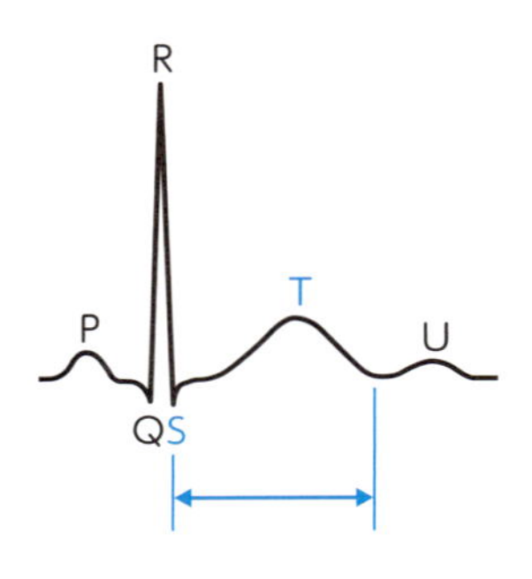
R
P
T
U
Q
S

胸部症状（胸痛など）を伴うST上昇は、緊急事態です。また、ST上昇とST低下が混在していたら、心筋虚血が疑われます

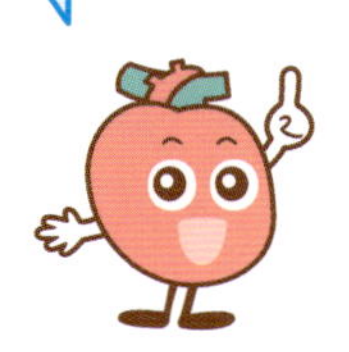

正常だと…

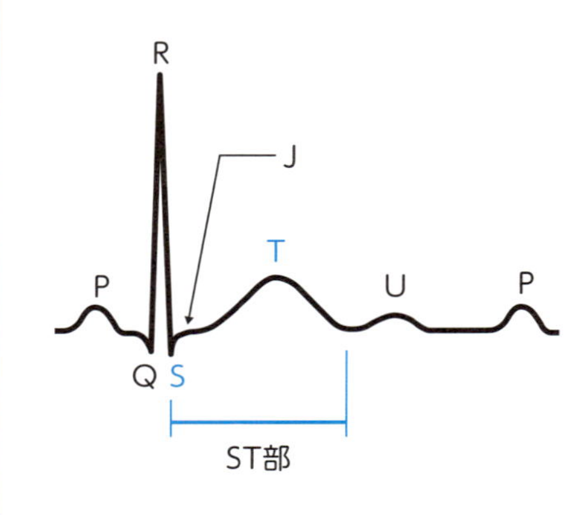
R
J
T
P
U
P
Q
S
ST部

QRSの終末部からT波の終末部
- QRS終末部：ST接合部：J点（ジャンクション）
- T波までの移行部：ST部分：心筋障害などを反映

心筋梗塞のうち、ST上昇が生じるものをSTEMI（ステミ）（ST上昇型心筋梗塞）、ST上昇が生じないものを非STEMI（非ST上昇型心筋梗塞）と呼びます

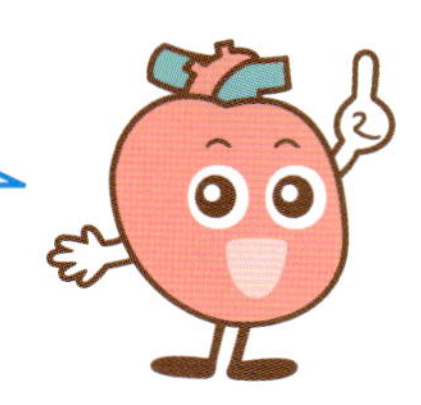

ST上昇

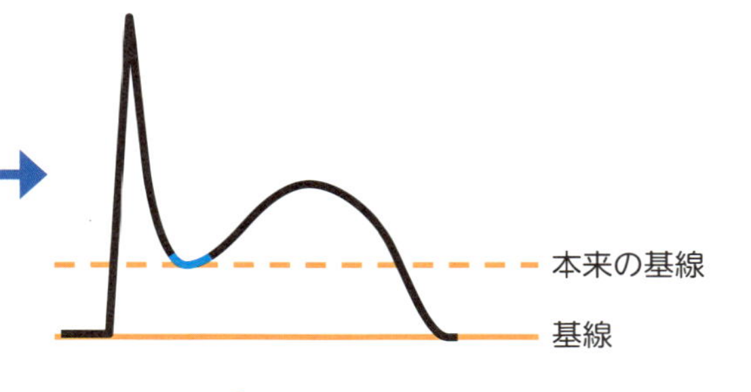
本来の基線
基線

- ST部が、本来よりも低下した基線まで、下がりそびれている
- 心筋梗塞、異形狭心症、ブルガダ症候群が疑われる
- 急性心筋梗塞の超急性期（発症直後）には、ST上昇が見られない（T波の尖鋭化のみ）こともある

モニター心電図でST変化が見られるのは、本当にまれです。

臨床で多いのは「患者さんが、激しい胸痛を訴えたので、12誘導心電図をとってみたら、STが上昇していた！」というケースでしょう。

12誘導心電図の場合、「どの誘導でST変化が見られたか」で、梗塞部位を推定することもできます。

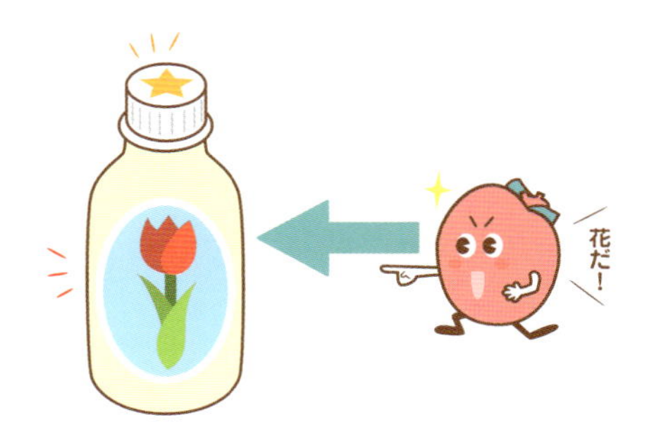
花だ！

花（横）は見えるが、星（上部）は見えない

ST低下（ST下降）

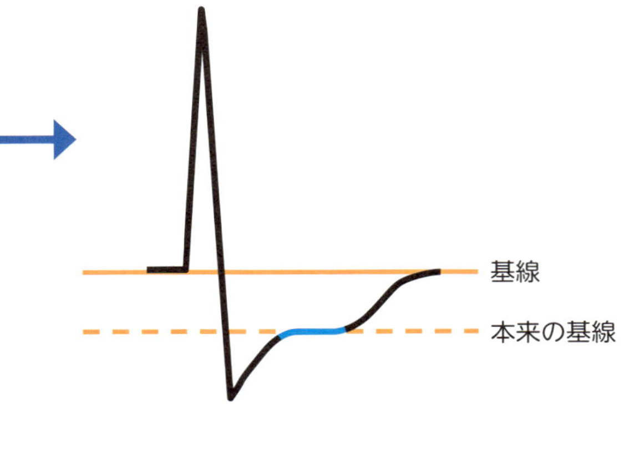
基線
本来の基線

- ST部が、本来よりも上昇した基線まで、上がりそびれている
- 狭心症、心肥大、低カリウム血症、低マグネシウム血症などが疑われる
- ただし、狭心症のなかにはST上昇を示すもの（冠動脈攣縮性狭心症）もあるため注意が必要

Column

心電図のアラームについても知っておこう

心電図のアラームは、「緊急アラーム」「警戒アラーム」「注意アラーム」に大きく分類されます。

緊急アラームの場合は、すぐに心電図・患者さんの状態を確認し、重篤な場合はすぐにドクターコールし、一次救命処置を開始する必要があることは、わかると思います。しかし、警戒アラームや注意アラームだからといって、放置してはいけません。アラームが鳴ったら、すぐに波形を確認してベッドサイドに行き、患者さんの様子を自分の五感で観察することが必要です。

アラームは「患者さんの状態を適切に保てていない」ことを教えてくれる大切なサインです。業務に支障が出るほど頻繁に鳴るのなら、アラームの設定を見直す必要があるかもしれません。

モニター心電図の代表的なアラーム

緊急	心静止アラーム OFF 禁 音量下げ禁	●心静止が発生したときに鳴る ●不適切な電極の位置・装着状況だと、波形が小さすぎて心拍が検出されないことに注意する
	Vf アラーム OFF 禁 音量下げ禁	●心室細動（Vf）が発生したときに鳴る ●体動が激しいと、アーチファクトが心室細動と誤認識される可能性がある
	PVC（VPC）アラーム	●心室性期外収縮（PVC、VPC）が発生したときに鳴る ●正常なＲ 波と心室性期外収縮が正確に識別されていないと、重篤な不整脈の見逃し　誤アラームにつながるため注意する ●心室ペーシング実施時は設定を「ペースメーカー使用中」にする ●体動によるアーチファクトを誤認識する可能性がある
警戒	心拍数アラーム	●心拍数が、設定した値（上限または下限）を超えたときに鳴る ●ダブルカウント（増高したＰ波やＴ波もＲ波として計測してしまうこと）が生じていたら、誘導の変更を検討する
警戒・注意	電極異常アラーム	●電極の問題（接触不良、はずれ、浮き上がり、コードの断線、ゲルの乾燥など）が原因で鳴る
注意	受信不良・電波異常アラーム	●テレメーターの伝播が十分に届いていない場合（電池切れ、送信機の電源ON忘れなど）や混信が原因で鳴る

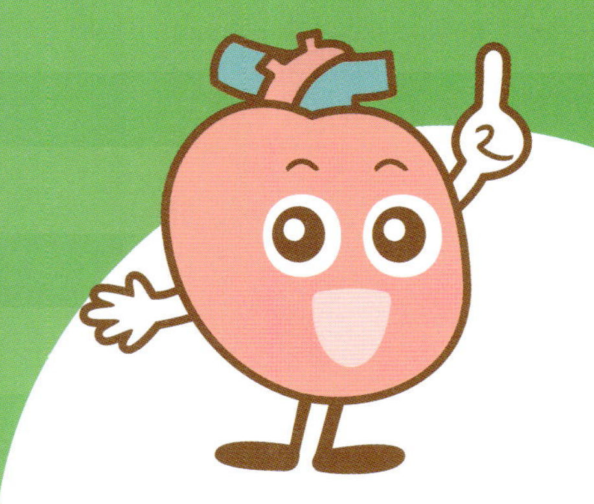

不整脈の波形を知ろう

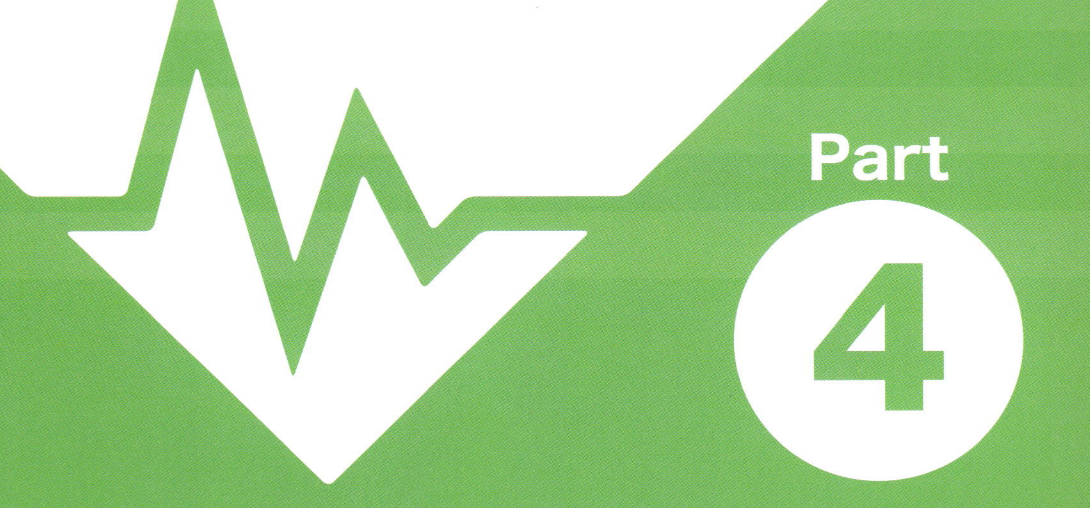

Part 4

Part 3で、心電図波形の構成要素別に、正常・異常の見かたを整理したところで、いよいよ不整脈波形を見ていきます。

不整脈の種類は非常に多いため、整理したほうが、スムーズに頭に入ります。ここでは、もっとも理解しやすい「発生部位による分類」に沿って解説していきます。

1 波形の何を見るかを知ろう

不整脈の種類は非常に多いため、整理したほうが、スムーズに頭に入ります。

分類方法には、「発生部位」「心拍数」「メカニズム」などがありますが、最も理解しやすいのは、**発生部位による分類**です。電気は、**刺激伝導系**に沿って順番に流れるからです。

心臓の収縮は、基本的に洞房結節からの刺激によって、心房が収縮することから始まります。しかし、それがうまくいかない場合、房室結節が刺激を出してカバーします。それでもだめなら、心室が自ら刺激を出して動くことでカバーします。つまり「心室さえ阻害されなければ、ひとまず、全身への血液の供給は維持される」ということです。

発生部位による不整脈の分類

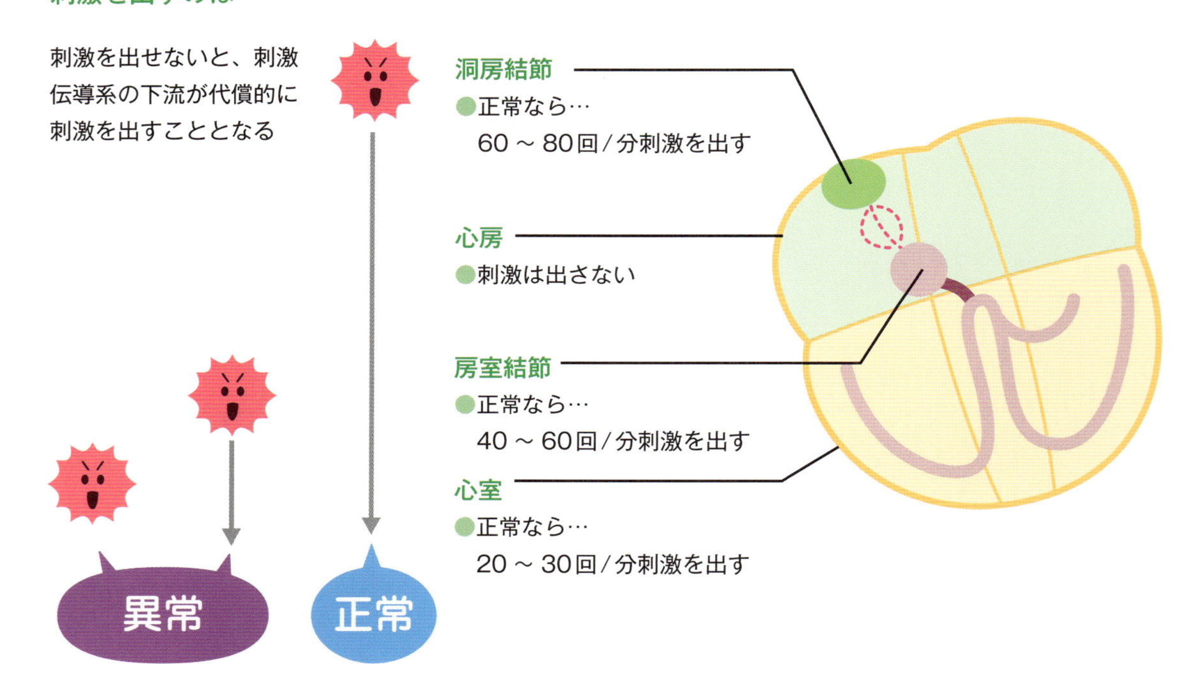
刺激を出すのは…
刺激を出せないと、刺激伝導系の下流が代償的に刺激を出すこととなる
洞房結節
●正常なら…
60 ~ 80回/分刺激を出す
心房
●刺激は出さない
房室結節
●正常なら…
40 ~ 60回/分刺激を出す
心室
●正常なら…
20 ~ 30回/分刺激を出す
異常
正常

あわせて知りたい！ **心房性≒上室性**

特に期外収縮では「心房性」「心室性」「上室性」があって混乱しがちですね。上室性≒心房性です。正確には、心房から心室に至るまで（ヒス束までを含む）を上室といいます。心臓の上部にあるから「上室」です。

ちなみに、略語を見ると、心房性か心室性かがわかります。心房性の不整脈では「A」、心室性の不整脈では「V」、上室性の不整脈では「S」がつきます。

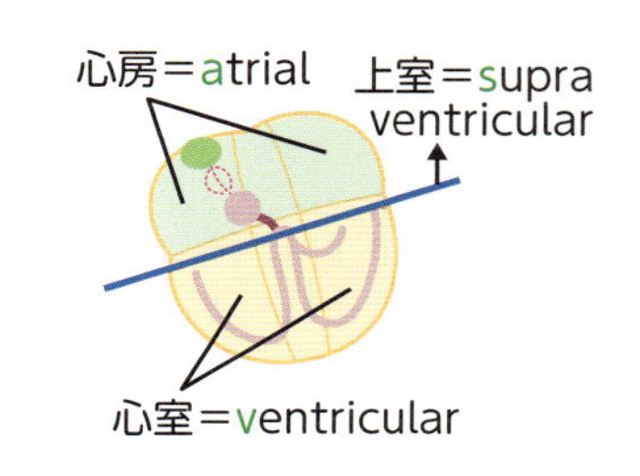
心房＝atrial
上室＝supra ventricular
心室＝ventricular

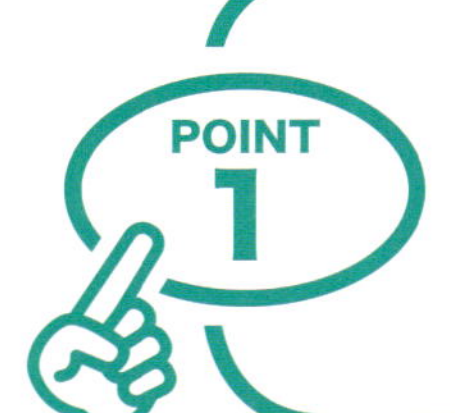

チェックするのはQRSとP波

不整脈の発生部位は、洞房結節、心房、房室結節～ヒス束、心室の４か所です。

心電図波形を見るときは、まず、全身への血液供給の要となる「心室の動き」を表すQRSをチェックします。その後、**P波**を探して「洞房結節から出た刺激が心室に伝わっているか」「心房と心室の動きが正しくリンクしているか」を確認するとわかりやすいです。

波形チェックのポイント

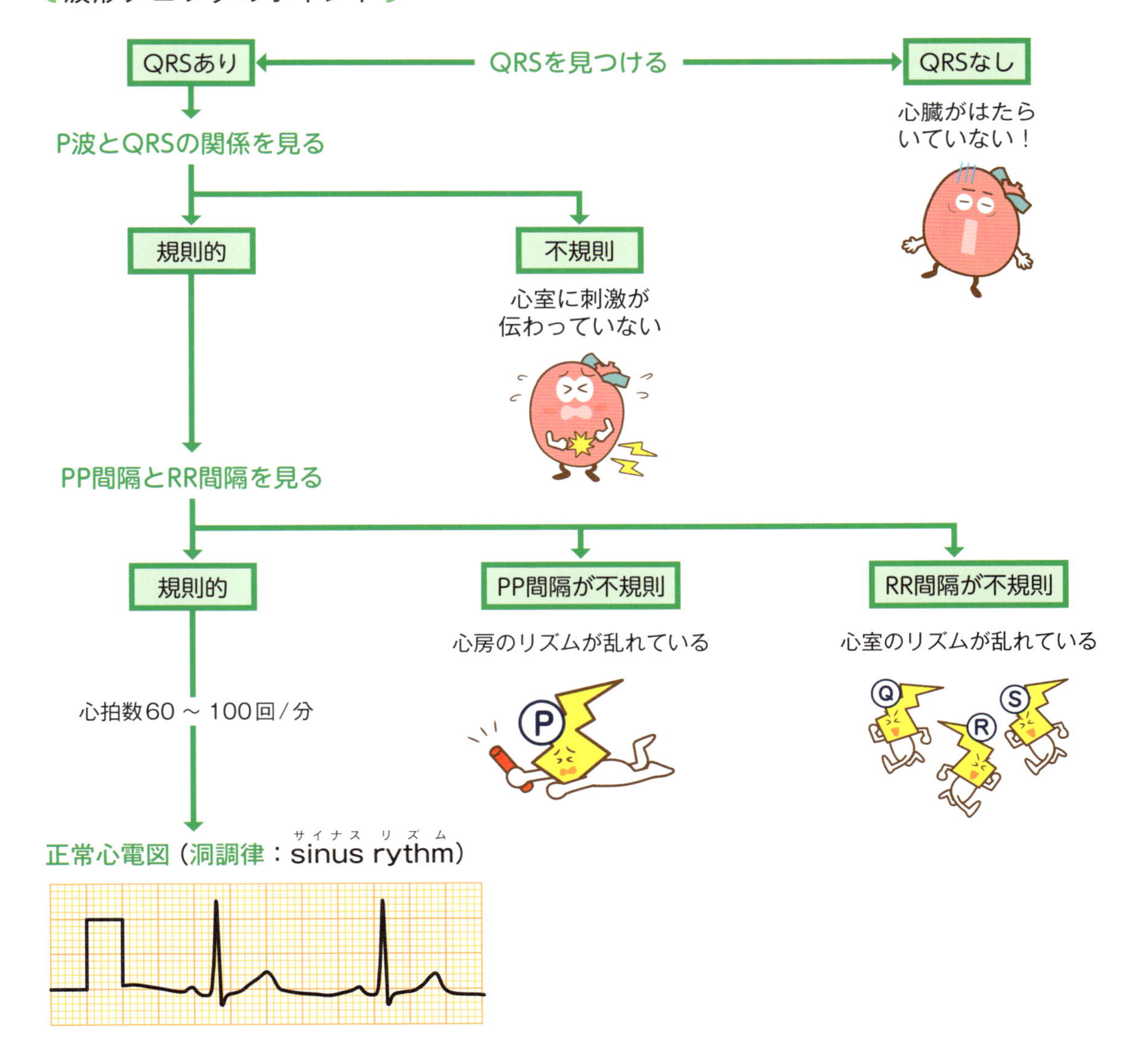

QRSを見つける
QRSあり
QRSなし
心臓がはたらいていない！
P波とQRSの関係を見る
規則的
不規則
心室に刺激が伝わっていない
PP間隔とRR間隔を見る
規則的
PP間隔が不規則
RR間隔が不規則
心房のリズムが乱れている
心室のリズムが乱れている
心拍数60 ～ 100回／分
P
Q
R
S
正常心電図（洞調律：sinus rythm）
サイナス リズム

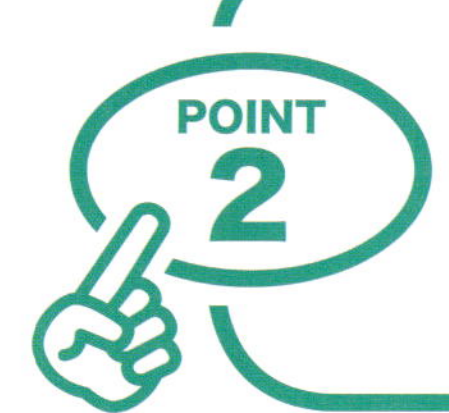
POINT
2

不整脈の原因は、刺激・収縮のフライングと伝導障害の２つ

不整脈は「心臓のどこかで、余計な刺激や収縮がフライングで生じ、予定外の心拍が生まれるもの」と「心臓のどこかのトラブルで、刺激が伝わらなくなっているもの」の２種類に分かれます。

不整脈の概略

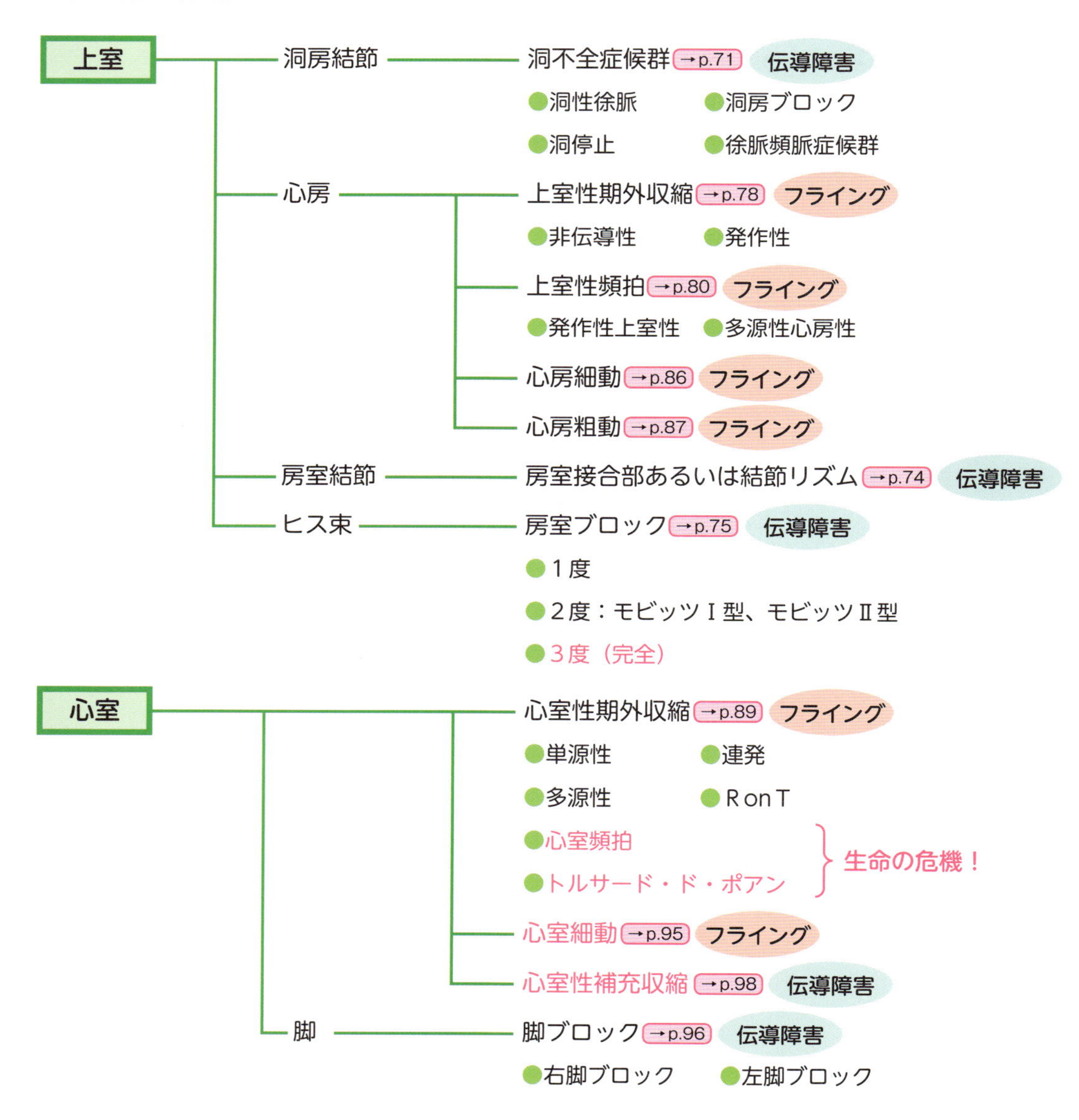
上室
洞房結節
洞不全症候群 →p.71 伝導障害
●洞性徐脈 ●洞房ブロック
●洞停止 ●徐脈頻脈症候群
心房
上室性期外収縮 →p.78 フライング
●非伝導性 ●発作性
上室性頻拍 →p.80 フライング
●発作性上室性 ●多源性心房性
心房細動 →p.86 フライング
心房粗動 →p.87 フライング
房室結節
房室接合部あるいは結節リズム →p.74 伝導障害
ヒス束
房室ブロック →p.75 伝導障害
●１度
●２度：モビッツⅠ型、モビッツⅡ型
●３度（完全）
心室
心室性期外収縮 →p.89 フライング
●単源性 ●連発
●多源性 ●R on T
●心室頻拍
●トルサード・ド・ポアン
生命の危機！
心室細動 →p.95 フライング
心室性補充収縮 →p.98 伝導障害
脚
脚ブロック →p.96 伝導障害
●右脚ブロック ●左脚ブロック

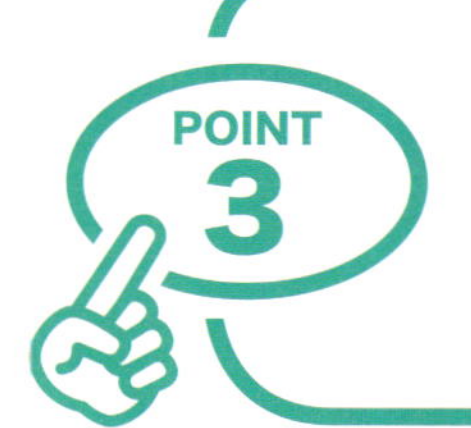
POINT
3

心拍数が正常ならば、不整脈でも怖くない

たとえ不整脈であっても、心拍数が正常（＝徐脈や頻脈ではない）ならば、全身に必要な血液量が行き渡っていることになります。

しかし、どんなに規則的でも「心拍数30回／分（**徐脈**）」では足りません。心臓内で刺激が生まれなかったり途切れたりしていたら、人工的な刺激（＝ペーシング）が必要です。

では、規則的に「心拍数180回／分（**頻脈**）」の場合はどうでしょう？　拍出量は流入量と同じ（フランク・スターリングの法則）なので、拡張が不十分だと、拍出量も減ってしまいます。そのため、心拍数が多すぎて空回りしないよう、脈を減らすこと（＝薬剤投与）が必要です。頻拍を起こした結果、心臓が震えているだけ（＝細動）になってしまったら、除細動が必要です。

徐脈と頻脈

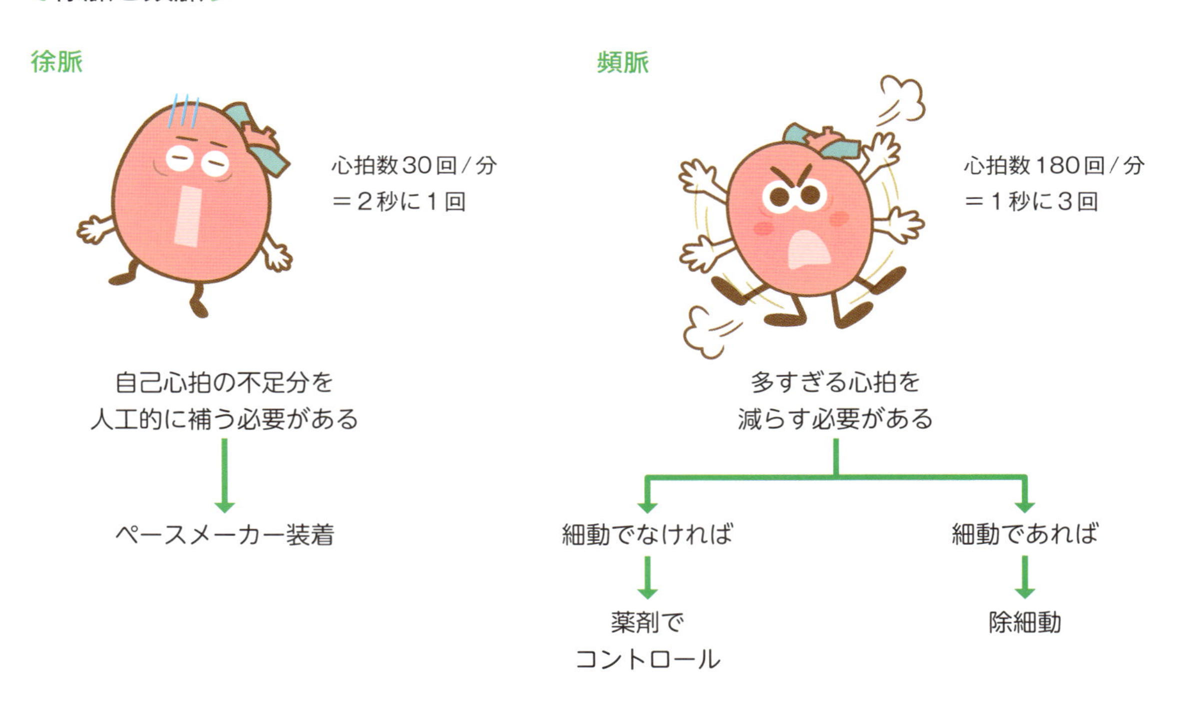
徐脈
心拍数30回／分
＝2秒に1回
自己心拍の不足分を
人工的に補う必要がある
ペースメーカー装着
頻脈
心拍数180回／分
＝1秒に3回
多すぎる心拍を
減らす必要がある
細動でなければ
薬剤で
コントロール
細動であれば
除細動

伝導障害 は徐脈性不整脈
➜ペーシング

フラインング は頻脈性不整脈
➜細動になっていたら除細動
➜薬剤

2 心房とヒス束が原因の不整脈

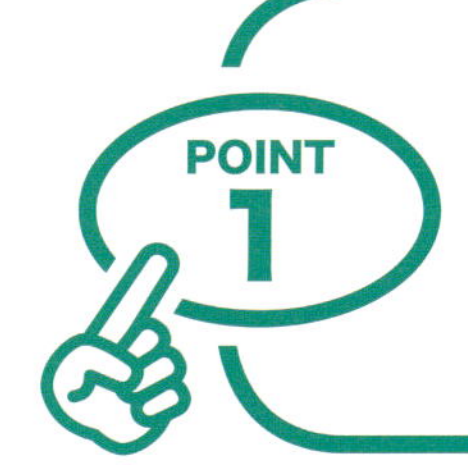
POINT
1

心房性の不整脈なら、緊急度は高くない

心房性の不整脈は、1つひとつの波（P・QRS・T）の形は正常ですが、ときどきP波がおかしなところに出ます。つまり「P波が異常に早く出たため、QRSのタイミングがおかしくなった」状態だといえます。

心房は、心室より上に位置しているため、**上室性**（心房からヒス束までが原因）の不整脈と呼ばれることも多いです。

心房性≒上室性の異常

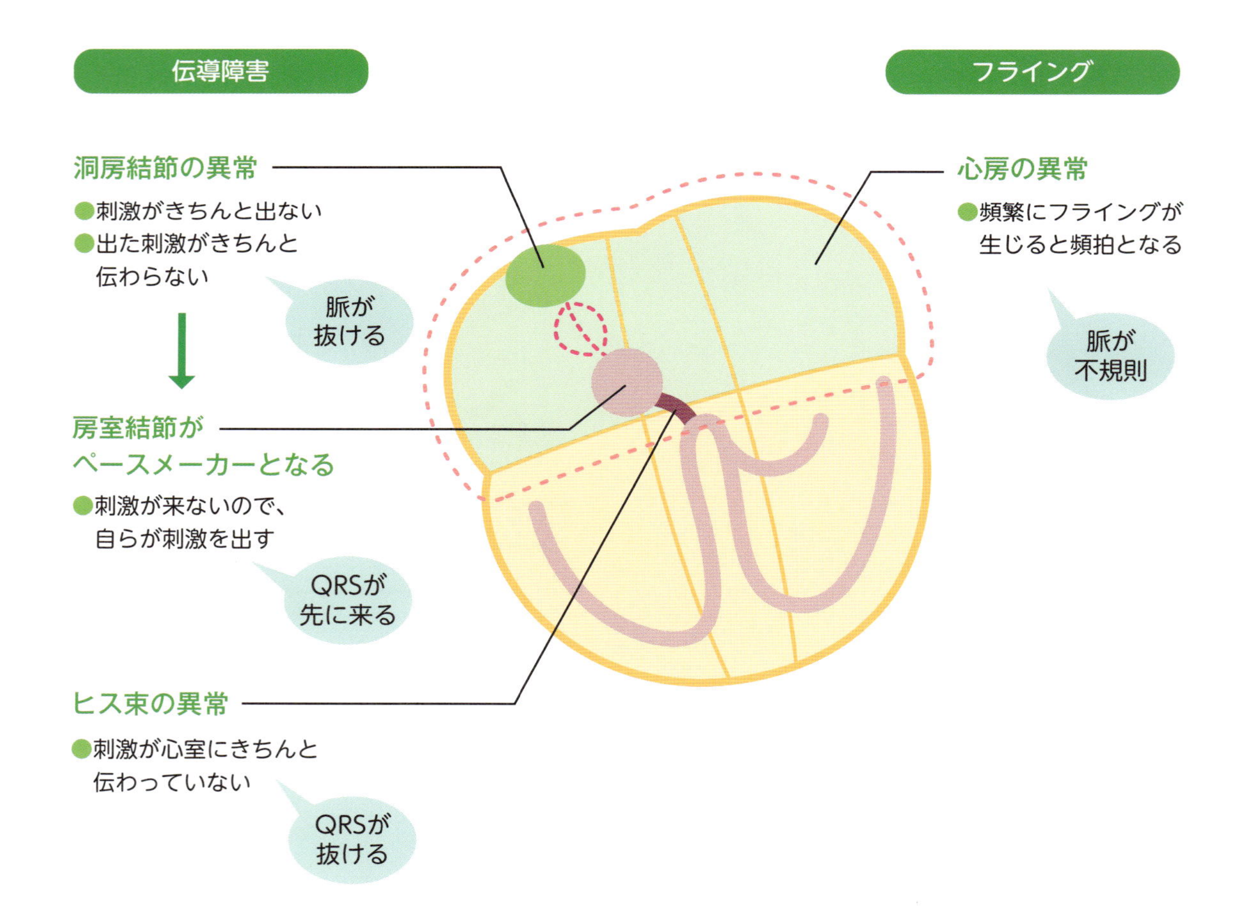
伝導障害
フライング
洞房結節の異常
●刺激がきちんと出ない
●出た刺激がきちんと伝わらない
脈が抜ける
房室結節がペースメーカーとなる
●刺激が来ないので、自らが刺激を出す
QRSが先に来る
ヒス束の異常
●刺激が心室にきちんと伝わっていない
QRSが抜ける
心房の異常
●頻繁にフライングが生じると頻拍となる
脈が不規則

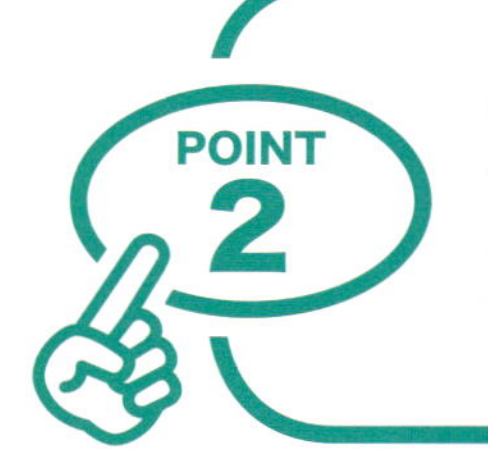
POINT
2

洞房結節性の不整脈は、洞不全症候群だけおさえておけばOK

1 洞不全症候群（SSS）＊1

洞不全症候群は、洞房結節の異常による徐脈（**洞性徐脈**）をきたした結果、脳への血流が途絶え、意識障害や失神などが起こる疾患です。**洞停止、洞房ブロック**（洞房結節からの刺激が伝わらない）、**徐脈頻脈症候群**（頻脈性不整脈の停止直後の心房停止）に分類されます。

基本的に、P・QRS・Tの形は正常で、「ときどき脈が抜ける」形になります。洞不全症候群は、加齢（洞房結節とその周囲の心筋の線維化）による伝導障害、虚血性心疾患、高血圧、CHD、心筋症、電解質異常、甲状腺の異常などによって起こります。

洞不全症候群の分類

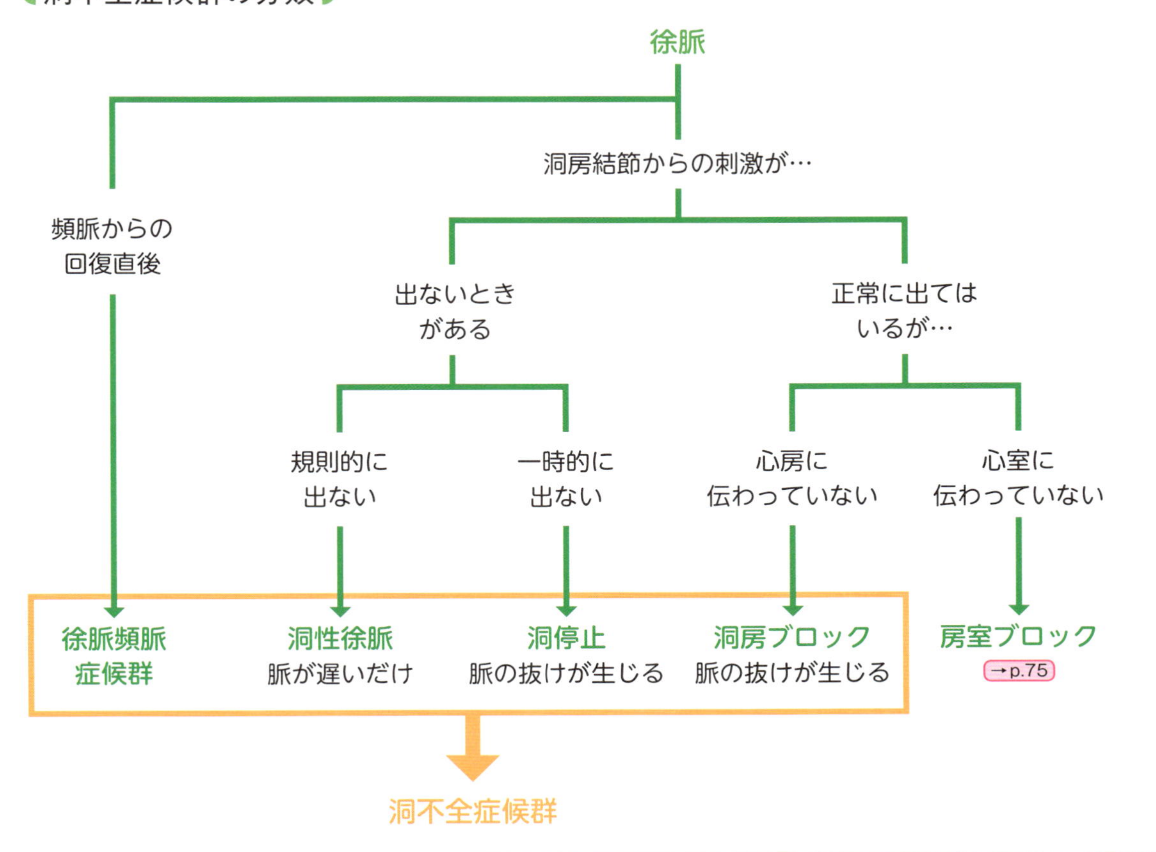
徐脈
洞房結節からの刺激が…
頻脈からの
回復直後
出ないとき
がある
正常に出ては
いるが…
規則的に
出ない
一時的に
出ない
心房に
伝わっていない
心室に
伝わっていない
徐脈頻脈
症候群
洞性徐脈
脈が遅いだけ
洞停止
脈の抜けが生じる
洞房ブロック
脈の抜けが生じる
房室ブロック
→p.75
洞不全症候群

＊1　SSS（sick sinus syndrome）：洞不全症候群

① 洞性徐脈（sinus bradycardia）

サイナス ブラディカルディア

緊急度 ★

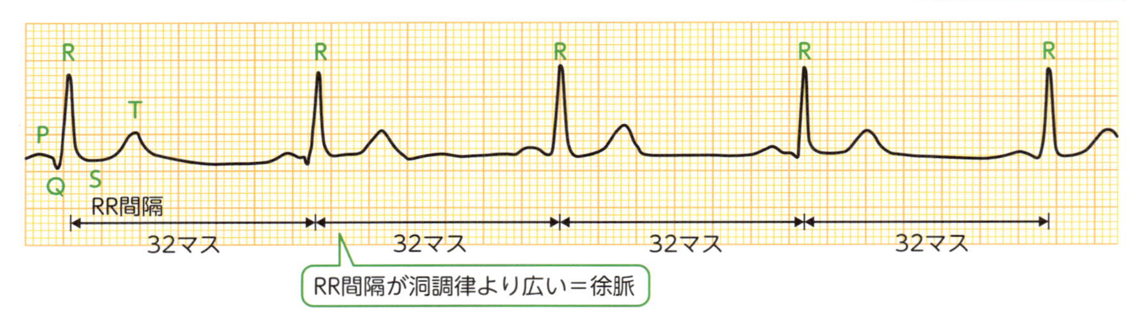
R
P
T
Q
S
RR間隔
32マス
32マス
32マス
32マス
RR間隔が洞調律より広い＝徐脈

洞房結節からの刺激が一時的に停止した結果、**心拍数＜60回/分**（＜50回/分という見解もある）となった状態です。スポーツマンによく見られますが、健康な成人でも見られます。

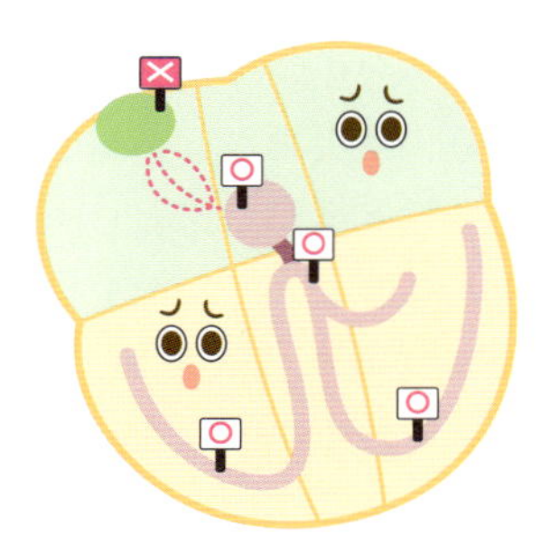

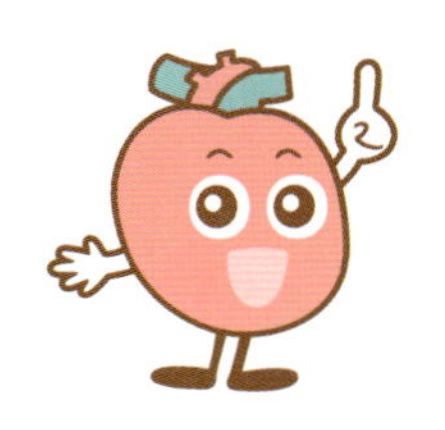

多くの場合は経過観察となりますが、心拍数＜40回/分で臨床症状がある場合は、**洞不全症候群**を疑い、**医師への報告**が必要です

② 洞停止（sinus arrest）

サイナス アレスト

緊急度 ★★

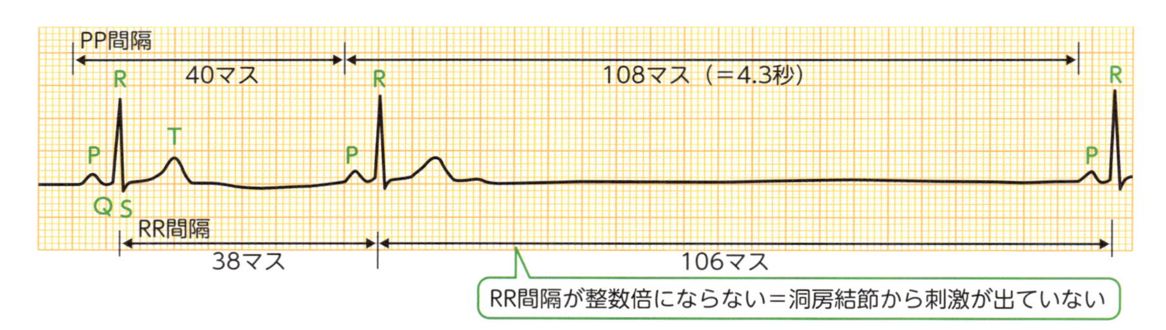
PP間隔
40マス
108マス（＝4.3秒）
R
P
T
Q
S
RR間隔
38マス
106マス
RR間隔が整数倍にならない＝洞房結節から刺激が出ていない

洞房結節が一定の間、刺激を出していない状態です。その間は、心房も心室も収縮できないため、平坦な線となります。

洞停止の間は、血液の拍出も起こらないため、脈拍も触れません。

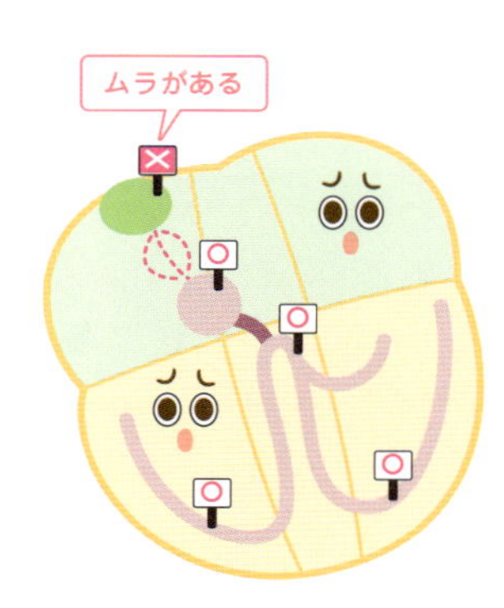
ムラがある

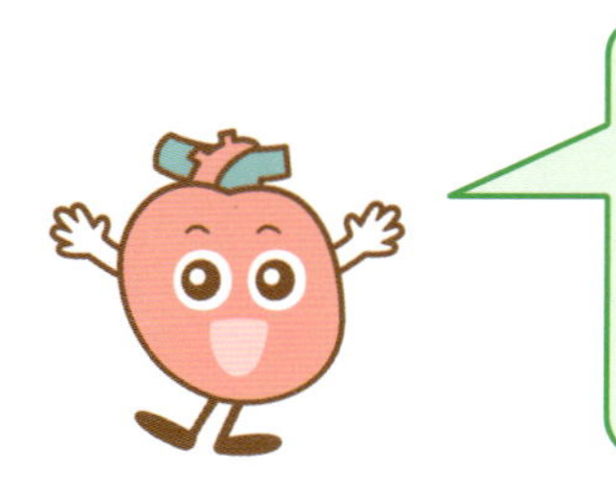

停止後、刺激の出るタイミングがわからないことから、血液を送り出せない時間が長くなる危険性が高いため、**ペースメーカー**（AAI：心房だけをペーシングするモード）の適応となります

③ 洞房ブロック（SA block）

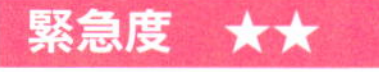
緊急度 ★★

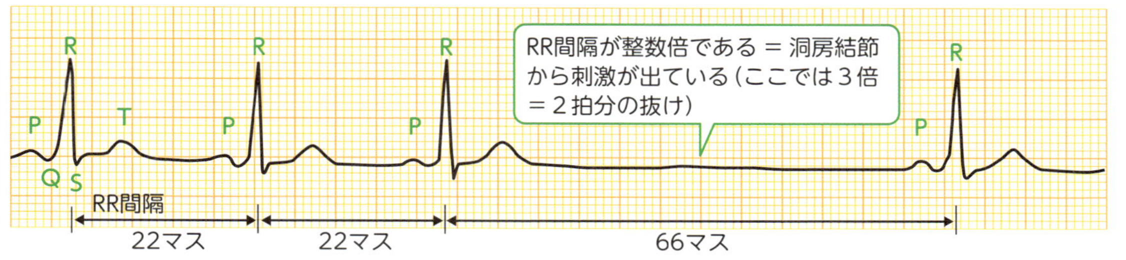
R
P
T
Q
S
RR間隔が整数倍である＝洞房結節から刺激が出ている（ここでは3倍＝2拍分の抜け）
RR間隔
22マス
22マス
66マス

洞房結節から刺激は出ているものの、ときどきその刺激が途中でブロックされ、房室結節に伝わらない時間ができてしまった状態です。刺激がブロックされている間は平坦な線となりますが、刺激自体は出ているので、平坦な線となる時間は、抜けた拍数分（整数倍）となります。

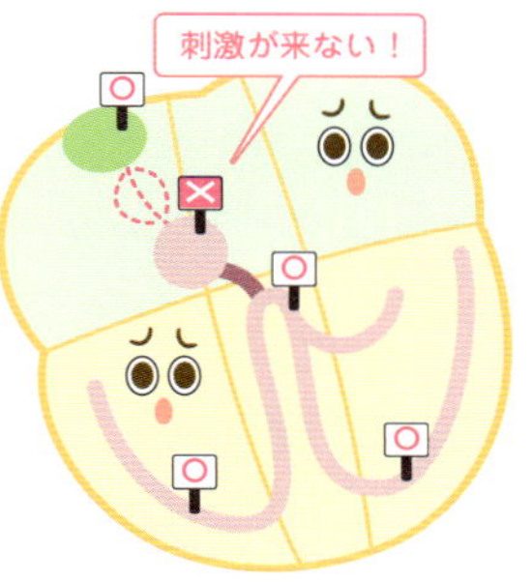
刺激が来ない！

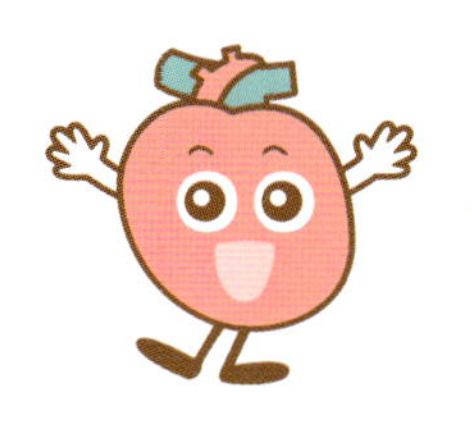

症状や血行動態によっては、**ペースメーカー**（AAI：心房だけをペーシングするモード）の適応となります。

④ 徐脈頻脈症候群（BTS）

緊急度 ★★

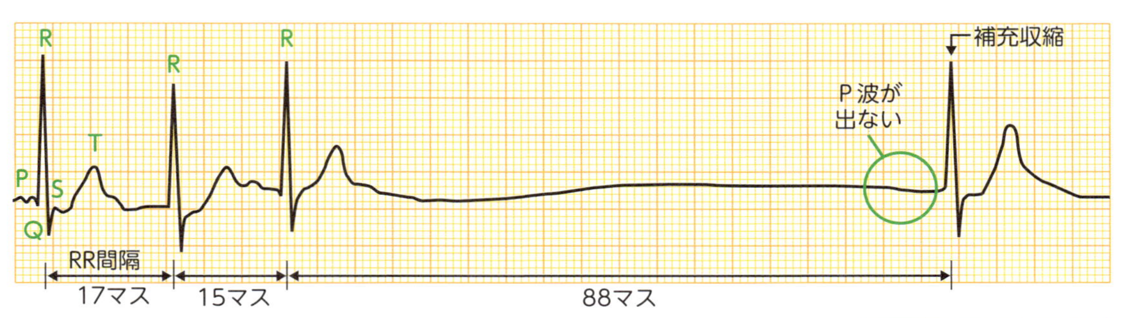
R
P
T
Q
S
補充収縮
P波が出ない
RR間隔
17マス
15マス
88マス

頻脈性の不整脈（上室性）が出た後、急に徐脈（平坦な線）となる状態です。これは、洞房結節が「自分がはたらかなくても刺激が生まれるから、サボった」状況をイメージするとわかりやすいと思います。

その結果、徐脈が長く続くため、**めまい**や**失神**などが生じます。

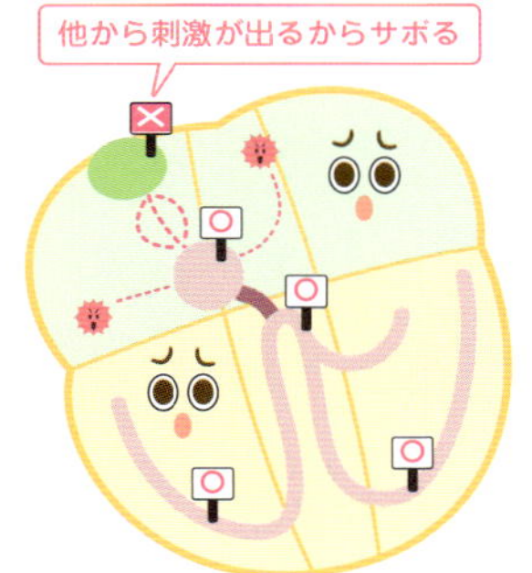
他から刺激が出るからサボる

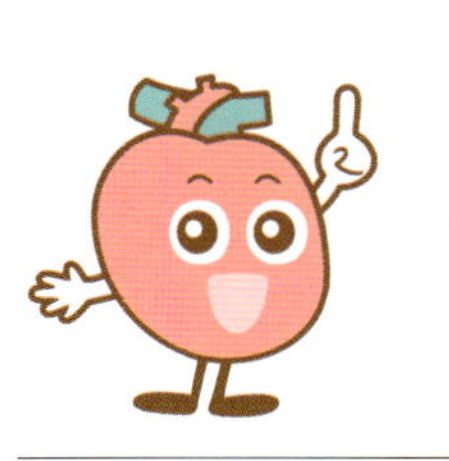

徐脈を止めるためにペースメーカーを植え込み、頻脈が出現したら心拍数を抑える治療を行うことが多いです

＊1　BTS（bradycardia-techicardia syndrome）：徐脈頻脈症候群

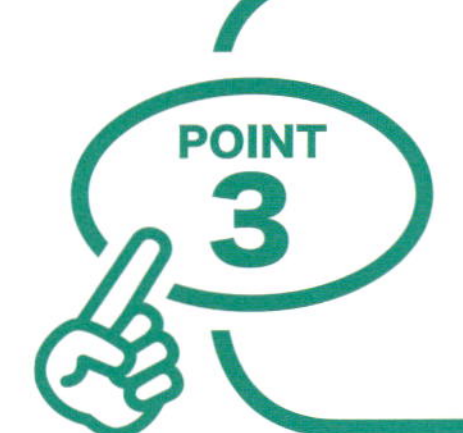
POINT
3

洞房結節から刺激が来ないと、房室結節性の不整脈となる

1 房室結合部あるいは結節リズム

心房と心室の間をつなぐヒス束の心房側にある結節が房室結節（AV node）です。

洞房結節（SA node）からの刺激が伝わらなくなると、房室結節が代わりに刺激を出して、心室を動かすようになります。これが、**結節リズム**です。

結節リズム

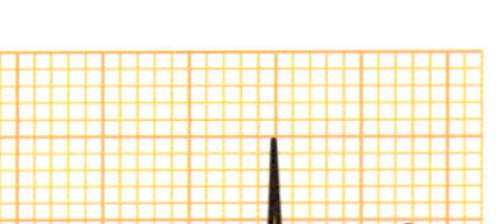
緊急度 ★

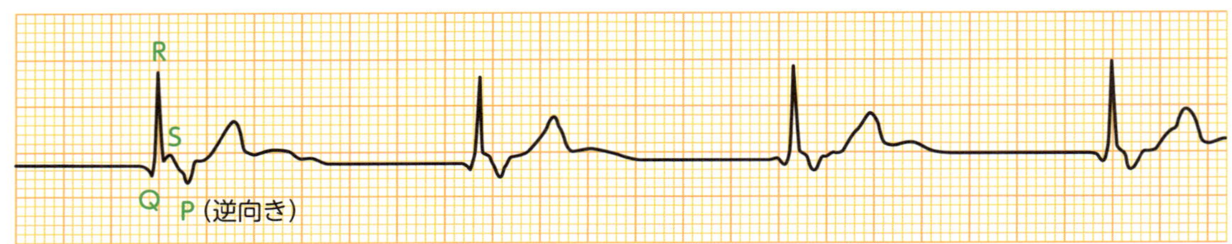
R
S
Q
P（逆向き）

房室結節は、洞房結節より多く刺激を出せないため、基本的にやや**徐脈ぎみ**（心拍数40～60回/分程度）になります。

QRSの後に逆向きのＰ波が出るのも特徴です。この現象は、房室結節から出た刺激が、心房に逆流するために生じます。心房内の伝導路は、心室内の伝導路に比べて刺激が伝わるまでに時間がかかるため、順序も入れ替わるのです。

心房内には複数の伝導路があるため、刺激が出てさえいれば、いずれ房室結節に伝わります。そのため「心房内でのブロック」は、解剖生理学上、起こらないのです

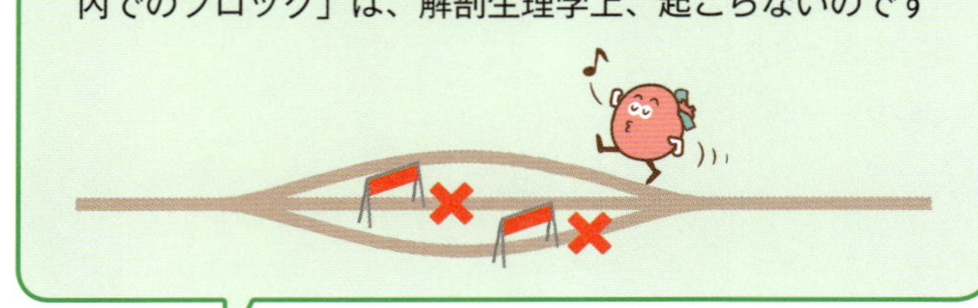

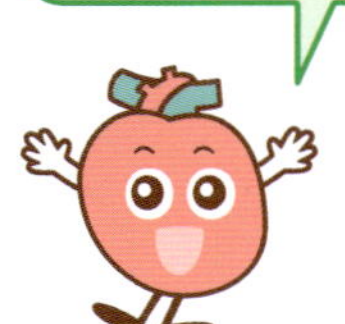

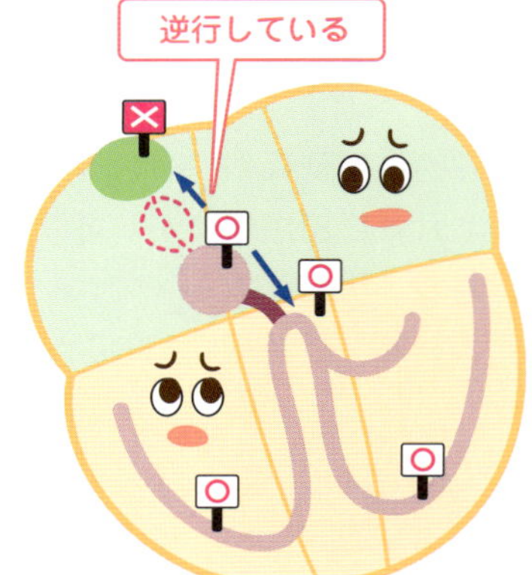
逆行している

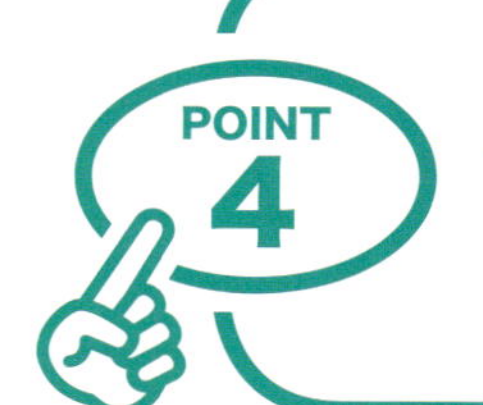
POINT
4

房室ブロックは、ヒス束で生じた伝導障害

1 房室ブロック

房室ブロックは、文字どおり「洞房結節で生まれた刺激が、房室結節でブロックされてしまう」ことで生じます。重症度によって対応が異なるため、注意が必要です。

1度房室ブロックやモビッツⅠ型の波形は、**PR（PQ）間隔が延長**します。PQ（PR）間隔は、心房が収縮してから心室が収縮するまでかかる時間です。つまり、PQ（PR）間隔の延長は、心房から心室の間のどこかで遅れが生じていることを示します。

心房内には複数の伝導路があるため、刺激の伝導が途切れたり遅れたりすることは起こり得ないので、心房と心室の間（房室間）のヒス束が原因だとわかるのです。

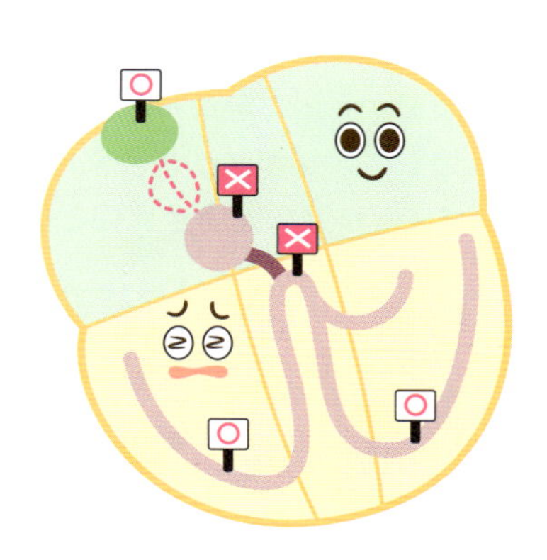

房室ブロックの分類

分類		特徴	
1度		PQ（PR）間隔は延長していても、**脱落はない**	
2度	モビッツⅠ型（ウェンケバッハ型）	PQ間隔が**だんだん広くなった後**、QRSが**脱落する**（これを繰り返す） 「2：1以上の脱落」以上はすべて高度ブロックととらえる	高度ブロック（要治療）
	モビッツⅡ型	PQ（PR）間隔の延長がないのに、QRSが**突然脱落**する（これを繰り返す）	高度ブロック（要治療）
3度（完全）		PP間隔もRR間隔も均等だが、P・QRSの**連携は崩壊**	高度ブロック（要治療）

①1度房室ブロック

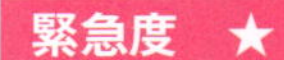
緊急度 ★

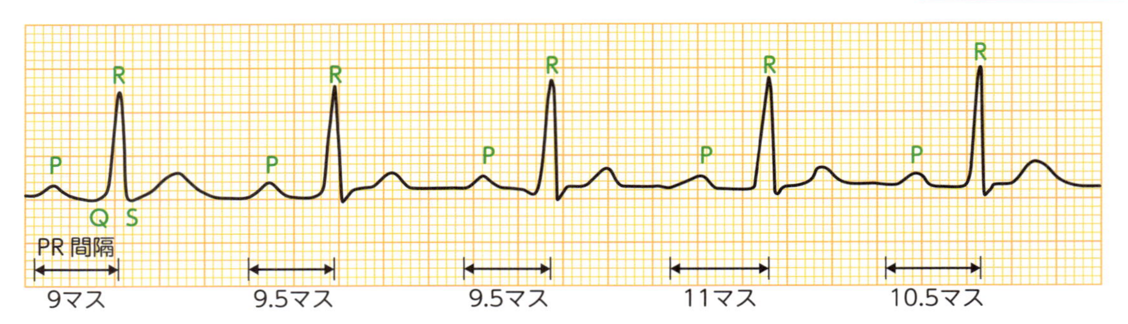
R
P
Q S
PR 間隔
9マス
9.5マス
9.5マス
11マス
10.5マス

QRSの前に、必ずP波があります。つまり、遅れてはいるが、洞房結節から出た刺激はすべて心室に伝わっている状況です。

β遮断薬、ジギタリス、カルシウムチャネル遮断薬（特にベラパミル）などの薬物が原因とされます。

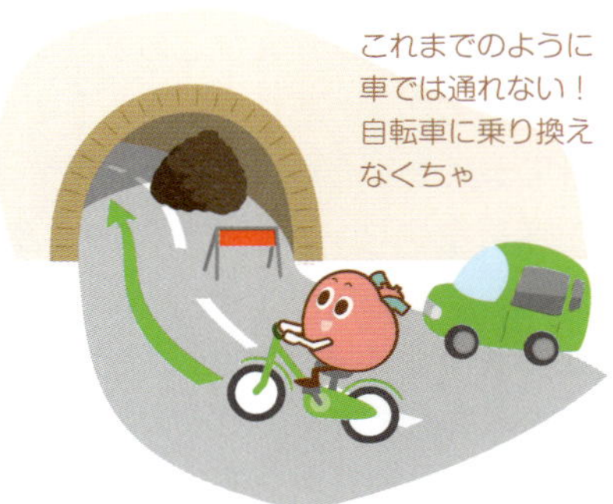
これまでのように
車では通れない！
自転車に乗り換え
なくちゃ

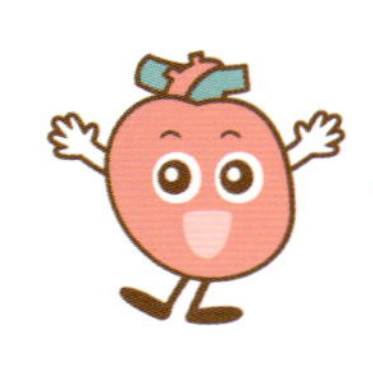

特に困ることはないので、ほとんどの場合は**経過観察**となります

②2度房室ブロック：モビッツⅠ型（ウェンケバッハ型）

緊急度 ★★

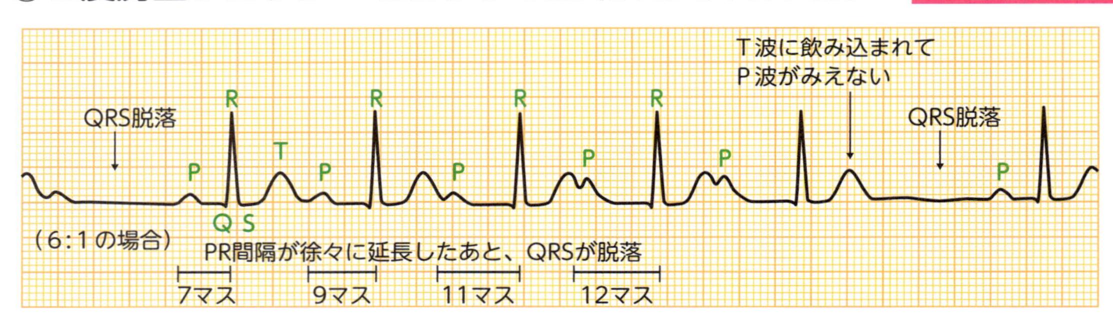
T波に飲み込まれて
P波がみえない
QRS脱落
R
T
P
Q S
(6:1の場合)
PR間隔が徐々に延長したあと、QRSが脱落
7マス
9マス
11マス
12マス

QRS脱落のタイミングは規則的（比率はさまざま）です。

脱落のタイミングが予測できるぶん良性といえますが、2：1以上（半分以上）の脱落は、危険です。

下壁梗塞、心房中隔欠損、弁膜性心疾患、リウマチ熱、ジギタリス、プロプラノロール中毒などによる急性心筋虚血が原因となります。一過性のことも、徐脈に進行することもあります。

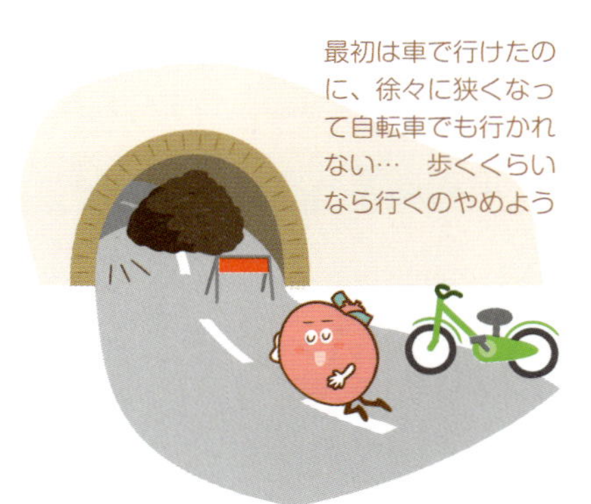
最初は車で行けたのに、徐々に狭くなって自転車でも行かれない…　歩くくらいなら行くのやめよう

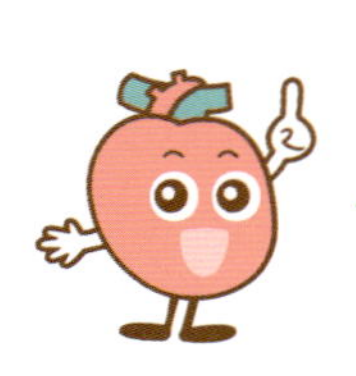

めまいなどの臨床症状がなければ、多くは**経過観察**でOKです

③２度房室ブロック：モビッツⅡ型

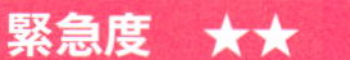
緊急度 ★★

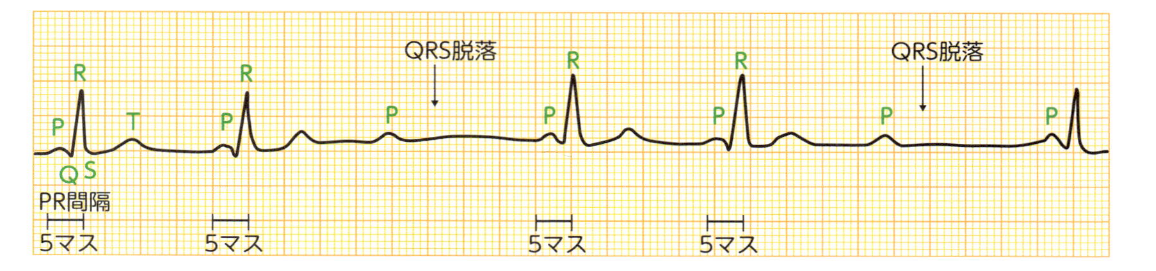
QRS脱落
QRS脱落
R
R
R
R
P
P
P
P
P
P
P
T
Q
S
PR間隔
5マス
5マス
5マス
5マス

脱落のタイミングが予測できないぶん、モビッツⅠ型より危険です。

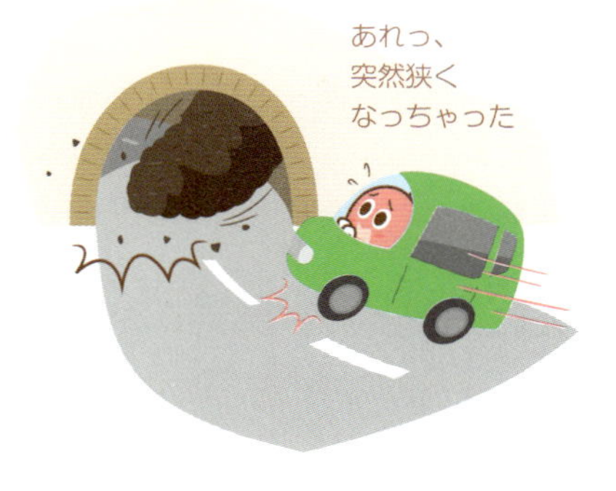
あれっ、
突然狭く
なっちゃった

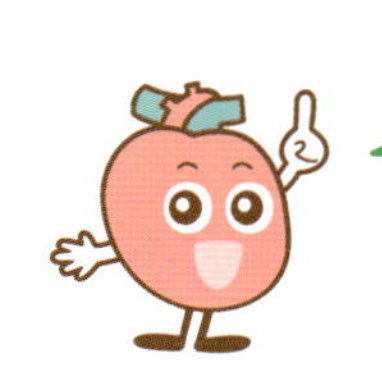

予防的に**ペースメーカー**植込み（迂回路をつくる）を行うことが多いです

④３度房室ブロック（完全房室ブロック）

緊急度 ★★★

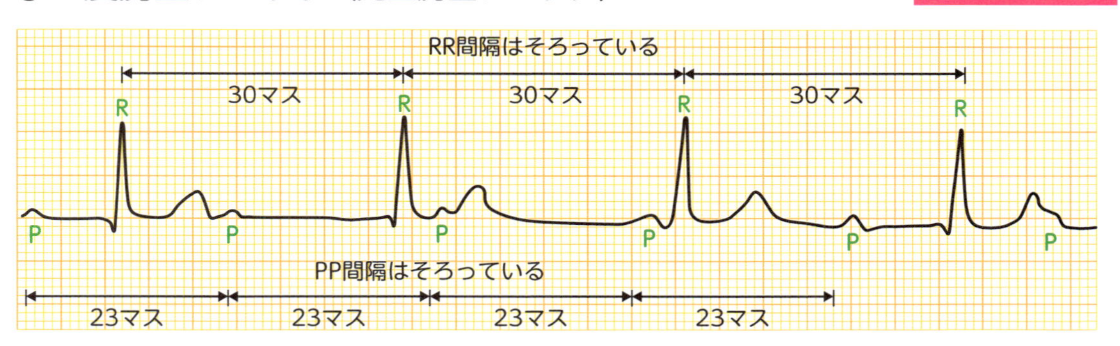
RR間隔はそろっている
30マス
30マス
30マス
R
R
R
R
P
P
P
P
P
P
PP間隔はそろっている
23マス
23マス
23マス
23マス

心房と心室の間で完全に刺激が途絶え、それぞれが自分のペースで動いている状態（いくら洞房結節が刺激を出しても伝わらない）で、**失神**などの症状も現れてきます。

高齢者（伝導系の変性）、ジギタリス中毒、急性下壁梗塞（房室接合部の一時的虚血）、急性前壁梗塞が原因とされます。

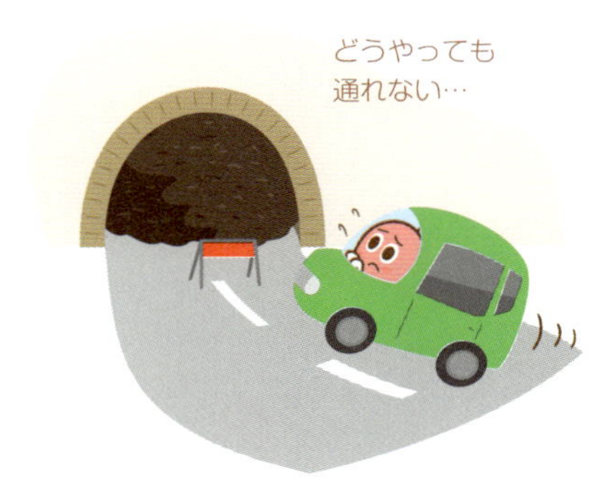
どうやっても
通れない…

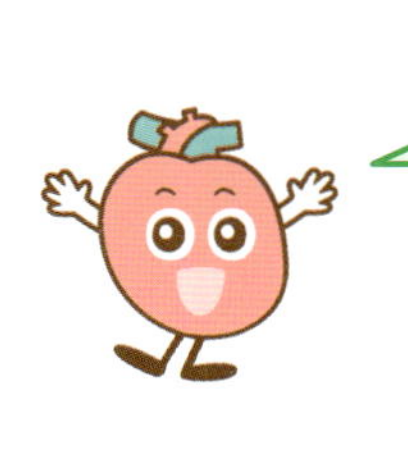

すみやかな**心室ペーシング**が必要となります

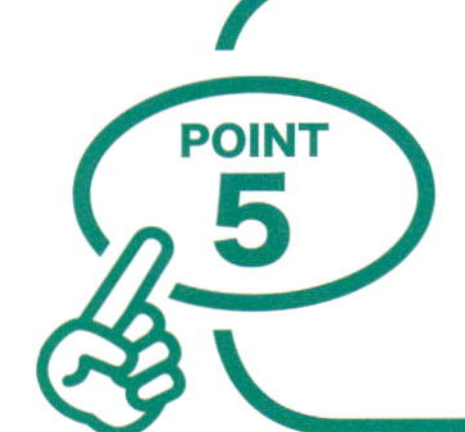
POINT
5

心房性期外収縮は、心房内で生じた刺激・収縮のフライング

1 上室性期外収縮≒心房性期外収縮

上室性期外収縮と心房性期外収縮は、どちらも「心房内で刺激・収縮がフライングした状態」を指しています。

フライングしたP波に伴ってQRSが出ているかどうかが観察のキモとなります。

①上室性期外収縮（SVPC）＊1

緊急度 ★

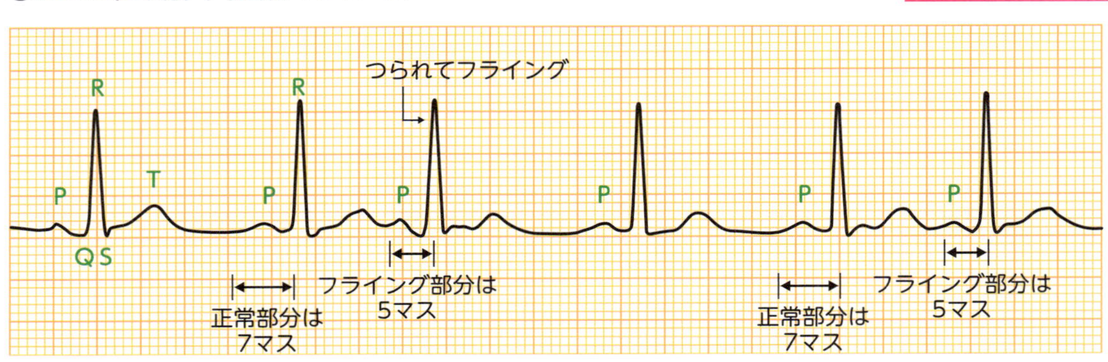
つられてフライング
R
R
P
T
P
P
P
P
P
QS
フライング部分は
5マス
正常部分は
7マス
フライング部分は
5マス
正常部分は
7マス

心房性期外収縮（PAC）＊2またはAPC＊3とも呼ばれます。P波がときどきフライングし、つられてQRSも出た状態です。

P波とQRSの関係は正常ですが、フライング部分の**PR間隔は狭く**なります。これは、洞房結節より下（心室に近い位置）で刺激が生まれ、心室へ伝わったことを示します。

ただし、たとえフライングしていても、刺激は心房→ヒス束→心室へと正しく伝わっているため、**QRSの形は正常**です。

ストレス、カフェイン、心筋障害などが原因となります。

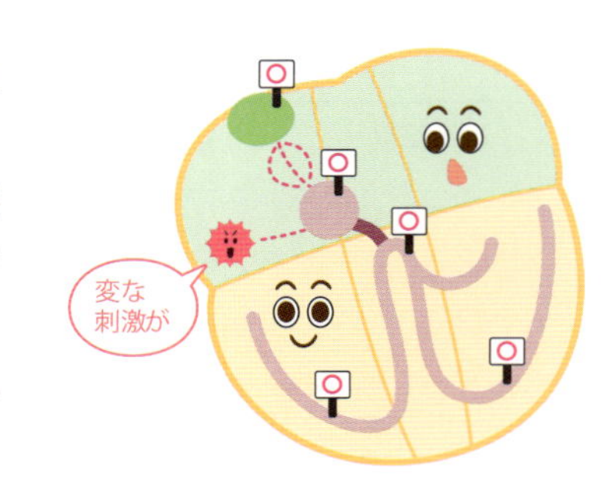
変な
刺激が

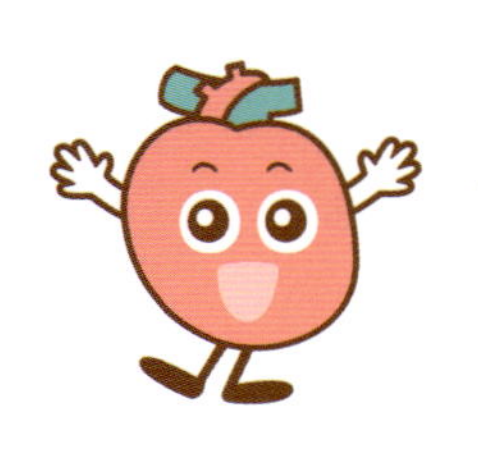

ほとんどの場合、経過観察となります

②非伝導性の上室性期外収縮（nonconducted SVPC）

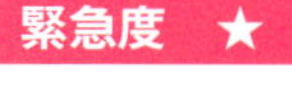
緊急度 ★

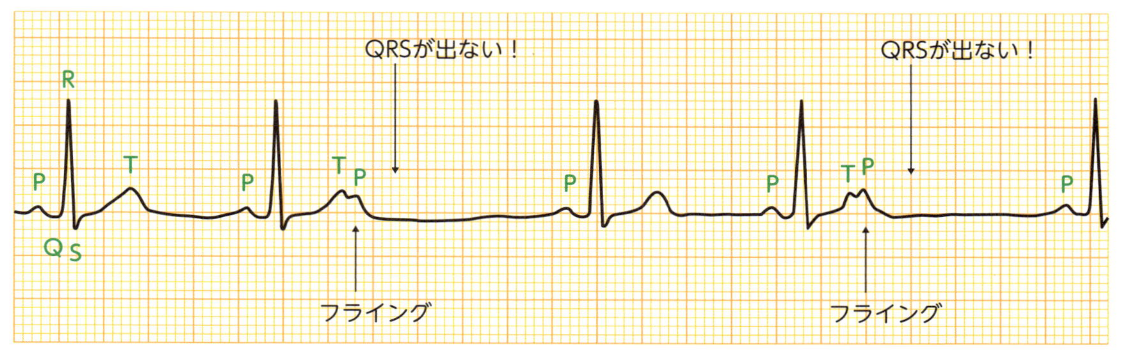
QRSが出ない！
QRSが出ない！
R
P
T
Q
S
P
T
P
P
P
T
P
P
フライング
フライング

P波がときどきフライングするものの、それにつられたQRSは出ない状態です。「洞房結節より下で刺激のフライングが生まれたものの、その刺激は心室へ伝わらなかった」ことを示します。そのため、フライング部分の**RR間隔は広く**なります。

心房での期外収縮が「ときどき」起こる程度なので、大きな問題はありません。

体重減少、心疾患（虚血性、高血圧性、先天性）、心臓弁膜症、肺疾患、甲状腺機能亢進症などが原因とされます。

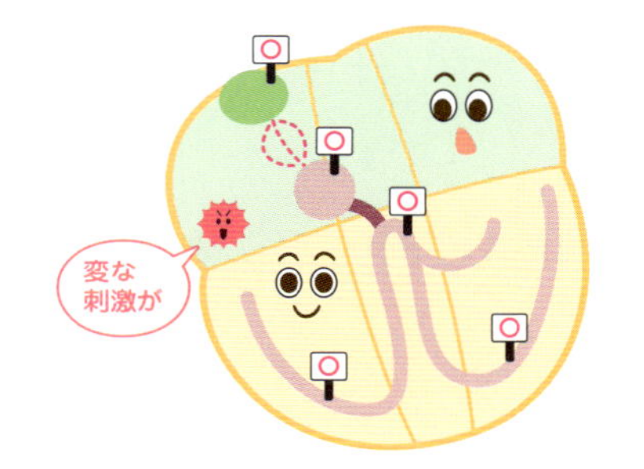
変な
刺激が

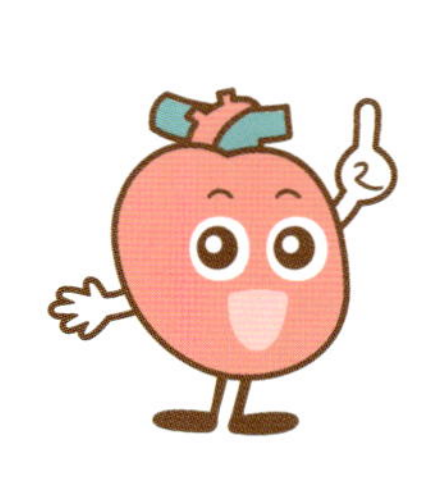

ほとんどの場合、経過観察となります

＊1　SVPC（supraventricular premature contraction）：上室性期外収縮、上室期外収縮
＊2　PAC（premature atrial contraction）：心房性期外収縮、心房期外収縮
＊3　APC（atrial premature contraction）：心房性期外収縮、心房期外収縮

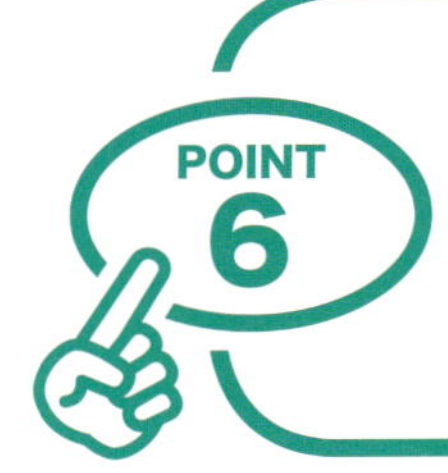
POINT
6

心房内で刺激・収縮のフライングが多発すると頻拍となる

1 上室性頻拍≒心房性頻拍

上室性期外頻拍と心房性期外頻拍は、どちらも「心房内での刺激・収縮のフライングが多発した状態」を指しています。

観察のキモとなるのは、「P－QRSの形がそろっているか」「基線がギザギザになっていないか」の2点です。

上室性頻拍の分類

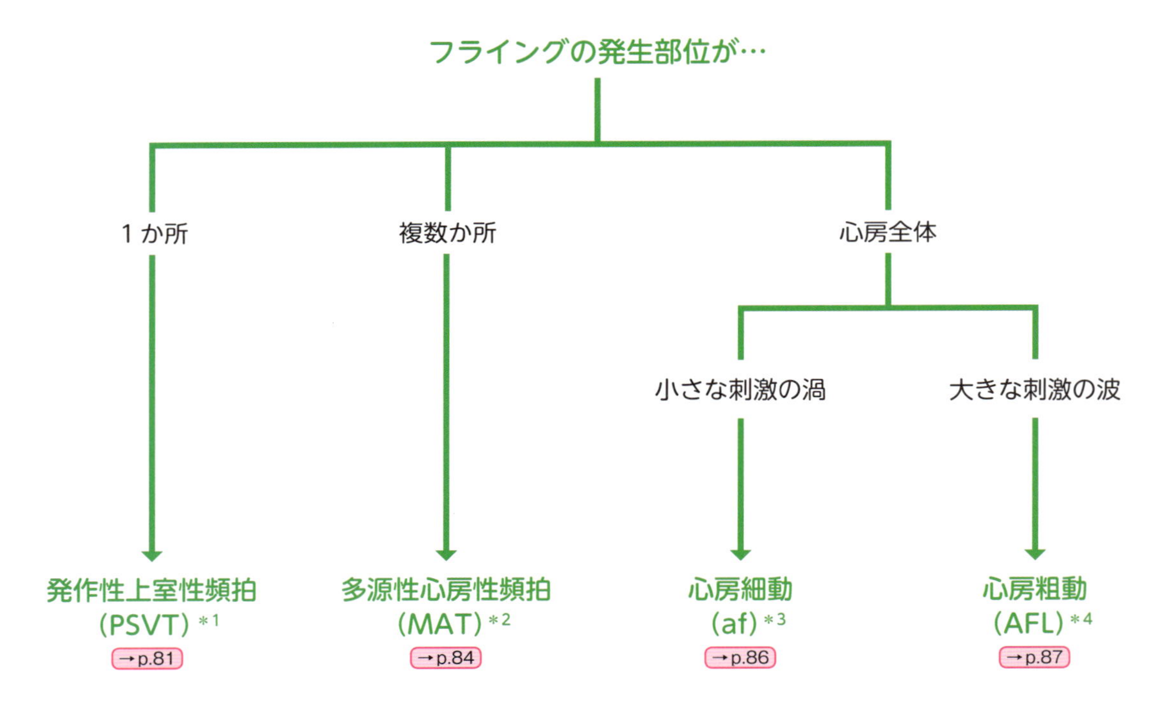
フライングの発生部位が…
1か所
複数か所
心房全体
小さな刺激の渦
大きな刺激の波
発作性上室性頻拍
(PSVT)＊1
→p.81
多源性心房性頻拍
(MAT)＊2
→p.84
心房細動
(af)＊3
→p.86
心房粗動
(AFL)＊4
→p.87

＊1　PSVT（paroxysmal supraventricular tachycardia）：発作性上室性頻拍
＊2　MAT（multifocal atrial tachycardia）：多源性心房性頻拍
＊3　af（atrial fibrillation）：心房細動
＊4　AFL（atrial flutter）：心房粗動

①発作性上室性頻拍（PSVT）

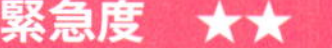
緊急度 ★★

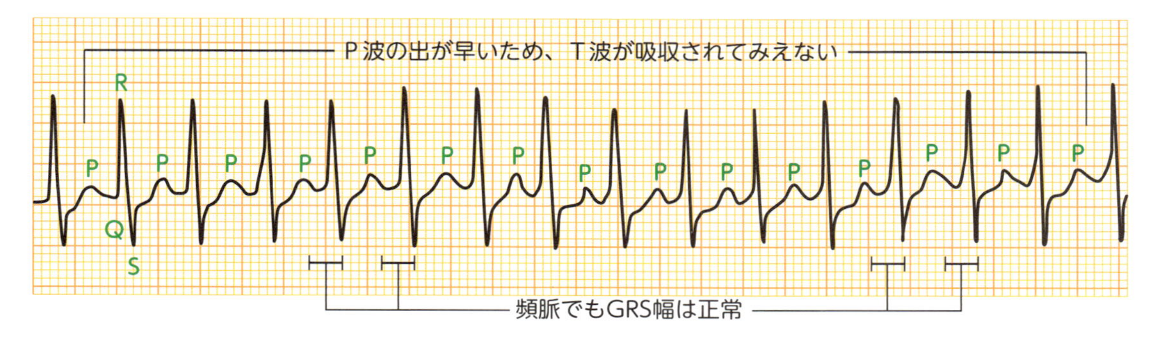
P波の出が早いため、T波が吸収されてみえない
R
P
Q
S
頻脈でもGRS幅は正常

発作性心房性頻拍（paroxysmal atrial tachycardia：PAT）とも呼ばれます。心房で連発した期外収縮がすべて心室に伝わり、心拍になった状態です。心房が原因なので、**QRSの幅は正常**です。

緊急度はそこまで高くはないものの、高度の頻拍（＝心臓が空打ちしている状態）であるため、放置すると、**動悸**、**めまい**、**失神**などをきたす恐れがあります。

心疾患が原因とされますが、健康な人にも認められます。

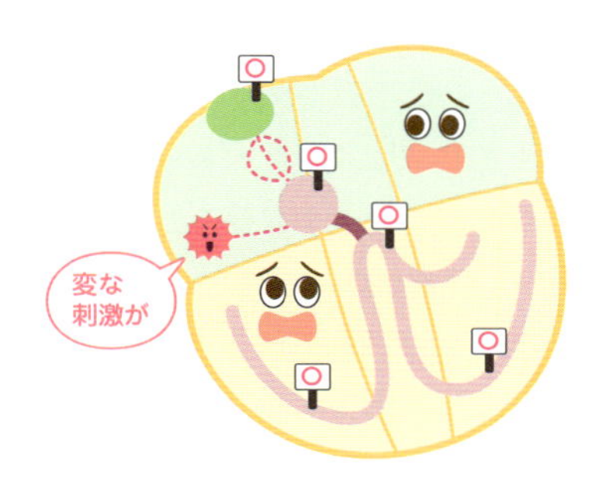
変な
刺激が

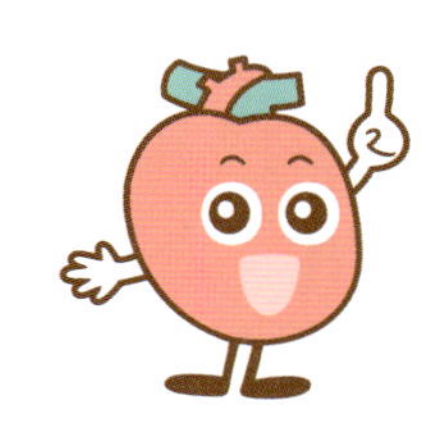

発作を止めるためには、**迷走神経刺激**（副交感神経を刺激すること）が有効です。頻拍（心拍の増加）は、交感神経が優位のときに生じるので、副交感神経優位となればおさまります。

迷走神経刺激の方法

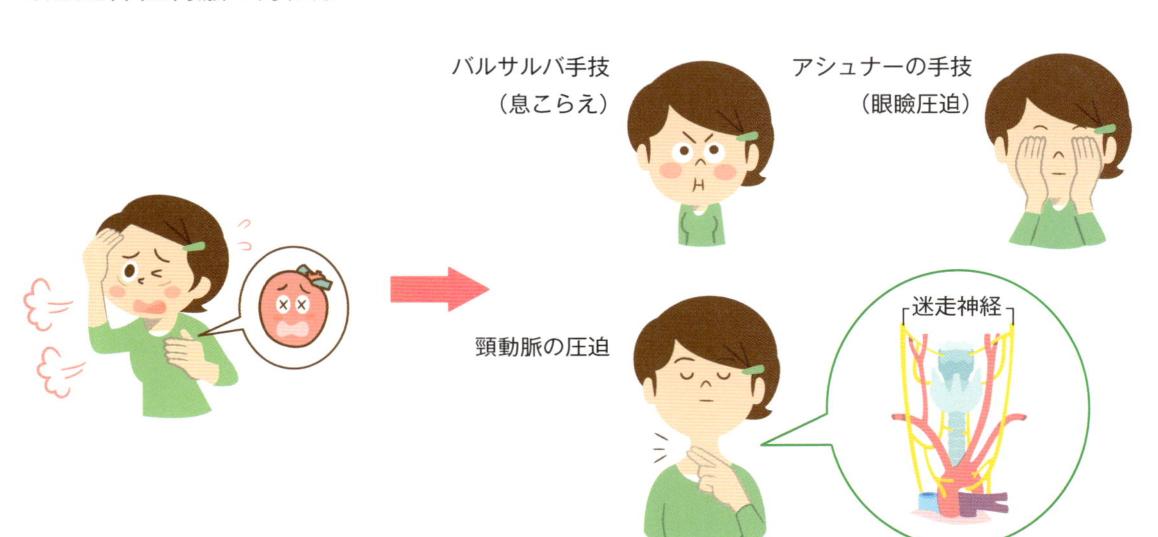
バルサルバ手技
（息こらえ）
アシュナーの手技
（眼瞼圧迫）
頸動脈の圧迫
迷走神経

あわせて知りたい！ 発作性上室性頻拍（PSVT）の原因疾患

心室にたどりついた刺激が、何らかの理由でそのまま心房に戻り、刺激を出し続けること（**リエントリー**）が原因となることもあります。

■WPW症候群（Wolff-Parkinson-White syndrome）

心房と心室の間は、ヒス束を除いて電気的に絶縁されています。しかし、WPW症候群の患者さんは、先天的に**ケント束**と呼ばれる電気の抜け道をもっています。

ケント束は、ヒス束よりも電気を速く通すため、先に刺激が少し流れてしまいます。WPW症候群の波形でQRSがなだらかに立ち上がる**デルタ波**が出るのは、そのためです。

加えて、ヒス束をとおって遅れて流れてきた刺激が、ケント束から心房へ逆流することがあります（リエントリー）。そうすると、**発作性の頻拍**が生じてしまうのです。

WPW症候群の場合、迷走神経刺激は、あまり効果的ではありません。症状がなければ、大きな問題にはなりませんが、頻拍になると非常に危険な疾患といえるでしょう。根本的な治療は、ケント束の焼灼しかありません。

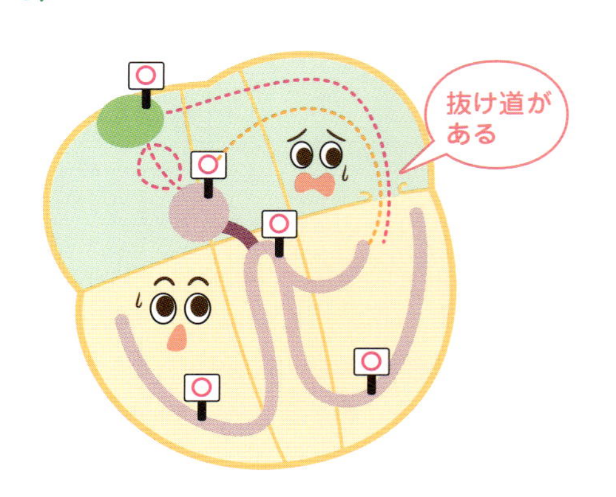
抜け道がある

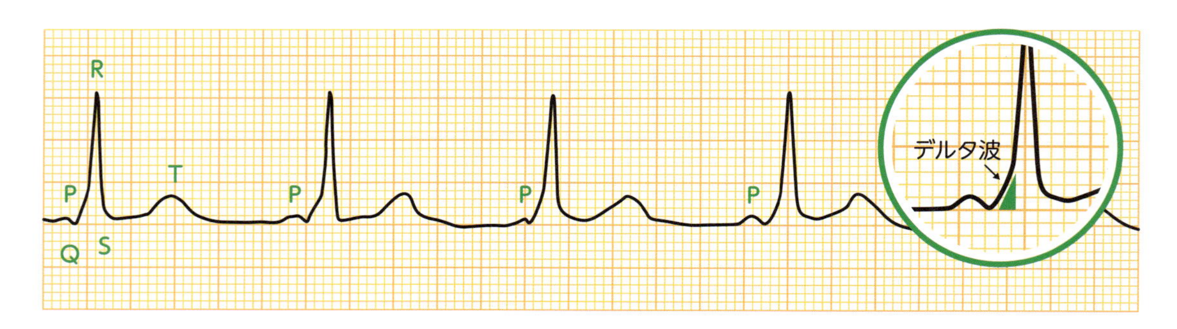
R
T
P
P
P
P
Q
S
デルタ波

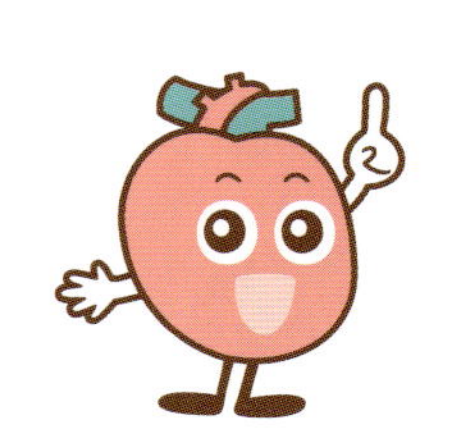

「デルタ」はギリシャ語で「Δ」のように書きます

■LGL症候群（Lown-Ganong-Levine syndrome）

LGL症候群は、WPW症候群の一種です。LGL症候群の患者さんは、房室結節とヒス束のあたりに、**ジェイムズ束**と呼ばれる「電気の抜け道」をもっています。

刺激はすべてヒス束を通るため、デルタ波は出ません。唯一の特徴が**PR（PQ）間隔の短縮**です。

房室結節内にあるジェイムズ束だけを手術で除去することはできないため、LGL症候群の場合、根本的な治療（ジェイムズ束の焼灼）ができません。もちろん、迷走神経刺激もあまり効果はありません。非常にやっかいな病態だといえるでしょう。

ただし、WPW症候群のように発作性の頻拍を起こすことはごく少ないため、あまり大きな問題にはならないのが実情です。

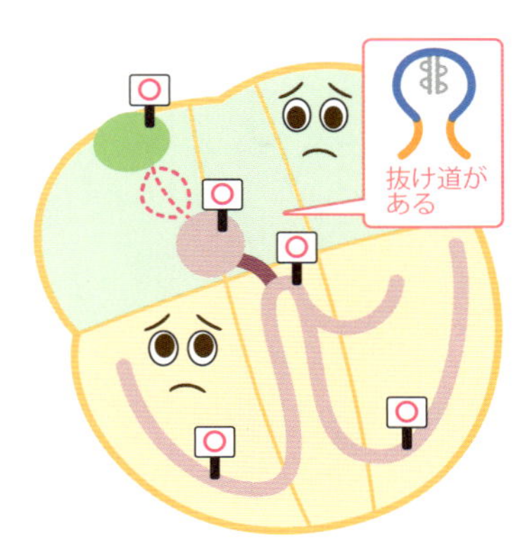
抜け道がある

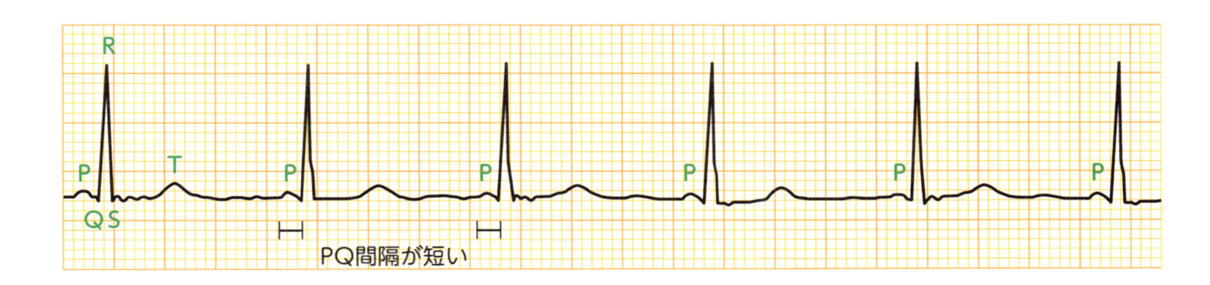
R
P
T
QS
P
P
P
P
P
PQ間隔が短い

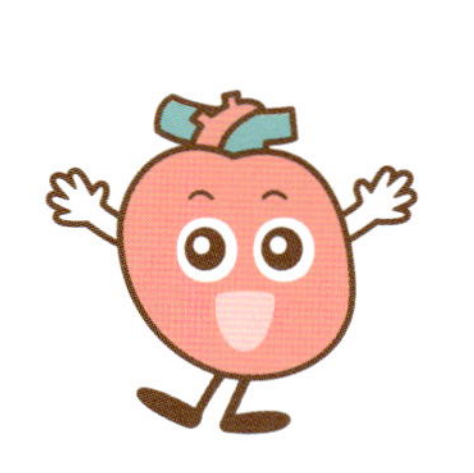

LGL症候群には、臨床ではほとんど遭遇しません。WPW症候群さえ覚えていれば、大丈夫です

②多源性心房性頻拍（MAT）

緊急度 ★★

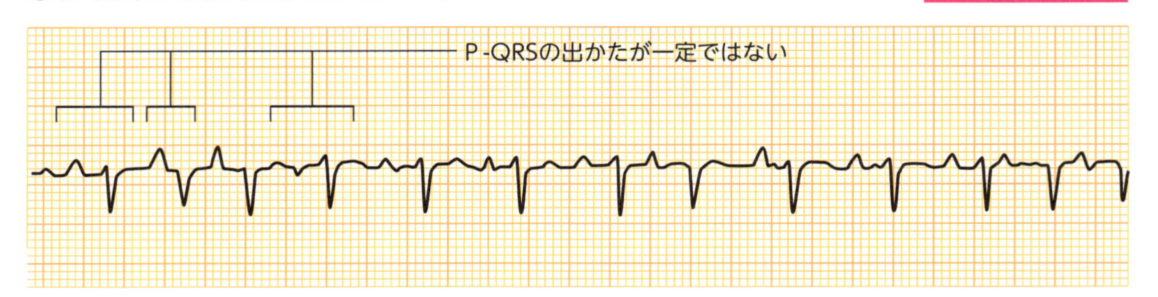
P-QRSの出かたが一定ではない

期外収縮が、心房の**複数か所**で生じている状態です。

「P波とQRSの出かた」が1種類ではない場合、多源性だと考えればかまいません。

多源性の場合、**基礎疾患**の存在が疑われます。その場合は、基礎疾患が改善されないと、おさまらない可能性もあります。

最も多いのは、COPD（慢性閉塞性肺疾患）*1に合併するケースです。その他、高齢、CHF（うっ血性心不全）*2、糖尿病、テオフィリン使用が原因とされます。

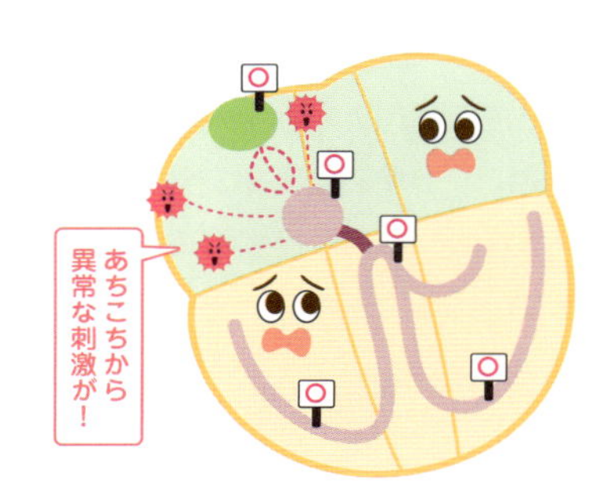
あちこちから異常な刺激が！

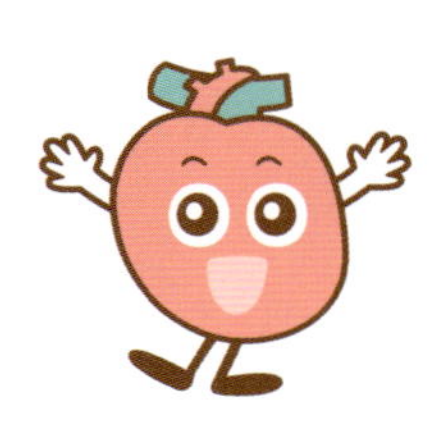

アブレーション治療（カテーテルを用いて心筋を焼灼する治療）が行われることもあります

＊1　COPD（chronic obstructive pulmonary disease）：慢性閉塞性肺疾患
＊2　CHF（congestive heart failure）：うっ血性心不全

あわせて知りたい！ **洞性不整脈って？**

洞房結節性の不整脈は、洞調律の形は保たれています。違うのは、ペースだけです。

洞性頻脈は、洞房結節が刺激を出しまくり、**100回/分＜心拍数＜180回/分**となった状態です。ストレスや不安が原因となるため、多くの場合、経過観察でかまいません。

ときどきペースが乱れるのが**洞性不整脈**です。心拍数は、息を吸うと増加し、息を吐くと減少します（呼吸性変動）。呼吸性変動が±10%程度であれば、生理的な変化で、異常とはみなしません。

洞性頻脈

緊急度 ★

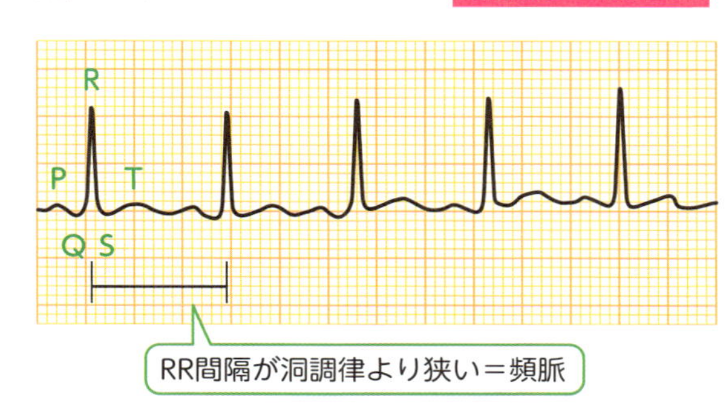
R
P
T
Q
S
RR間隔が洞調律より狭い＝頻脈

不安、運動、疼痛、発熱、低酸素、血圧低下、交感神経緊張、アドレナリンによる二次的影響、抗コリン作用（アトロピン）、肺塞栓症、COPD、急性心筋梗塞、うっ血性心不全、甲状腺機能亢進症などが原因で生じるとされている。

洞性不整脈

緊急度 ★

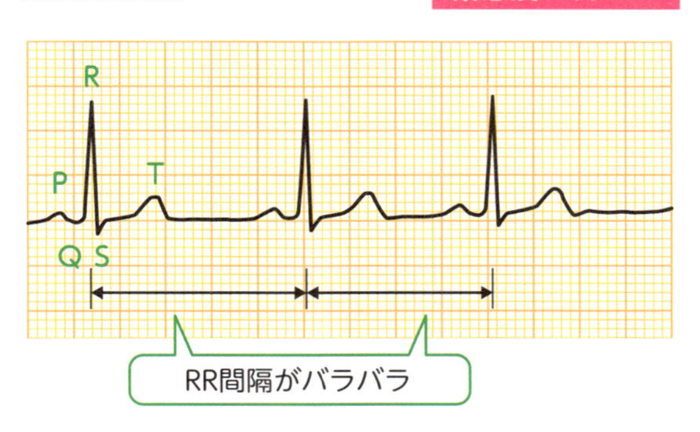
R
P
T
Q
S
RR間隔がバラバラ

若年（呼吸性）、自律神経疾患、虚血性心疾患、薬剤性（抗不整脈薬、ジギタリスなど）が原因で生じるとされている。

③心房細動（af）

緊急度 ★★

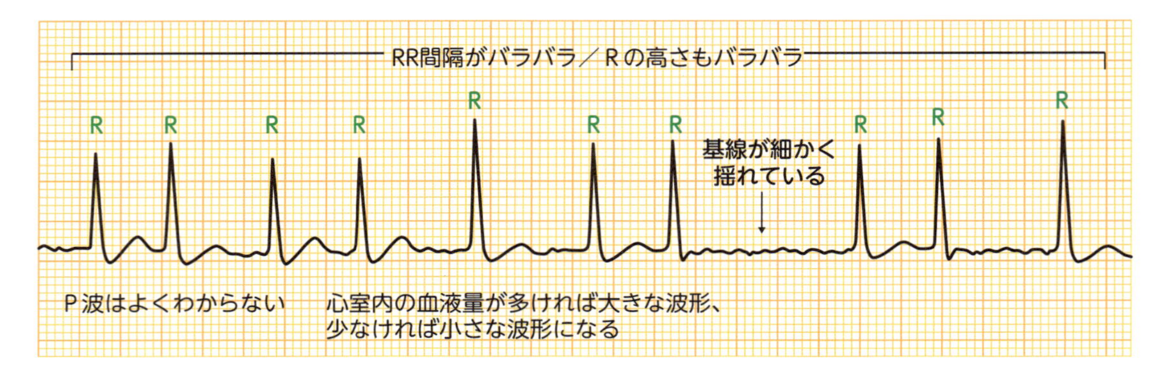
RR間隔がバラバラ／Rの高さもバラバラ
R
基線が細かく揺れている
P波はよくわからない
心室内の血液量が多ければ大きな波形、少なければ小さな波形になる

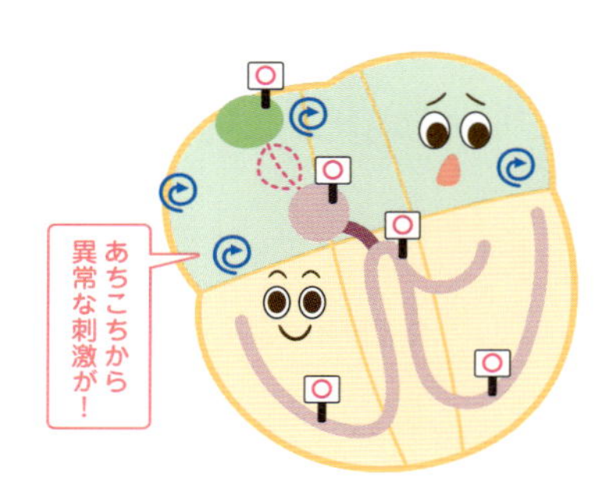
あちこちから異常な刺激が！

心房全体がざわざわしているような、さざ波が立っているような状態です。心房内のあちこちで小さな電気の渦が生じているため、細かく**基線が揺れ**ています。

心房の収縮は非常に多いものの、ヒス束を経て心室に刺激が伝わるのはゆっくりとしているため、心拍数はせいぜい100回/分程度となります（もっと多いこともあります）。なお、薬剤（ジゴキシン、ベラパミル、β遮断薬）投与中、房室結節障害がある場合には、心拍数は遅くなります。

器質性心疾患（冠動脈疾患、高血圧性心疾患、リウマチ性僧帽弁疾患）、甲状腺中毒症[*1]、アルコール中毒、心外膜炎、肺塞栓症、手術後などに多く見られますが、健康な人にも認められます。

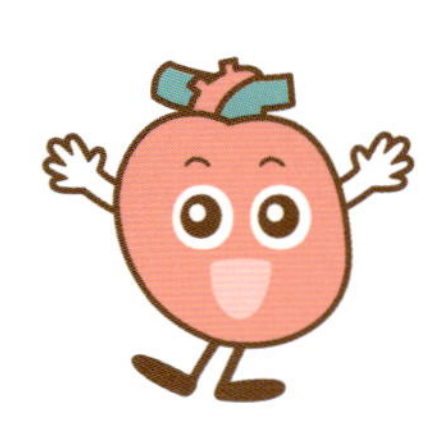

臨床症状によって患者さんが困っていなければ、経過観察になることが多いです

＊1　甲状腺中毒症：ヨードの蓄積によって甲状腺分泌が促進すること。

④心房粗動（AFL、フラッター）

緊急度 ★

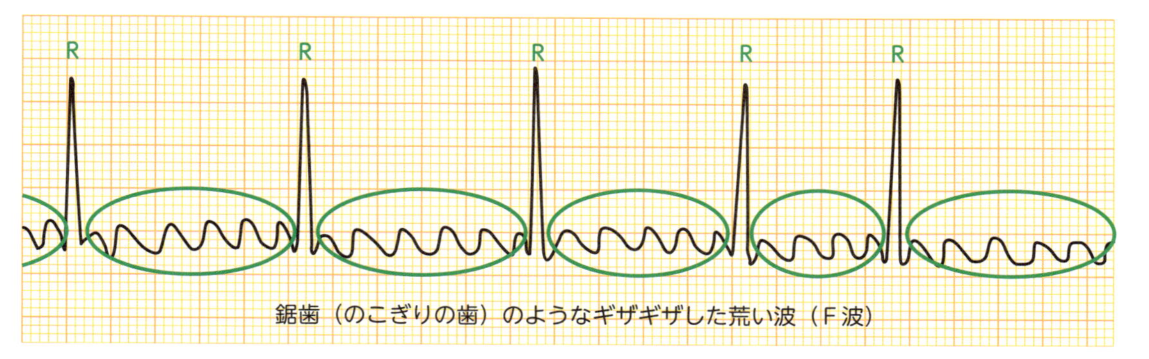
R
R
R
R
R
鋸歯（のこぎりの歯）のようなギザギザした荒い波（F波）

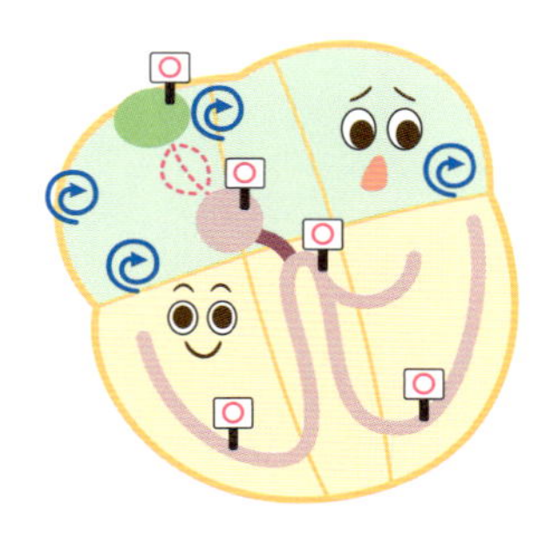

心房細動よりも大きな波が、心房内で起こっている状態です。心房内のあちこちで、大きめの電気の波が寄せては引いているため、**F波**と呼ばれる鋸歯状の荒い波が見られます。

心拍数は、どれくらいの頻度で刺激が心室に伝わるかによって変わります。

弁膜性心疾患、心外膜炎、虚血性心疾患、肺塞栓症を含む肺疾患、アルコール中毒が原因とされます。

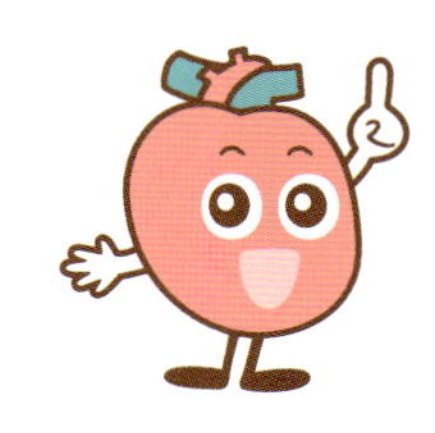

臨床症状によって患者さんが困っていなければ、多くの場合、経過観察となります

あわせて知りたい！「心房性の頻拍」「心室性の頻拍」見きわめのコツ

見きわめのコツは、**QRSの幅**です。

心房性の場合は、QRSの幅は正常です。心房でのトラブルで刺激の伝達がおかしくなっているだけで、心室には問題がないためです。そのため、基本的に、心房性の不整脈は、緊急度が低いです。

心室性の場合は、QRSの幅が広くなります。幅広のQRSを見た場合は、心室で何らかのトラブルが起こっていると考えましょう。心室性の不整脈は、緊急度が高いことが多いです。

心房性

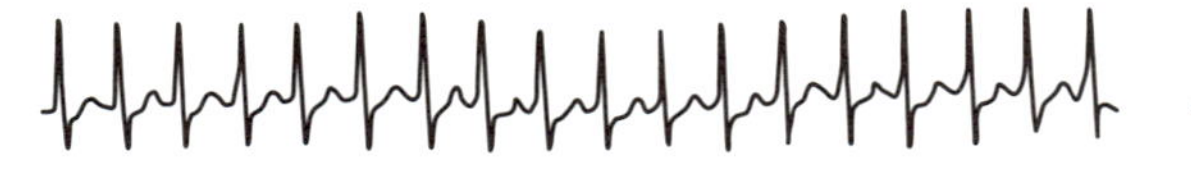

心室性

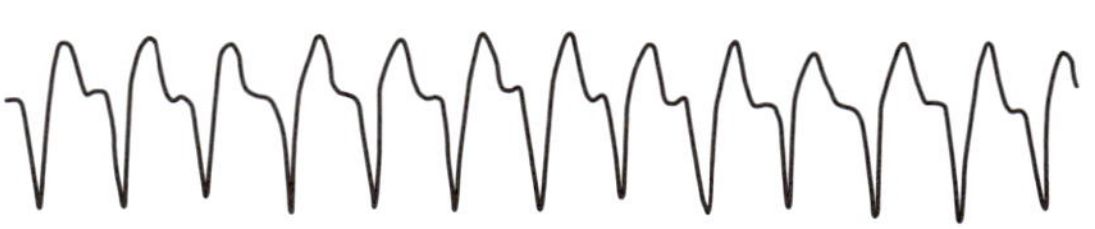

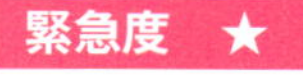

3 心室が原因の不整脈

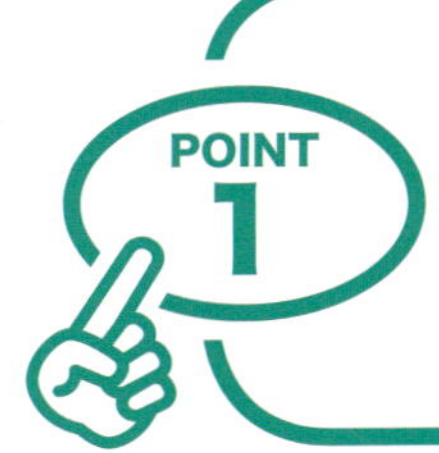
POINT
1

心室性の不整脈は、緊急度が高いものが多い

心室性の不整脈は、１つひとつの波（P・QRS・T）の形もおかしくなります。

血液を拍出する心室（特に左心室）の異常は、重症化すると生命の危機に陥る可能性があるため、見つけたらすぐに対応することが求められます。

心室性の異常

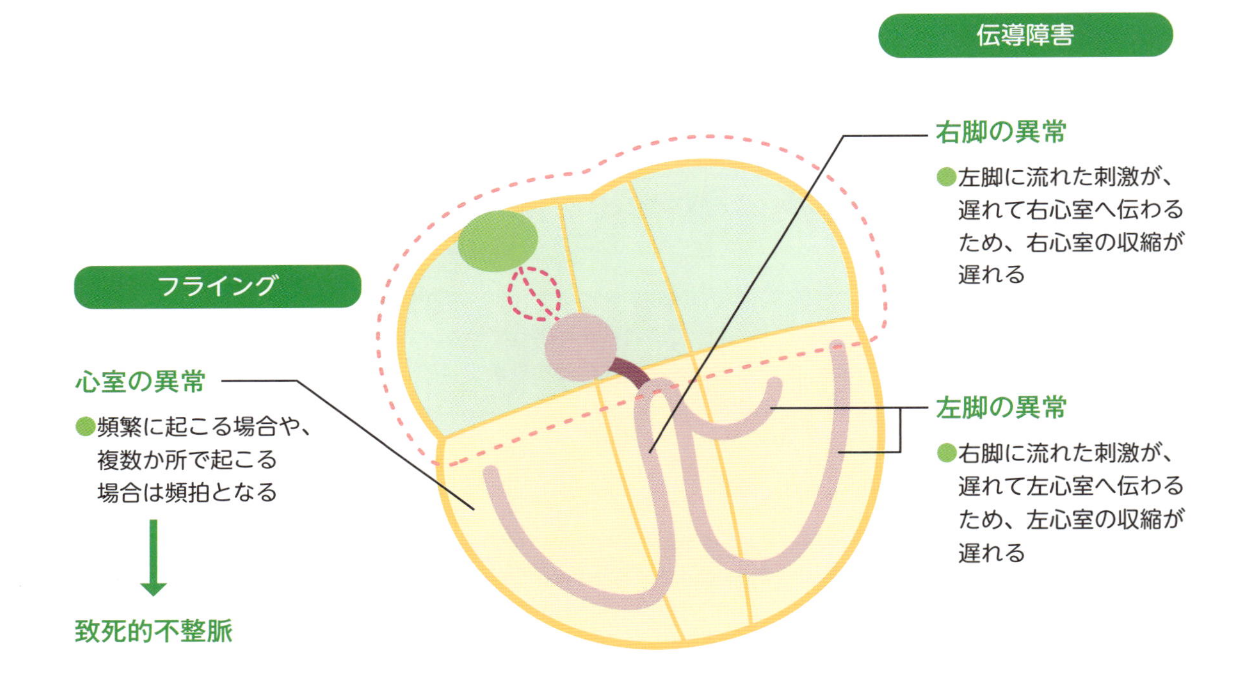
伝導障害
右脚の異常
●左脚に流れた刺激が、遅れて右心室へ伝わるため、右心室の収縮が遅れる
フライング
心室の異常
●頻繁に起こる場合や、複数か所で起こる場合は頻拍となる
致死的不整脈
左脚の異常
●右脚に流れた刺激が、遅れて左心室へ伝わるため、左心室の収縮が遅れる

＊1　PVC（premature ventricular contraction）：心室性期外収縮
＊2　VPC（ventricular premature contraction）：心室性期外収縮

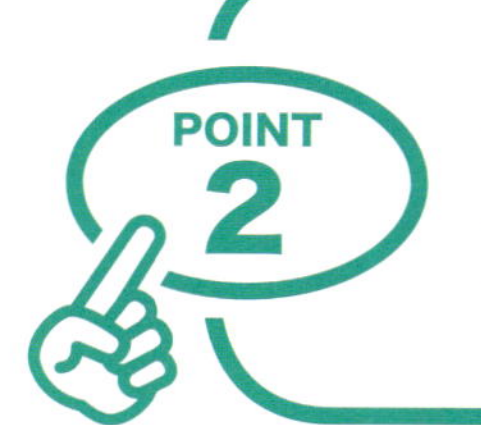
POINT
2

心室での刺激・収縮のフライングは、軽症〜重症までさまざま

1 心室性期外収縮（PVC）＊1

心室で生じたフライングの刺激が伝わった状態で、VPC ＊2ともいわれます。期外収縮が生じた場所によってQRSの形も変わります。

心室で期外収縮が起こると、**QRSが幅広**になります。心室内の「高速道路」である右脚・左脚を通らずに刺激が伝わるため、どうしても時間がかかるからです。

たまに起こる程度なら、大きな問題はありません。しかし、頻繁に起こる場合や、複数か所で起こる場合は問題です。そのため、重症度（**Lownの分類**）によって対応が異なります。

心室性期外収縮は、薬物、低酸素、代謝異常、カフェインの過剰摂取、貧血、不安、器質性心疾患によって生じますが、健康な人にも見られる波形です。

Lownの分類

Grade 0			
Grade 1		単発性（1時間に30個未満）	
Grade 2		多発性（1時間に30個以上、または1分間に1個以上）	要治療
Grade 3		多源性	要治療
Grade 4	A	2連発	要治療
	B	3連発以上	要治療
Grade 5		R on T型	要治療

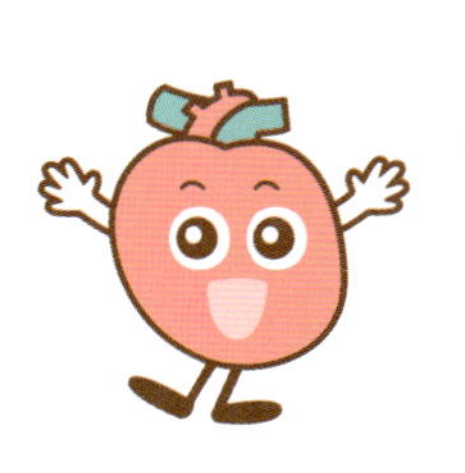

多くの場合、**動悸**は、期外収縮を反映します。動悸があるときは、実際の心拍を把握するため、1〜2日かけてホルター心電図をとり、期外収縮の程度を調べます。

心拍数は維持されているので、そう困ることはない

①単源性心室性期外収縮

緊急度 ★

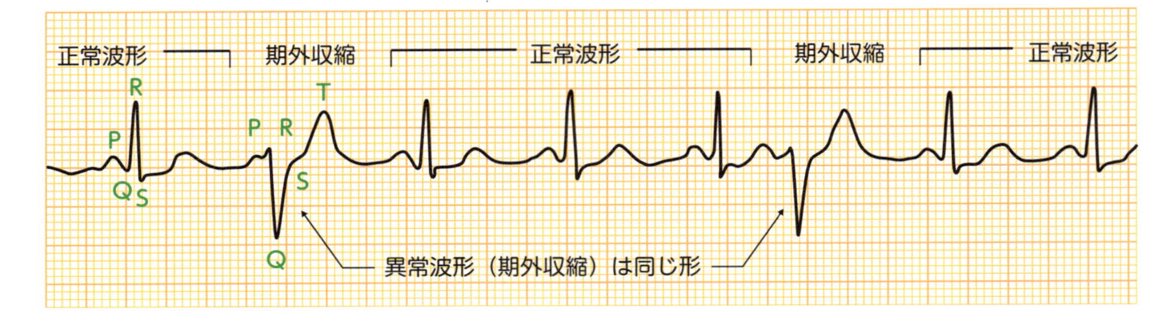
正常波形
期外収縮
正常波形
期外収縮
正常波形
R
P
Q
S
T
P
R
S
Q
異常波形（期外収縮）は同じ形

期外収縮が1か所だけで起こっている（**単源性**）の場合、期外収縮を示す波形はすべて同じとなります。ただし、期外収縮のタイミングは、たいてい不規則です。単源性心室期外収縮は、発生頻度によって重症度が異なります。1時間に30回未満しか出現しなければLown分類Grade1です。しかし、1時間に30回以上出現する場合や、1分間に1回以上出現する場合は、Lown分類Grade 2と判断され、治療が必要となります。

なお、規則的に期外収縮が生じても、頻度が低ければ、多くは経過観察となります。

ちなみに、正常波形と期外収縮が交互に出るものを2段脈、正常波形が2つ出た後に期外収縮が出るものを**3段脈**といいます。

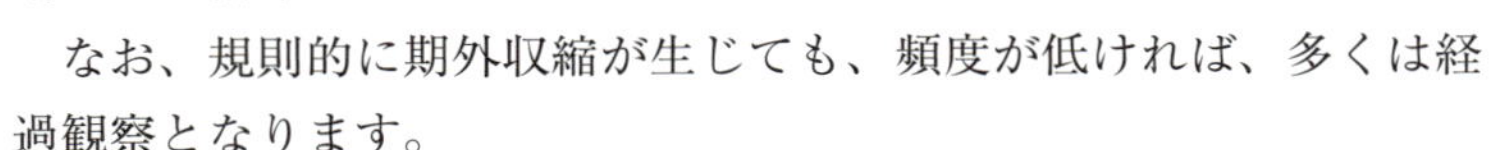

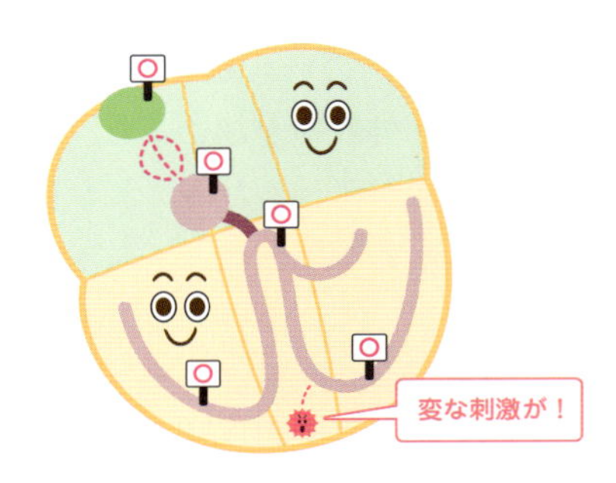
変な刺激が！

2段脈

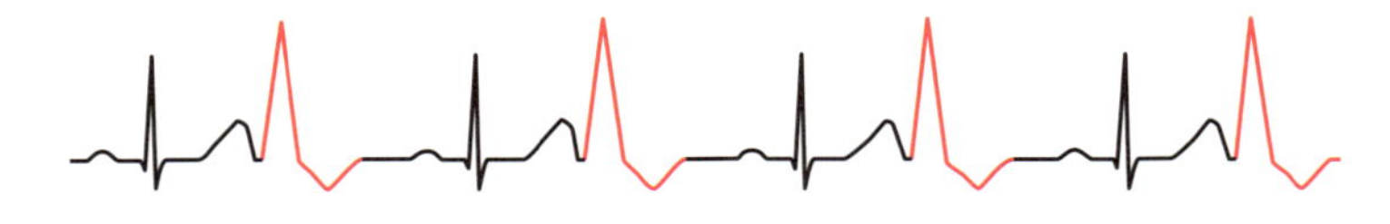

3段脈

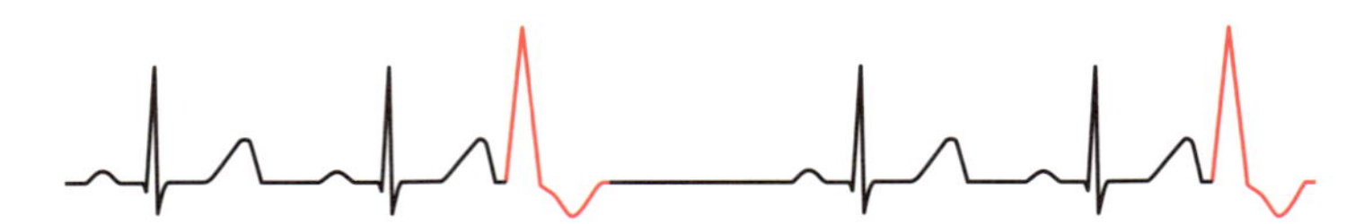

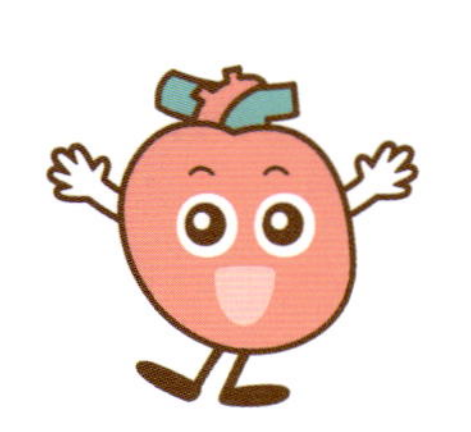

心室性期外収縮は、脈をとっているとわかります。期外収縮は十分血液量がたまる前に拍出される状態なので、触れる脈も、やや小さめです。そのかわり、期外収縮後に遅れて出る普通の心拍は、普段より多くたまった血液を一気に拍出するため、大きく脈が触れます

②多源性心室性期外収縮（multifocal PVC）

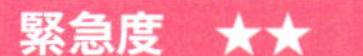
緊急度 ★★

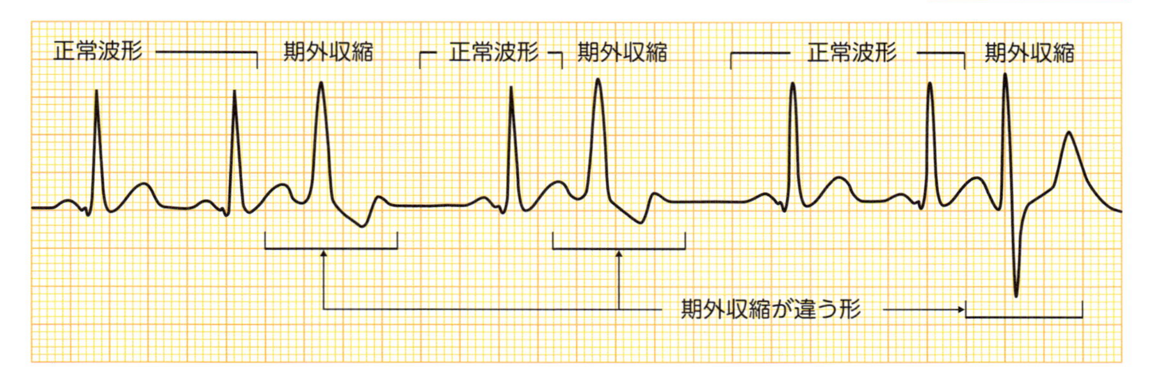
正常波形
期外収縮
正常波形
期外収縮
正常波形
期外収縮
期外収縮が違う形

期外収縮が複数か所から起こっている（**多源性**）の場合、期外収縮を示す波形が、異なる形で現れます。多源性心室性期外収縮は、Lown分類Grade3に分類されます。

虚血性心疾患（心筋梗塞など）や心筋症、心臓弁膜症、先天性心疾患などの原因疾患をもつ場合が多いとされています。

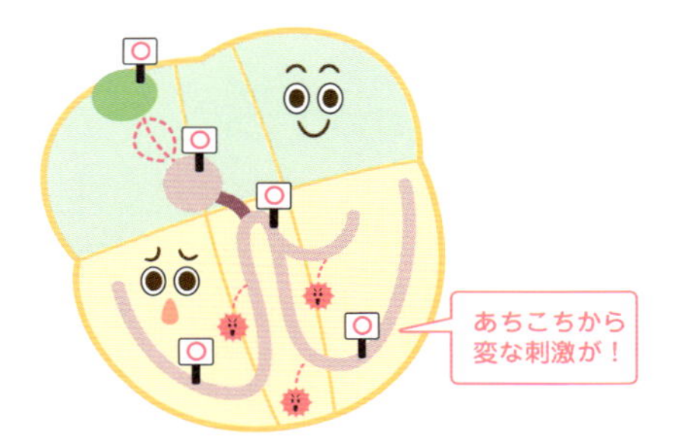
あちこちから
変な刺激が！

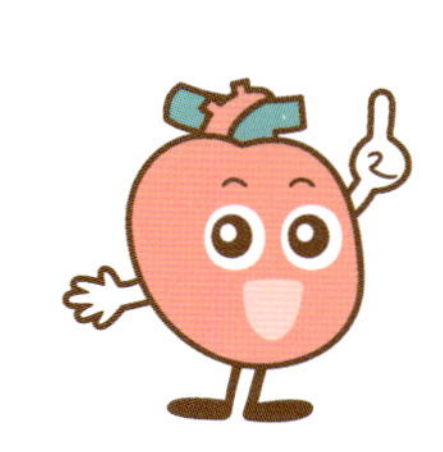

治療には、基本的にリドカインを用います

あわせて知りたい！ 「単源性」でも頻度が高ければ治療を検討

２段脈でも、期外収縮が１分間に１回以上なら「高頻度」と判断し、治療を検討します。

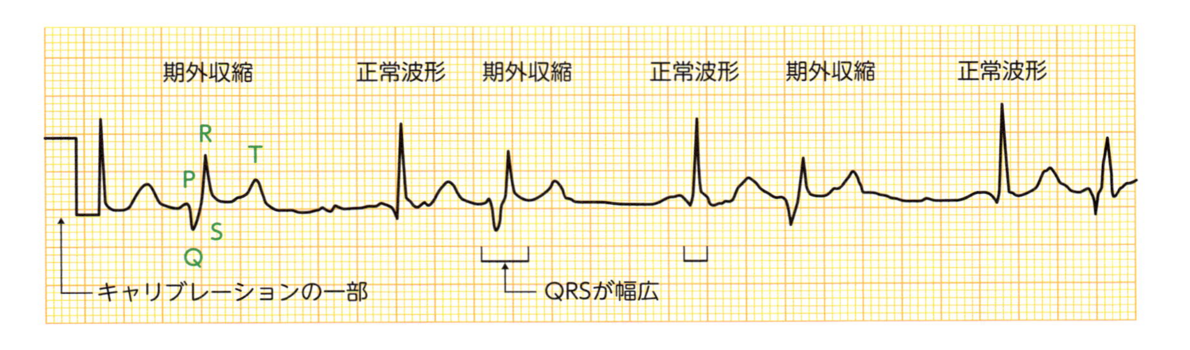
期外収縮
正常波形
期外収縮
正常波形
期外収縮
正常波形
R
P
T
S
Q
キャリブレーションの一部
QRSが幅広

③連発する心室性期外収縮

2連発（pair）

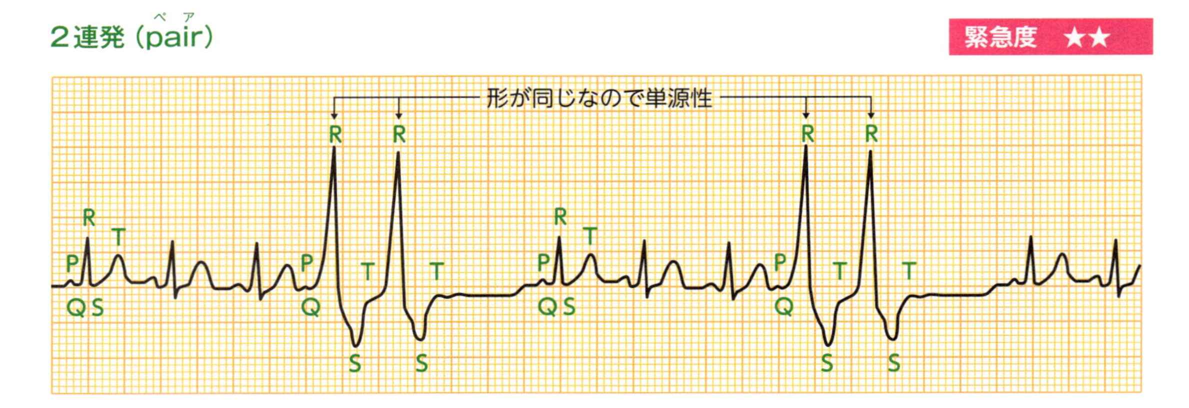
緊急度 ★★
形が同じなので単源性
R
T
P
Q
S

3連発以上（short run）

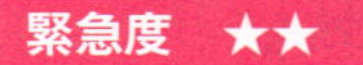
緊急度 ★★

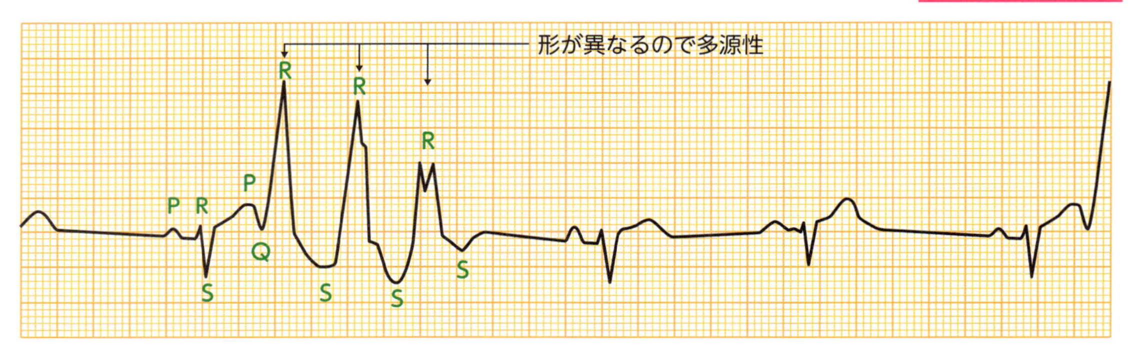
形が異なるので多源性
R
P
Q
S

いったん期外収縮が起こると、次の波形が現れるまでに、少し間があきます。期外収縮が**2連発**さらに**3連発**以上になってくると、普通の波形（正常な心拍）が入る隙のないくらい、期外収縮が続いてしまうことになります。

2連発（pair）も3連発以上（short run）も、Lown分類のGrade 4に該当します。

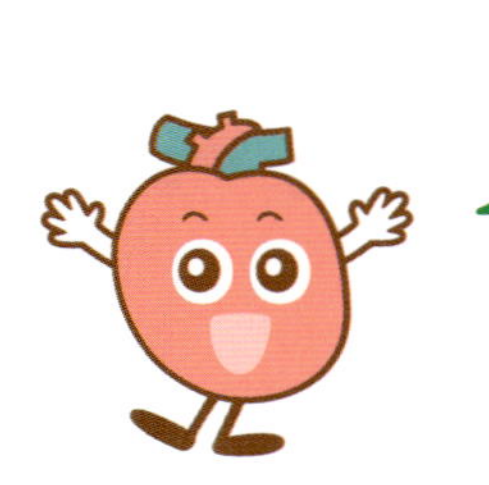

3連発以上は、危険な心室頻拍（VT）の仲間と考えられます。すみやかにリドカイン投与を開始し、低カリウム血症のチェックを行いましょう。急変対応の準備も必要です

④ R on T（アールオンティ）

緊急度 ★★★

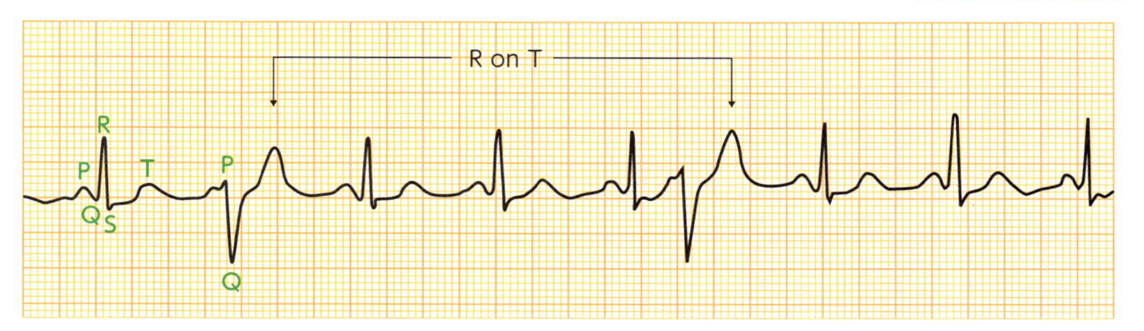
R on T
R
P
T
P
Q
S
Q

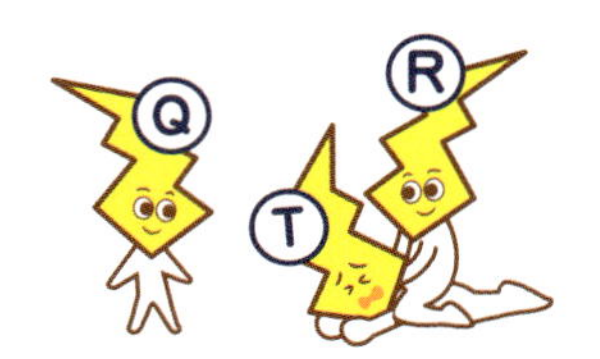
Q
R
T

R on Tは、心室が拡張しようとしている（T波が出ている）最中に、心室が収縮している（QRSが出ている）状況です。心室各部が勝手に収縮しはじめ、まとまった力とならないため、心臓は、ただ震えているだけで、有効な心拍出量が得られない状況（**心室細動**）になってしまいます。

Lown分類Grade 5に該当する、最も重症な心室性期外収縮です。

R on Tから心室細動に移行した例（ここでは、心室頻拍を経て心室細動に至った場合）を示します

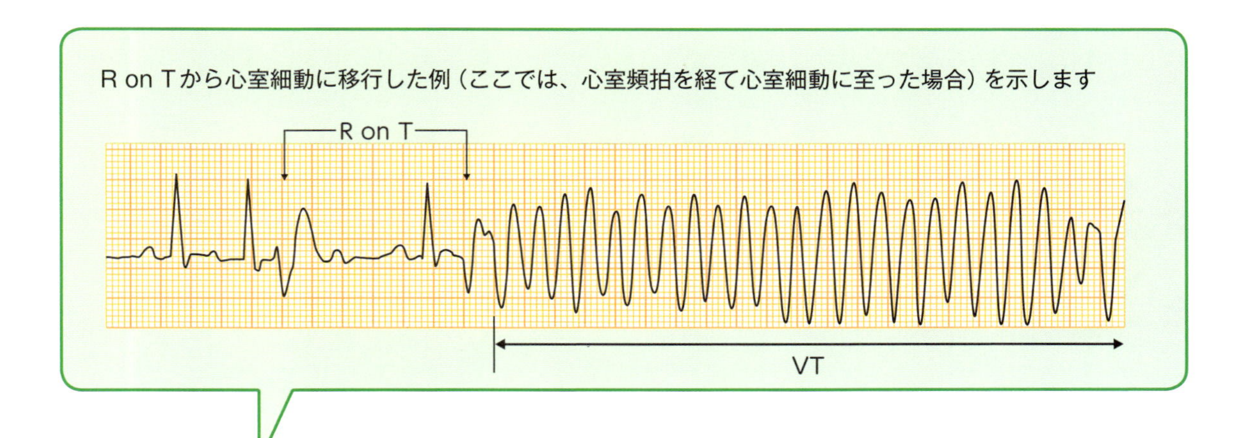
R on T
VT

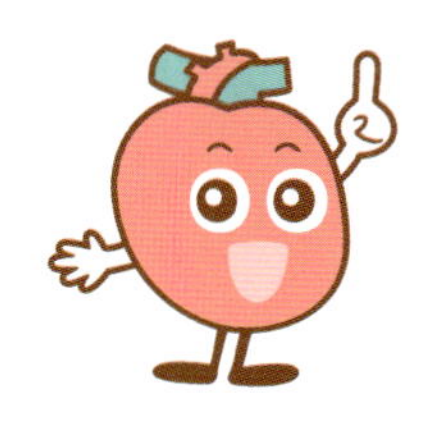

2 心室内で収縮のフライングが連続すると致死的となる

①心室頻拍（VT）＊1

緊急度 ★★★

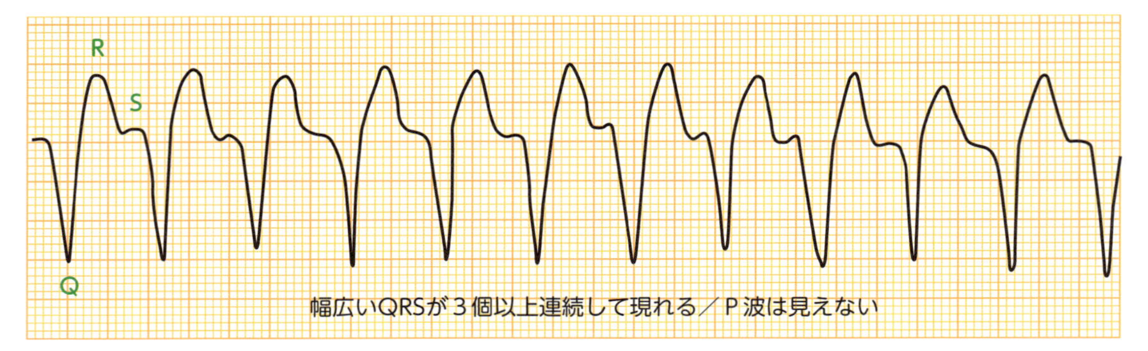
R
S
Q
幅広いQRSが３個以上連続して現れる／Ｐ波は見えない

心室頻拍は、はっきりとした脈を伴って、心室が過剰に動いている（**150回/分**程度）状態です。QRSの幅が広いので、上室性ではありません。

心室内で期外収縮が続いて空回りしている状態ですから、心拍数こそ速いものの、有効な拍出量は確保できていません。**心室細動**（Vf）に移行しやすい、非常に危険な波形です。

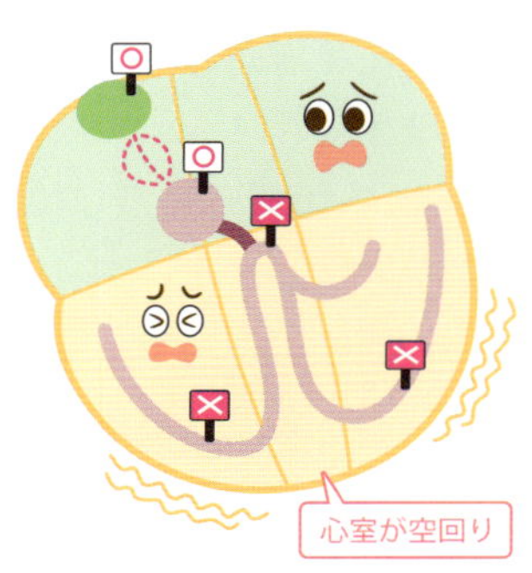
心室が空回り

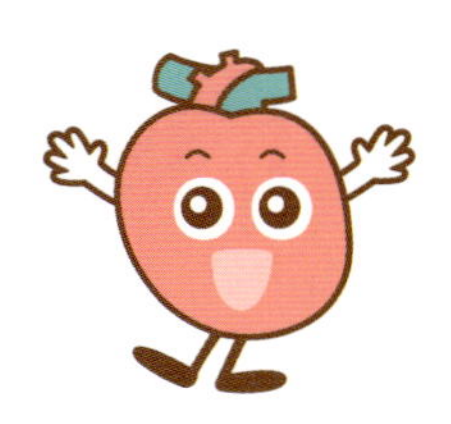

すみやかに**心肺蘇生**の準備を行う必要があります

あわせて知りたい！ 「脈なし心室頻拍」って？

通常の心室頻拍は、はっきりした脈（心拍）を伴いますが、脈なし心室頻拍（pulsless VT）は心拍がなく、心室細動に限りなく近い状態です。緊急度が非常に高く、すぐに**心肺蘇生**を開始すべきです。

＊1　VT（ventricular tachycardia）：心室頻拍
＊2　TdP（torsades de pointes）：トルサード・ド・ポアン
＊3　Vf（ventricle fibrillation）：心室細動

②トルサード・ド・ポアン（TdP）＊2

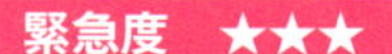
緊急度 ★★★

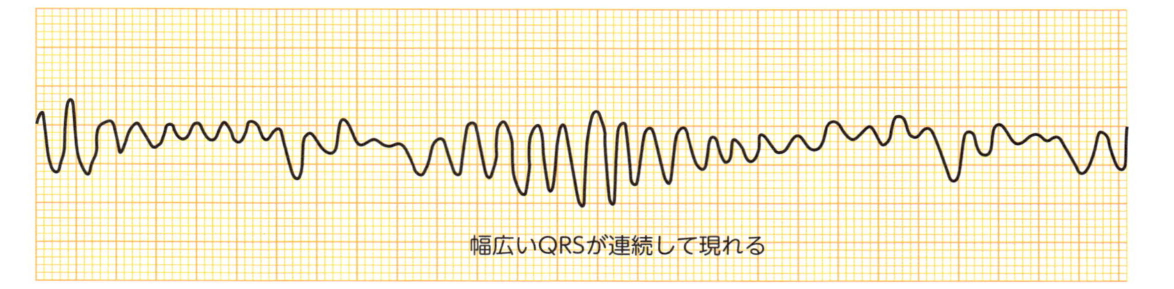
幅広いQRSが連続して現れる

心室頻拍の１種で、広くなったり狭くなったり、ねじれてみえる波形です。

TdPも、**心室細動**（Vf）に移行しやすいため、とても危険です。

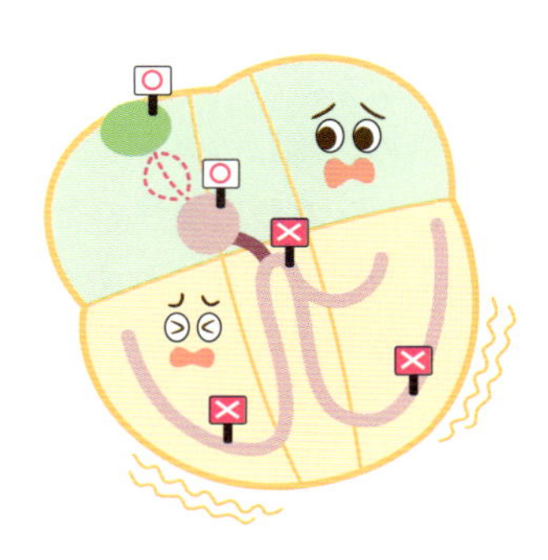

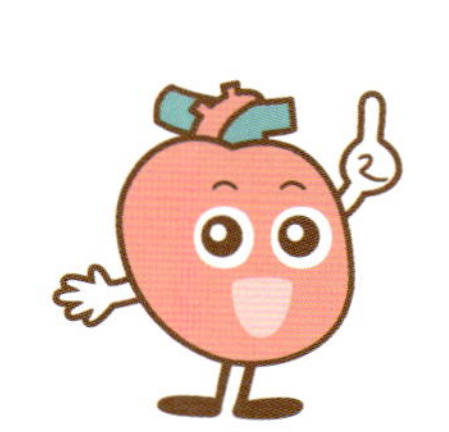

除細動が有効ではないため、**ペーシング**で対応する必要があります

③心室細動（Vf）＊3

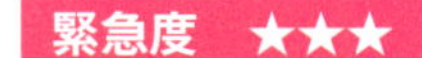
緊急度 ★★★

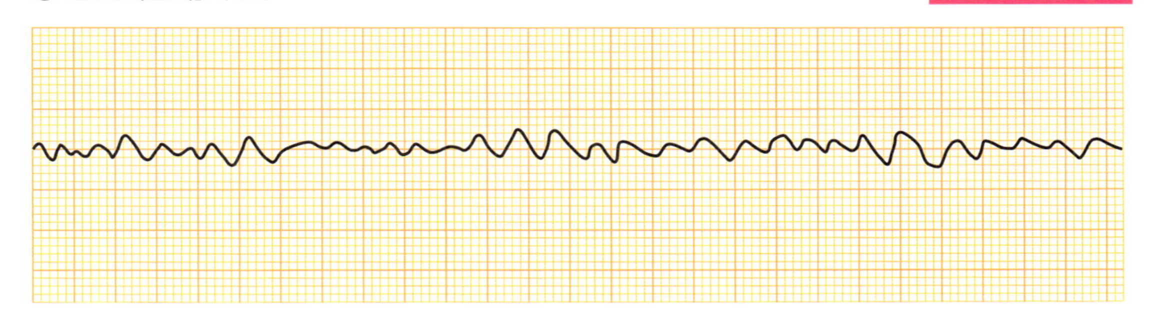

心室各部が、てんでばらばらに震えているような状態です。

心房細動（af）の場合は、心房でさざ波が立っていたとしても、そのうち心室に伝わる刺激があるため、心拍になります。しかし、心室で刺激がばらばら起こっていたら、心拍にはなりません。

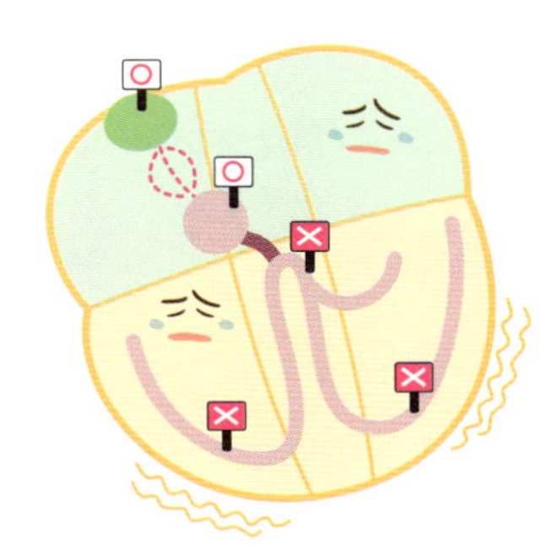

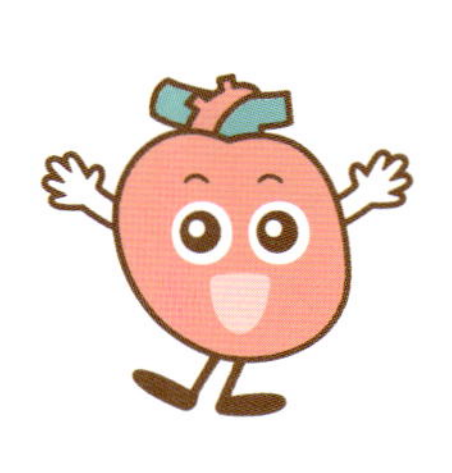

心室細動は、**心停止**と同じ無拍出状況と考えられるため、すぐに**心肺蘇生**を行う必要があります

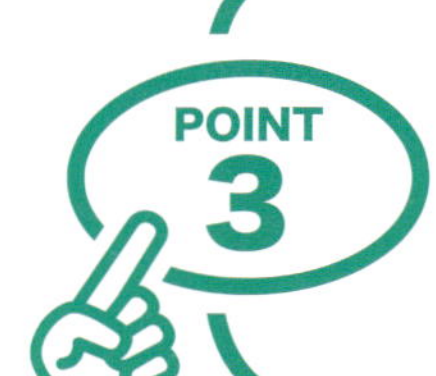
POINT
3

心室内での伝導障害が脚ブロック

心室内に号令が伝わるときの遅れが、心電図波形として現れるものです。右脚も左脚もブロックされていたらわかりませんが、どちらかだけがブロックされている状態だと、心室の収縮を表す**R波のズレ**が生じます。本来、左右の心室は同時に収縮するのに、ブロック側の心室の収縮が、ワンテンポ遅れるためです。

心室の収縮は基本的にR波で見るため、R波が1つで、きれいに重なっていれば異常はありません。しかし、**R波が二峰性**のとき（ギザギザしているなど）は、ブロックがあることを意味します。

ここでは、わかりやすく**12誘導心電図**の波形で示します。なぜなら、脚ブロックは「どこから見たときに顕著に現れるか」という視点で探すからです。

12誘導（胸部誘導）で見ている位置

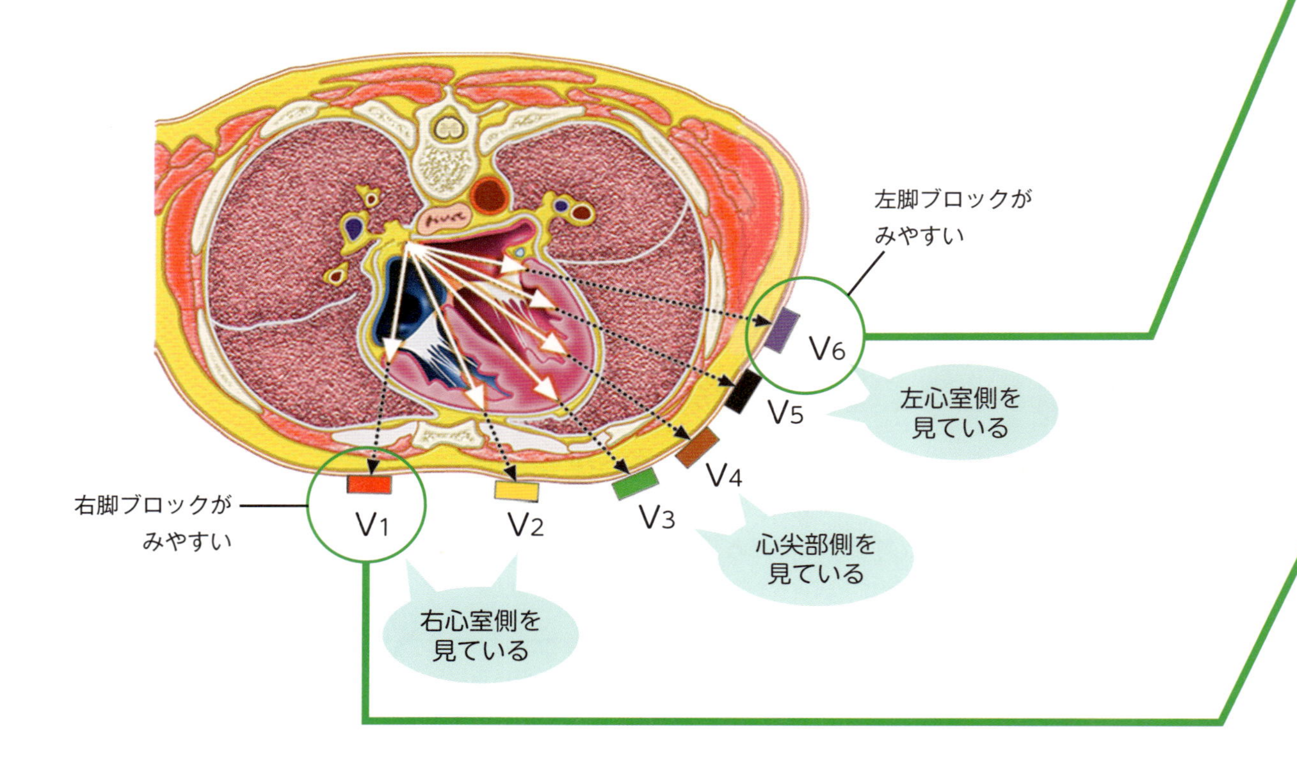
左脚ブロックが
みやすい
V6
V5
左心室側を
見ている
V4
V3
心尖部側を
見ている
右脚ブロックが
みやすい
V1
V2
右心室側を
見ている

①左脚ブロック

V_6誘導だと…

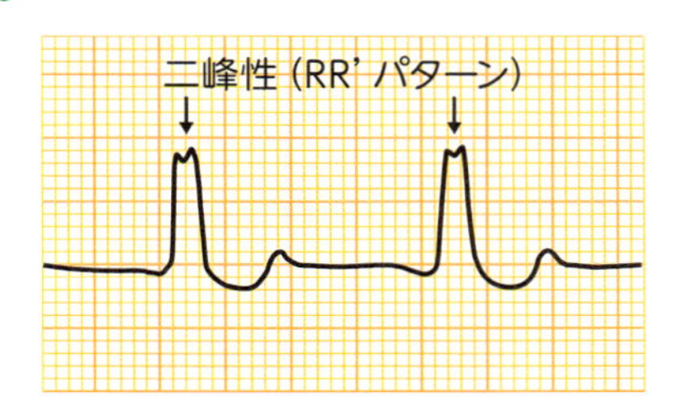
二峰性（RR' パターン）

ちなみにV_1誘導だと…

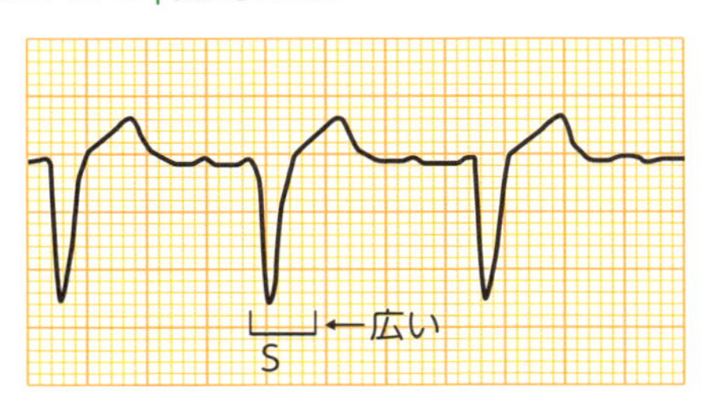
S
←広い

器質性心疾患（高血圧、弁膜症、虚血）や重症大動脈狭窄症で見られます。

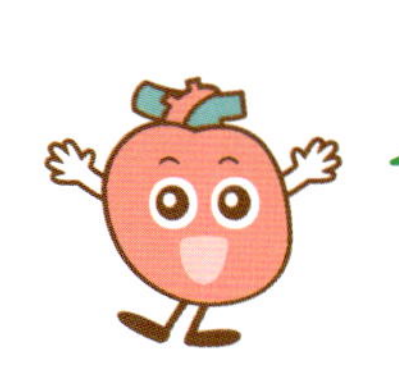

左脚ブロックがあっても、すぐに困ることはありません。しかし、虚血性心疾患などが隠れているため、見つけたら医師に報告してください

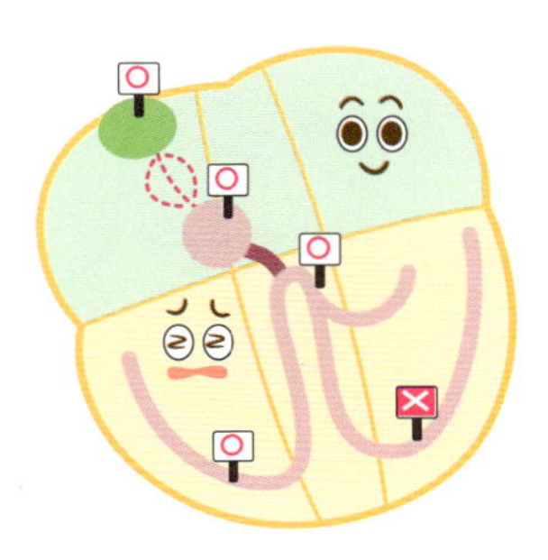

②右脚ブロック

V_1誘導だと…

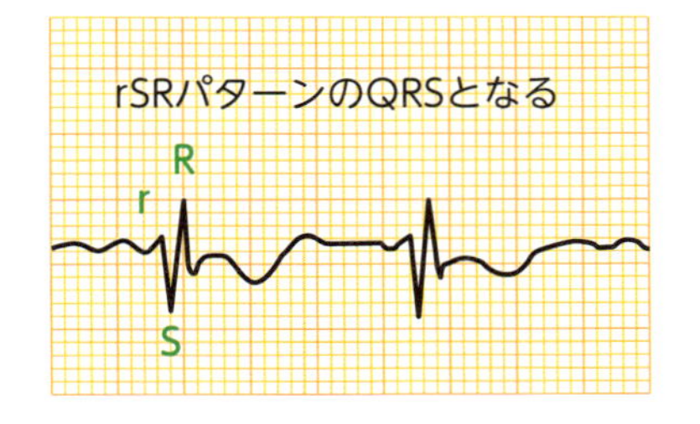
rSRパターンのQRSとなる
r
R
S

ちなみにV_6誘導だと…

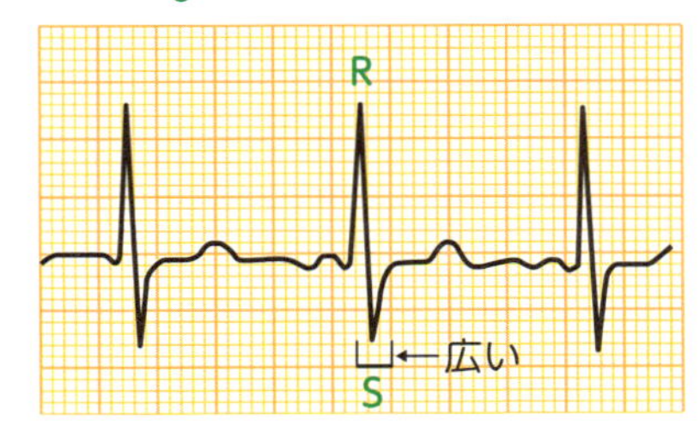
R
S
←広い

肺高血圧、ASD、虚血、肺梗塞やCOPD急性増悪によって急性発症することもありますが、健康な人に見られることもあります。

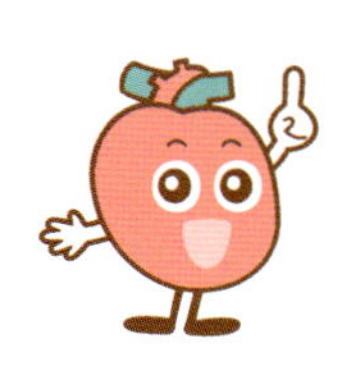

右脚ブロックがあってもすぐに困ることはないため、見つけたとしても「即治療」とならないこともあります

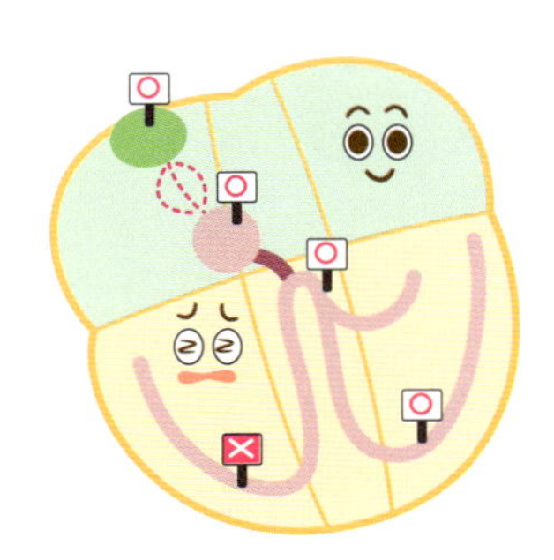

あわせて知りたい！「完全ブロック」と「不完全ブロック」って？

完全ブロックは「QRS幅が0.12秒以上」、それよりQRS幅が短い（ただし0.1秒以上）のが不完全ブロックです。

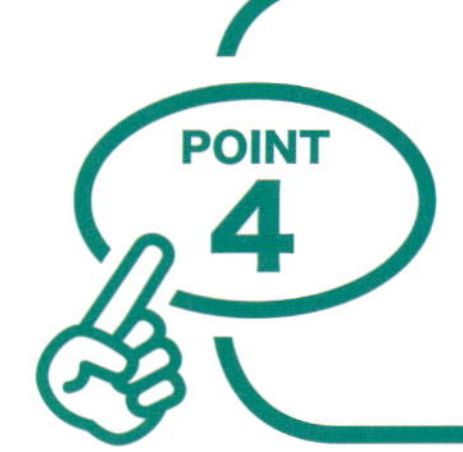
POINT
4

刺激がまったく心室に来なくなると心室補充収縮が出る

心室補充収縮

緊急度 ★★★

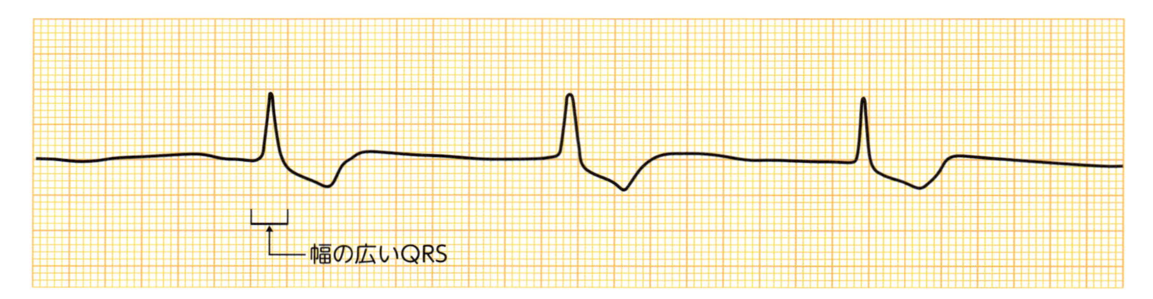
幅の広いQRS

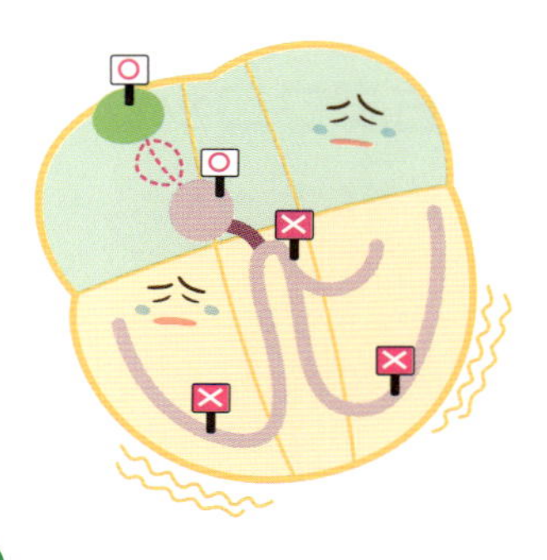

上流にある洞房結節や房室結節から、いくら刺激が出ていても、完全に心室まで届かなくなるとどうなるでしょう？

心室が自動能を発揮して、自ら収縮するのでしたね。これが、心室補充収縮です。

心室の自動能が少ないため、かなりの徐脈になります。心拍出がほぼない状態であるため、非常に危険です。

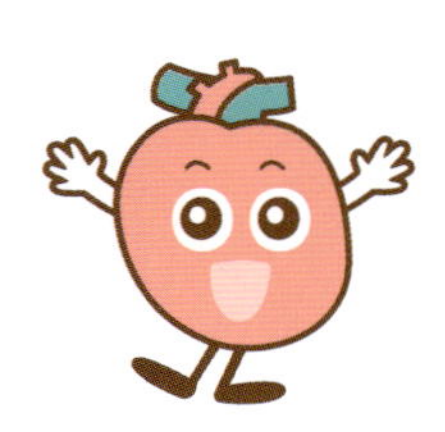

すみやかに心肺蘇生の準備を行う必要があります

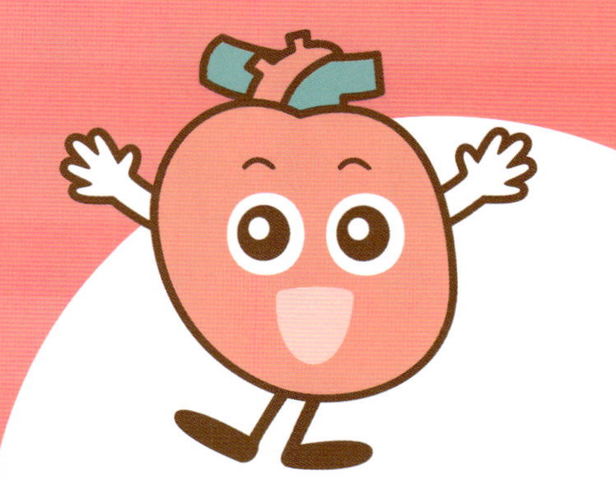

不整脈発見時の対応を知ろう

Part 5

Part 4で、臨床でおさえておきたい不整脈を「発生部位による分類」別にまとめました。

不整脈の治療は、大きく「除細動」「ペーシング」「薬剤投与」の3つに分かれますが、患者の状況によっては、まず「心肺蘇生」が必要となる場合もあります。

ここでは、対応の実際について見ていくことにします。原則として、徐脈の場合はペーシング、頻脈の場合は薬剤治療が中心となります。

1 急変対応が必要な場合

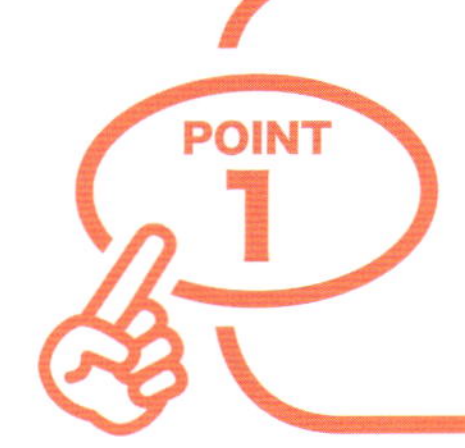
POINT
1

「意識と脈拍がない」場合には、波形があっても心肺蘇生を開始

不整脈を発見したら、すぐにベッドサイドに向かい、まずは**患者さんの状態**を確認しましょう。特に「意識があるか」「脈があるか」の確認は重要です。

波形があっても、**脈なし心室頻拍**（pulseless VT〈パルスレス ブイティ〉）や**無脈性電気活動**（PEA）のように、脈がないため意識もなく、ほぼ心肺停止と同じ状況の場合には、すぐに**心肺蘇生**を開始する必要があるのです。

モニターの心拍数アラームを無視するのは論外ですが、モニターの心拍数表示を鵜呑みにすることも危険です。

対応の流れ

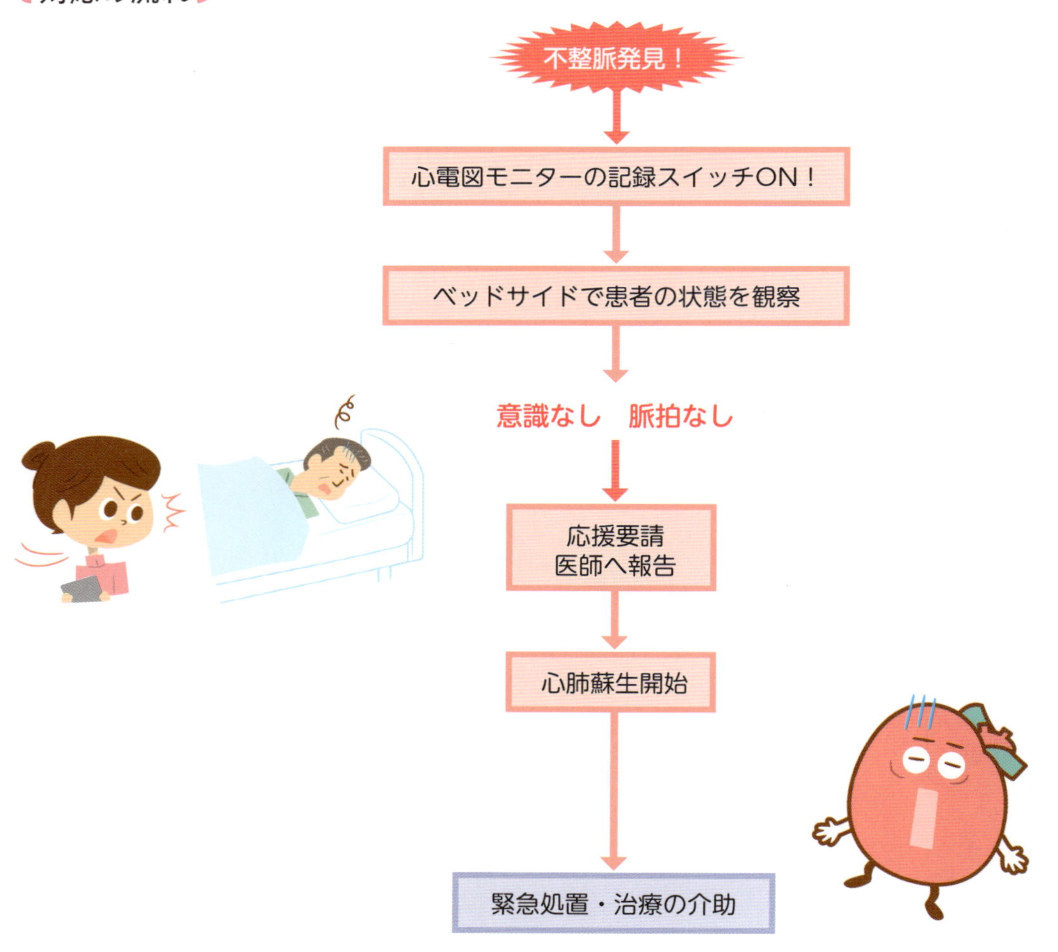
不整脈発見！
心電図モニターの記録スイッチON！
ベッドサイドで患者の状態を観察
意識なし　脈拍なし
応援要請
医師へ報告
心肺蘇生開始
緊急処置・治療の介助

＊1　PEA（pulseless electrical activity）：無脈性電気活動

心肺蘇生を開始すべき波形

心停止（asystole）

無脈性電気活動（PEA）

AED無効
（胸骨圧迫を継続）

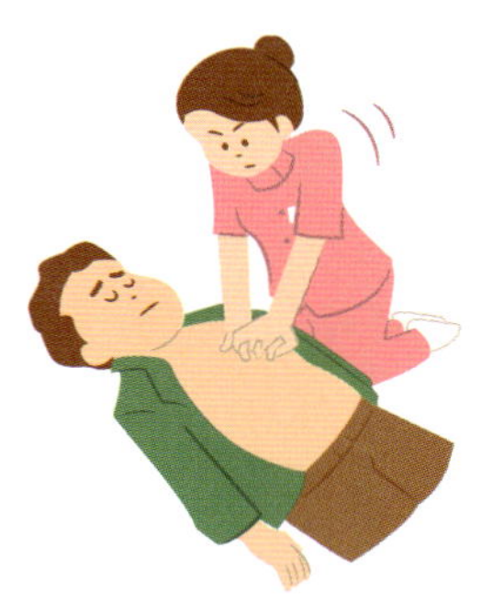

心室細動（Vf）

脈なし心室頻拍（Pulseless VT）

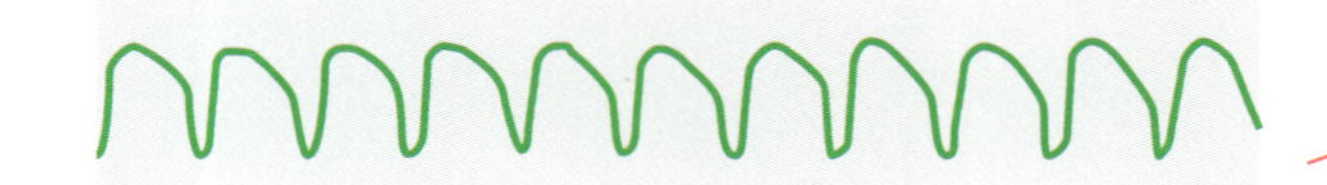

AED有効
（到着したらAED装着）

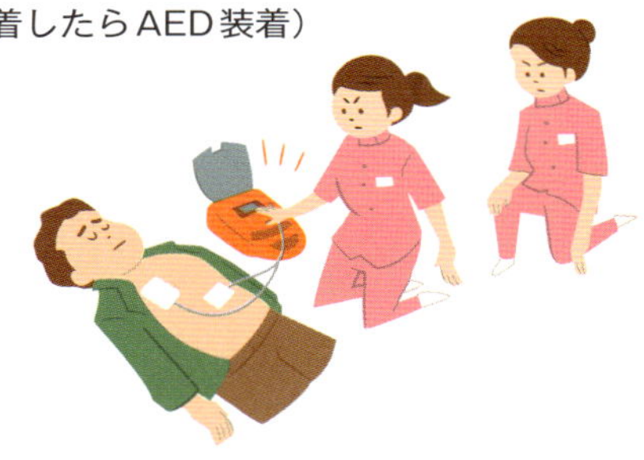

あわせて知りたい！「脈なし心室頻拍」って？

通常の心室性頻拍は、はっきりした脈（心拍）を伴うのが特徴です。しかし、脈なし心室性頻拍は、心拍がなく、心室細動に限りなく近い状態です。したがって、緊急度は非常に高く、すぐに**心肺蘇生**を開始すべき状態です。

同じ「脈がない」波形として、**無脈性電気活動**（PEA）もおさえておきましょう。これは、心電図上に何らかの波形は出ているものの、有効な心拍出が得られておらず、ほぼ心停止と近い状況です。なお、無脈性電気活動に**特有の波形はありません**。洞調律に近い波形であっても、明らかな不整脈（心室細動、脈なし心室性頻拍を除く）であっても、患者さんが**心肺停止**状態にあれば、すべて無脈性電気活動ととらえます。こちらも、すぐに**心肺蘇生**を開始すべき状態です。

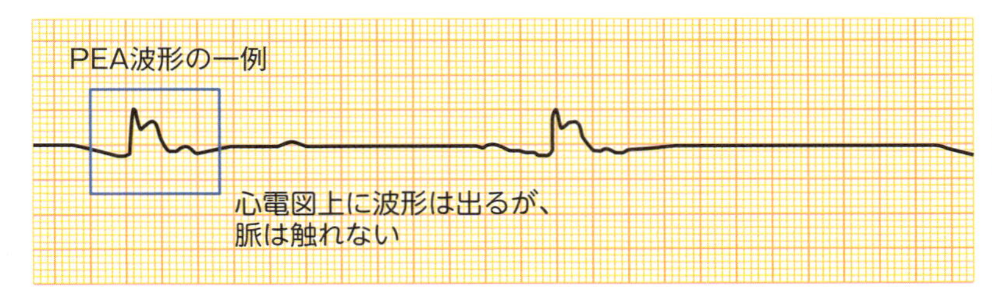
PEA波形の一例
心電図上に波形は出るが、
脈は触れない

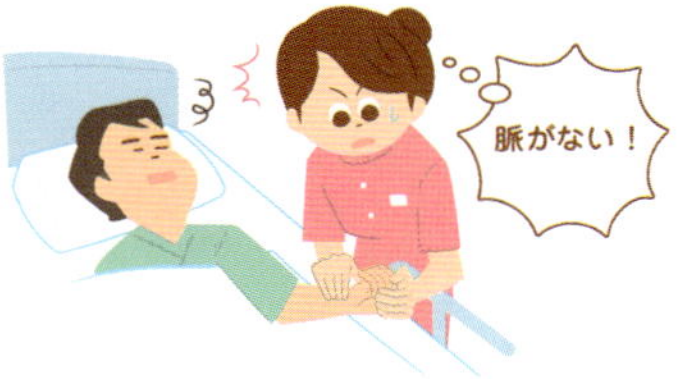
脈がない！

1 心肺蘇生はすみやかに！

脈と呼吸がなく、意識もない場合は、**心肺蘇生**を行う必要があります。

応援を要請し、救急カートやAED[*1]の依頼をすませたら、**胸骨圧迫**を開始します。胸骨圧迫は、心肺蘇生のなかで最も重要な手技です。正しく実施できるよう、日ごろからトレーニングしておく必要があります。

発見者はどう動くか

①応援を呼ぶ

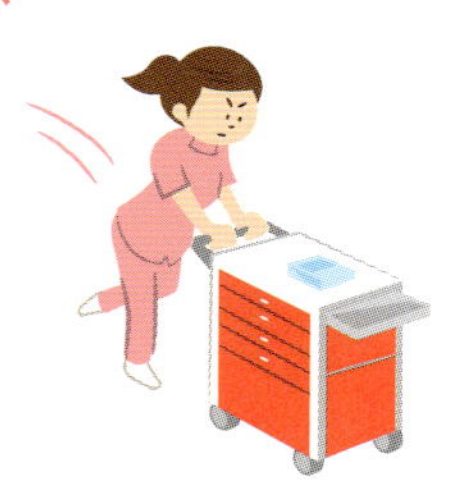

- どんなときでも、まずは応援要請
- 発見者はその場を離れず、救急カートやAEDの準備も依頼
- その場を離れず、胸骨圧迫を行いながら応援の到着を待つ

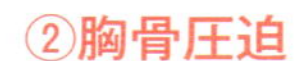

②胸骨圧迫

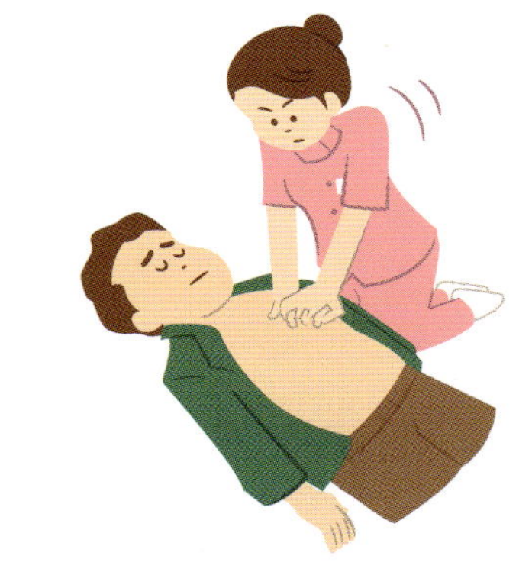

- 胸骨圧迫は継続（交代しながら実施）
- 救急カートやAEDが届いたら、胸骨圧迫に加え、バッグバルブマスクによる人工呼吸を実施

③AED

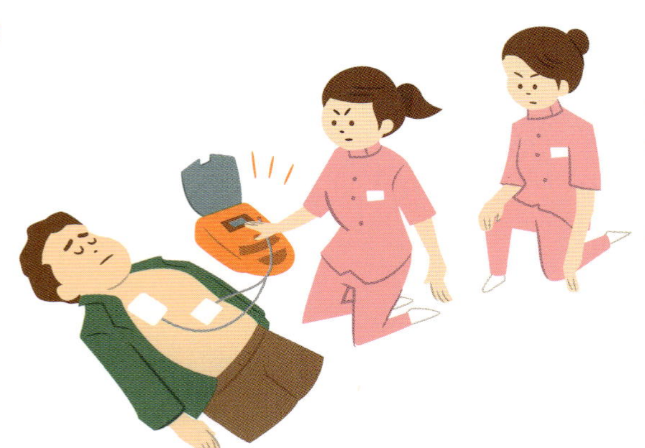

- パッドを貼ったら、AEDの電源をON
- 除細動が必要かどうかは、AEDが自動解析してくれる
- 胸骨圧迫を中断するのは、AEDによる心電図解析・除細動実施時のみ

＊1　AED（automated external defibrillator）：自動体外式除細動器

＊2　BLS（basic life support）：一次救命処置

＊3　CPR（cardiopulmonary resuscitation）：心肺蘇生

心肺蘇生の流れ（BLS＊2医療者用）

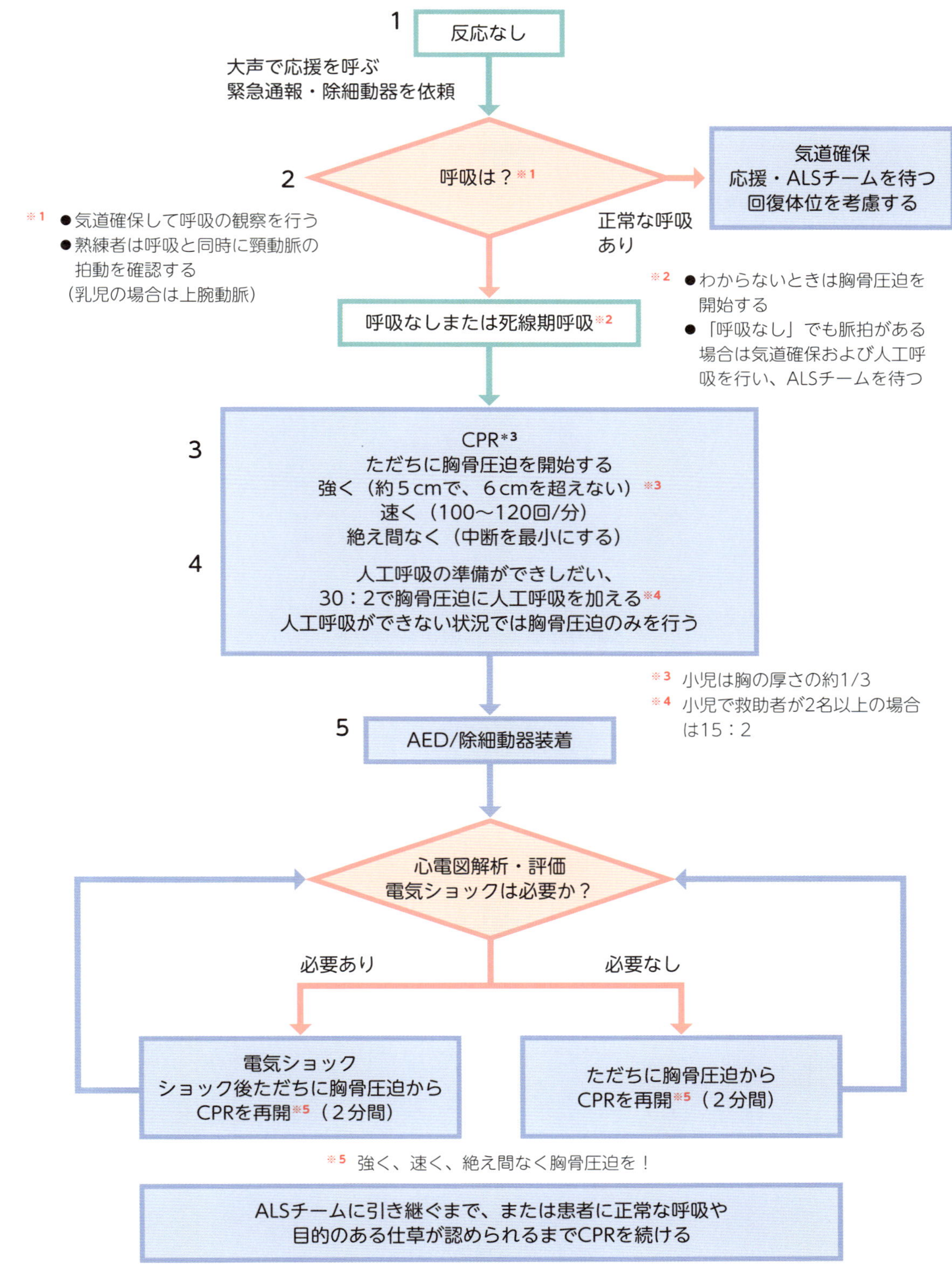
1
反応なし
大声で応援を呼ぶ
緊急通報・除細動器を依頼
2
呼吸は？※1
正常な呼吸
あり
気道確保
応援・ALSチームを待つ
回復体位を考慮する
※1 ●気道確保して呼吸の観察を行う
●熟練者は呼吸と同時に頸動脈の
拍動を確認する
（乳児の場合は上腕動脈）
呼吸なしまたは死線期呼吸※2
※2 ●わからないときは胸骨圧迫を
開始する
●「呼吸なし」でも脈拍がある
場合は気道確保および人工呼
吸を行い、ALSチームを待つ
3
4
CPR＊3
ただちに胸骨圧迫を開始する
強く（約５cmで、６cmを超えない）※3
速く（100～120回/分）
絶え間なく（中断を最小にする）
人工呼吸の準備ができしだい、
30：2で胸骨圧迫に人工呼吸を加える※4
人工呼吸ができない状況では胸骨圧迫のみを行う
※3 小児は胸の厚さの約1/3
※4 小児で救助者が2名以上の場合
は15：2
5
AED/除細動器装着
心電図解析・評価
電気ショックは必要か？
必要あり
必要なし
電気ショック
ショック後ただちに胸骨圧迫から
CPRを再開※5（２分間）
ただちに胸骨圧迫から
CPRを再開※5（２分間）
※5 強く、速く、絶え間なく胸骨圧迫を！
ALSチームに引き継ぐまで、または患者に正常な呼吸や
目的のある仕草が認められるまでCPRを続ける

日本蘇生協議会監修：JRC蘇生ガイドライン2015．医学書院，東京，2016：49．より転載

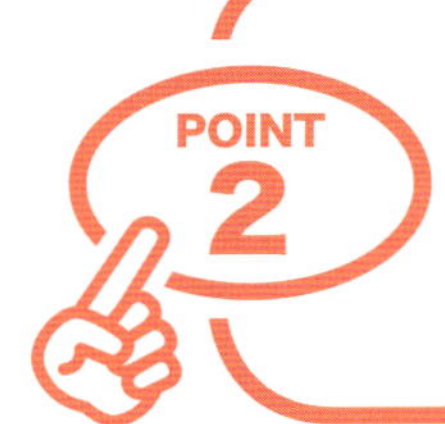
POINT
2

「意識と脈拍が低下」していたら、急変への備えが必要

不整脈があっても、意識清明で脈拍も維持できていれば、それほど急いで対応する必要はありません。医師に報告して今後の指示をもらっておけば大丈夫です。

問題は、意識レベルと脈拍数が低下している場合です。今後、**急変する恐れ**がありますから、注意深くモニタリングし、急変への備えを怠らないようにしましょう。

不整脈への対応の流れ

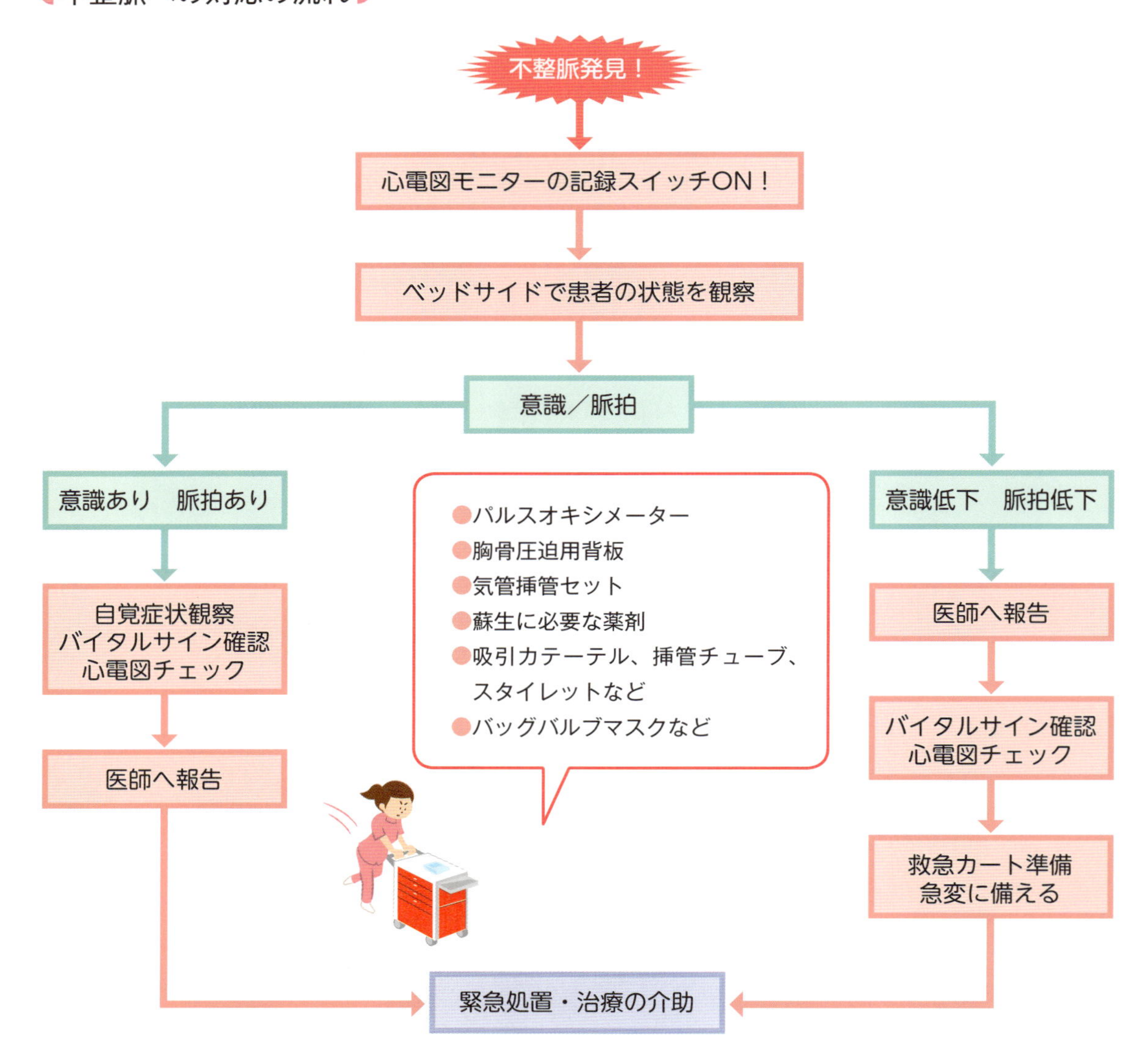
不整脈発見！
心電図モニターの記録スイッチON！
ベッドサイドで患者の状態を観察
意識／脈拍
意識あり　脈拍あり
自覚症状観察
バイタルサイン確認
心電図チェック
医師へ報告
●パルスオキシメーター
●胸骨圧迫用背板
●気管挿管セット
●蘇生に必要な薬剤
●吸引カテーテル、挿管チューブ、スタイレットなど
●バッグバルブマスクなど
意識低下　脈拍低下
医師へ報告
バイタルサイン確認
心電図チェック
救急カート準備
急変に備える
緊急処置・治療の介助

不整脈の緊急度

超緊急 → **致死的不整脈**

- 発見したら、すぐさま対応しないと、死に至る危険な不整脈
- 基礎疾患の有無にかかわらず、迅速な対応が必要（不整脈そのものの重症度・緊急度がきわめて高いため）

<該当するのは…>

心室細動（Vf）→p.95

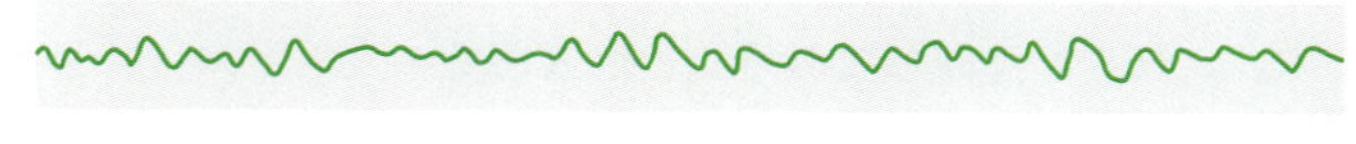

心室頻拍（VT）→p.94

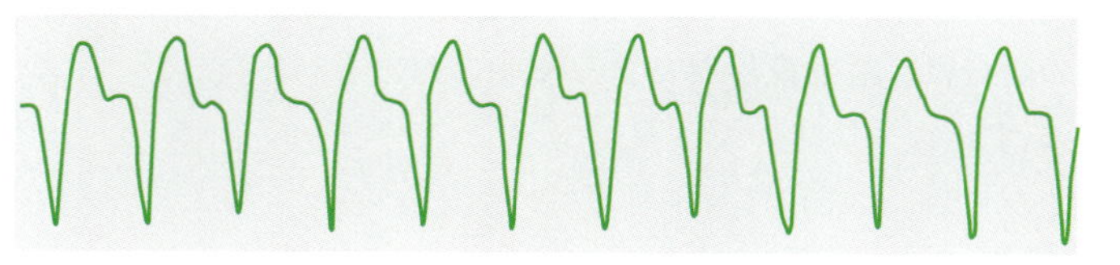

トルサード・ド・ポアン→p.94

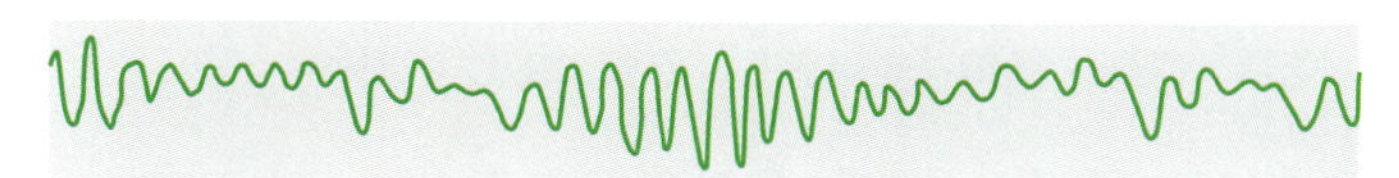

（心室細動・心室頻拍・トルサード・ド・ポアン）→ 頻脈性不整脈

３度房室ブロック→p.77

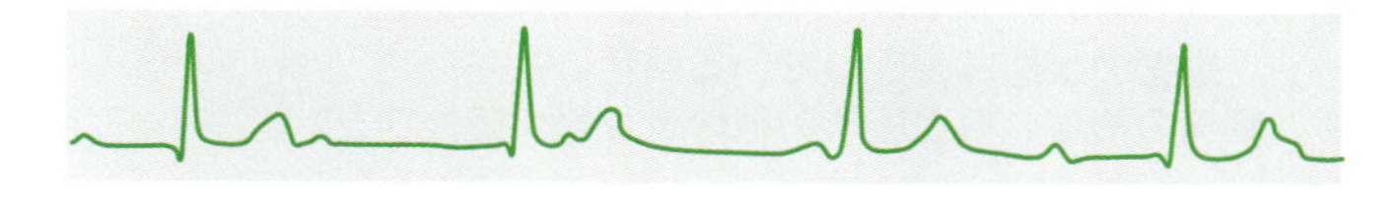

（３度房室ブロック）→ 徐脈性不整脈

危険 → **致死的不整脈に移行しやすい不整脈**

- すぐに生命の危機につながる訳ではないが、致死的不整脈に移行しやすいため、特に注意が必要な不整脈

<該当するのは…>

心室性期外収縮（PVC）→p.89

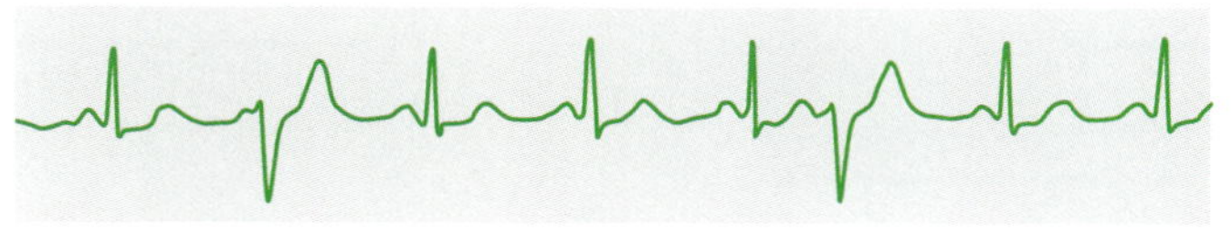

３連発以上、多源性、R on T→p.92～93

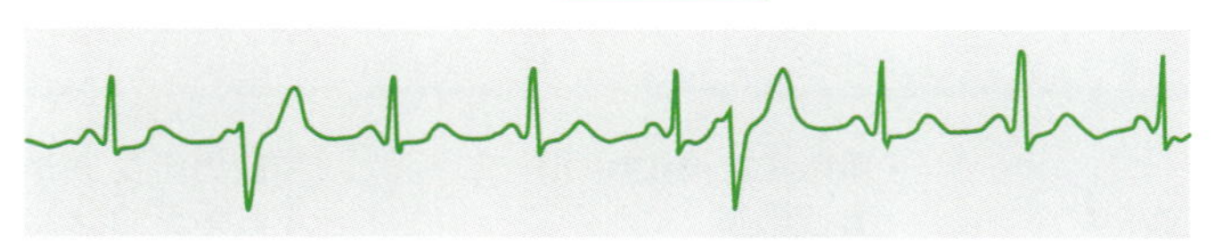

（心室性期外収縮・３連発以上、多源性、R on T）→ 頻脈性不整脈

２度房室ブロック（モビッツⅡ型）→p.77

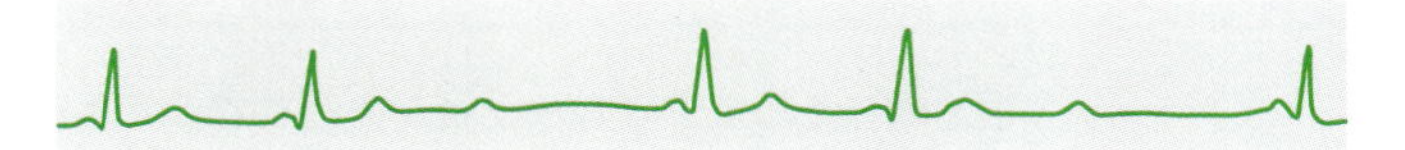

（２度房室ブロック（モビッツⅡ型））→ 徐脈性不整脈

2 頻脈の場合

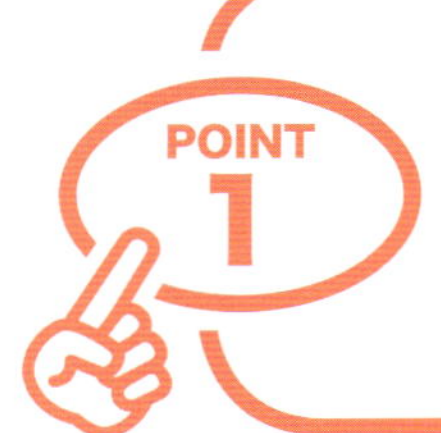
POINT
1

薬剤選択に備えて、症状、QRS幅、RR間隔を確認しておく

頻脈性不整脈の場合、患者の訴える**症状**、**QRS幅**、**RR間隔**により、使用する薬剤が異なります。これらを確認しておくことが大切です。

頻脈性不整脈のうち、致死的不整脈である**心室細動**（Vf）と**心室頻拍**（VT）では一次救命が必要です。危険な不整脈である**心室性期外収縮**（3連発、多源性、R on T）の場合は、薬剤投与などすみやかな対応を行って、洞調律への復帰を目指します。

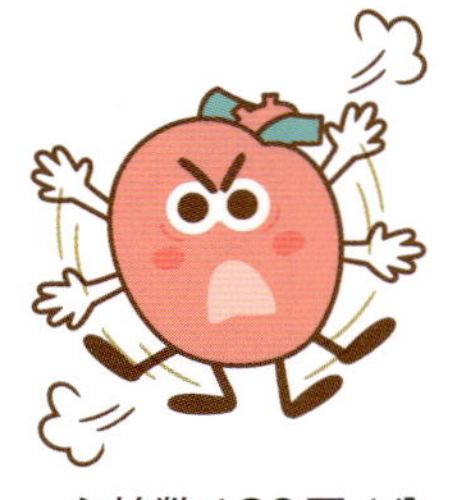

心拍数180回/分
‖
1秒間に3回

頻脈性不整脈への対応の流れ

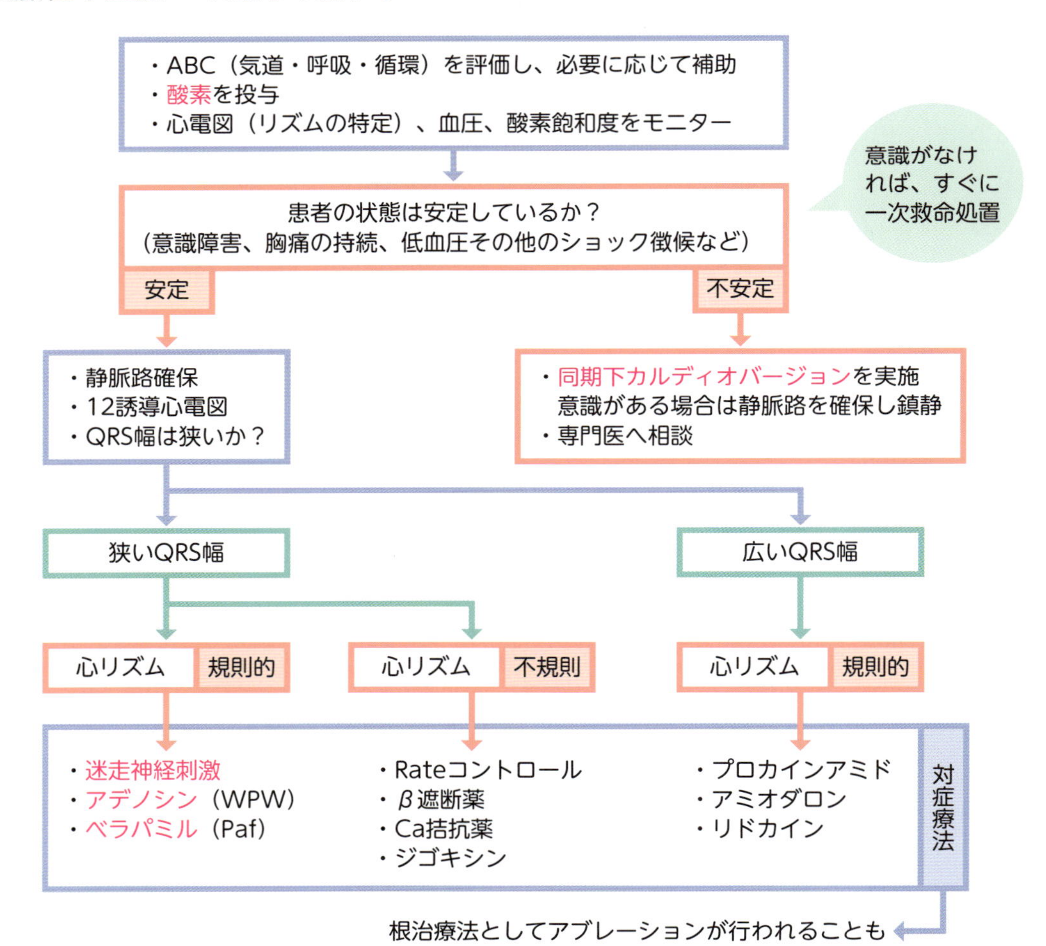
・ABC（気道・呼吸・循環）を評価し、必要に応じて補助
・酸素を投与
・心電図（リズムの特定）、血圧、酸素飽和度をモニター
意識がなければ、すぐに一次救命処置
患者の状態は安定しているか？
（意識障害、胸痛の持続、低血圧その他のショック徴候など）
安定
不安定
・静脈路確保
・12誘導心電図
・QRS幅は狭いか？
・同期下カルディオバージョンを実施
意識がある場合は静脈路を確保し鎮静
・専門医へ相談
狭いQRS幅
広いQRS幅
心リズム 規則的
心リズム 不規則
心リズム 規則的
・迷走神経刺激
・アデノシン（WPW）
・ベラパミル（Paf）
・Rateコントロール
・β遮断薬
・Ca拮抗薬
・ジゴキシン
・プロカインアミド
・アミオダロン
・リドカイン
対症療法
根治療法としてアブレーションが行われることも

1 頻脈性不整脈では薬剤を用いる

薬剤にはさまざまな種類があります。「どの部位に作用するか」によって分類されています。

原因別・頻脈性不整脈へ用いる薬剤

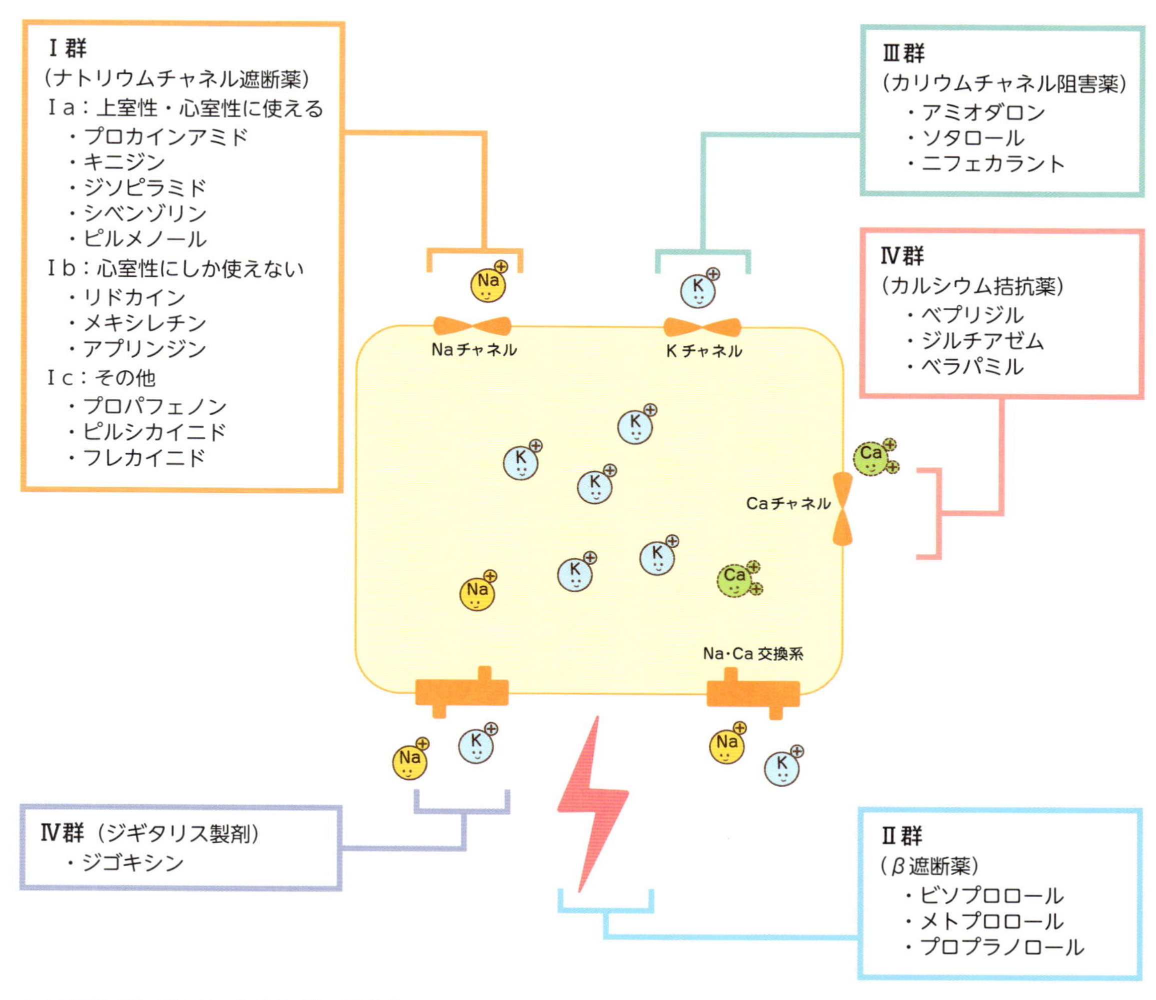

Ⅰ群
(ナトリウムチャネル遮断薬)
Ⅰa：上室性・心室性に使える
・プロカインアミド
・キニジン
・ジソピラミド
・シベンゾリン
・ピルメノール
Ⅰb：心室性にしか使えない
・リドカイン
・メキシレチン
・アプリンジン
Ⅰc：その他
・プロパフェノン
・ピルシカイニド
・フレカイニド
Ⅲ群
(カリウムチャネル阻害薬)
・アミオダロン
・ソタロール
・ニフェカラント
Ⅳ群
(カルシウム拮抗薬)
・ベプリジル
・ジルチアゼム
・ベラパミル
Na
K
Ca
Naチャネル
Kチャネル
Caチャネル
Na・Ca 交換系
Ⅳ群（ジギタリス製剤）
・ジゴキシン
Ⅱ群
(β遮断薬)
・ビソプロロール
・メトプロロール
・プロプラノロール

＊ATPを用いることもあるが、適用外

あわせて知りたい！「同期下カルディオバージョン」って？

一言でいうと「頻脈性不整脈に対する電気ショック」のことです。除細動器を用いてQRSのタイミングと合わせて（同期させて）通電させることから、同期下カルディオバージョンと呼ばれます。

3 徐脈の場合

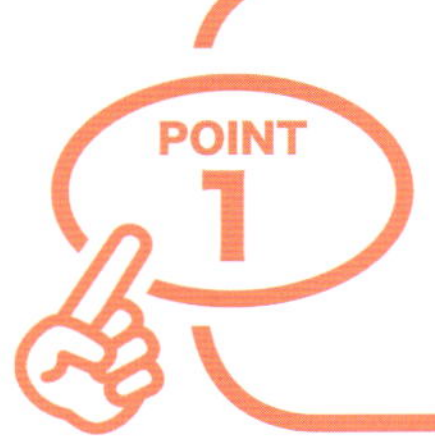
POINT
1

ペーシングには2種類（一時的、恒久的）ある

即対応が必要な徐脈性の不整脈に対しては、**人工ペーシング**を行って、トラブルが生じた刺激伝導系の代わりに刺激の発生や伝達を行う必要があります。

一時的ペーシングは一次的に装着するもので、**体外ペーシング**（心臓血管手術後などに使用）と**経皮的ペーシング**（急変時に使用）に分かれます。

恒久的ペーシングは、**ペースメーカー植込み**です。房室ブロック（2度のモビッツⅡ型、3度）と洞不全症候群の場合に適応となります。

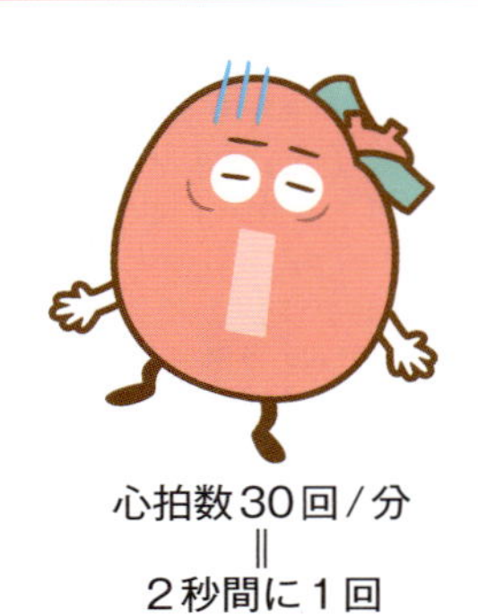

心拍数30回/分
‖
2秒間に1回

徐脈性不整脈への対応の流れ

・気道確保を維持し、必要に応じて呼吸を補助
・酸素を投与　　・静脈路を確保
・心電図（リズムの特定）、血圧・酸素飽和度をモニター

臨床症状も観察すること

↓

徐脈による循環不良の自覚症状があるか？
（急性意識障害、胸痛の持続、低血圧その他のショック徴候など）

十分な循環 → 観察／モニター

循環不良 →
・経皮的ペーシングの準備
→高度ブロックに対して遅れずに使用
・ペーシングを待つ間にアトロピン0.5mg静注を考慮
（総投与量3mgまで反復投与。無効時はペーシング開始）
・ペーシングを待つ間、or ペーシング無効時はアドレナリンまたはドパミンの持続静注を開始

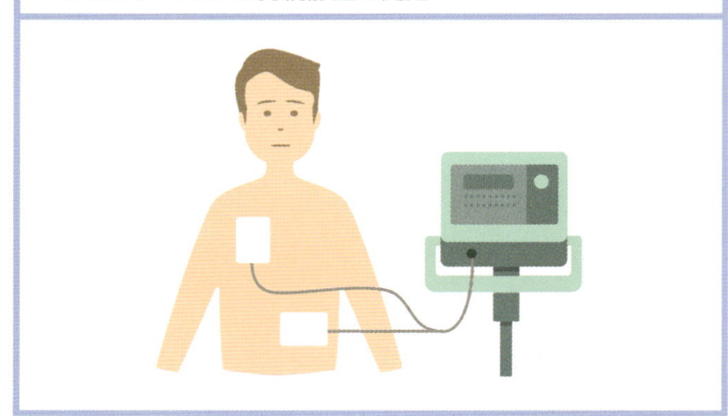

→ 経静脈ペーシングの準備・原因検索

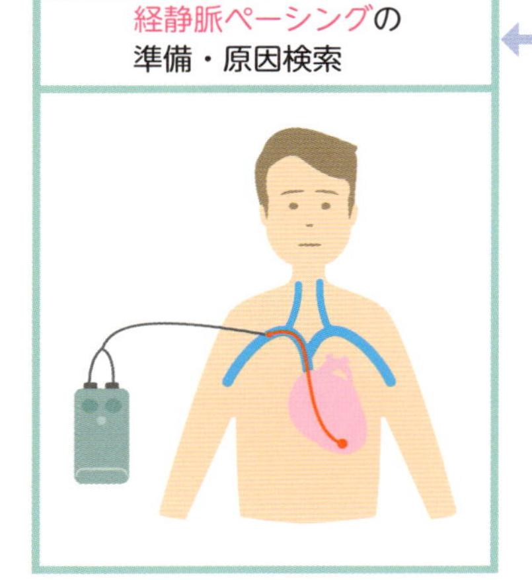

1 「トラブル発生部位」より下流でペーシングを行う

ペーシングは、心臓内で、刺激の**伝導が途切れている部位より下流**で行う必要があります。洞房結節のトラブル（刺激が生まれていない）なら**心房**を、房室結節のトラブル（伝導が途切れている）なら**心室**をペーシングする、ということです。

ペースメーカーの電極は、原則として、静脈系である**右心系**から**中隔**（右心系と左心系の中心部）をめざして挿入します。右心系にそのまま埋め込んでしまうと、左心系の収縮がワンテンポ遅れ、**左脚ブロック**と同じ状況になってしまい、いずれ**心不全**となっていく可能性があるためです。

ペーシングの流れ

通常（心房ペーシングと同じで生理的）

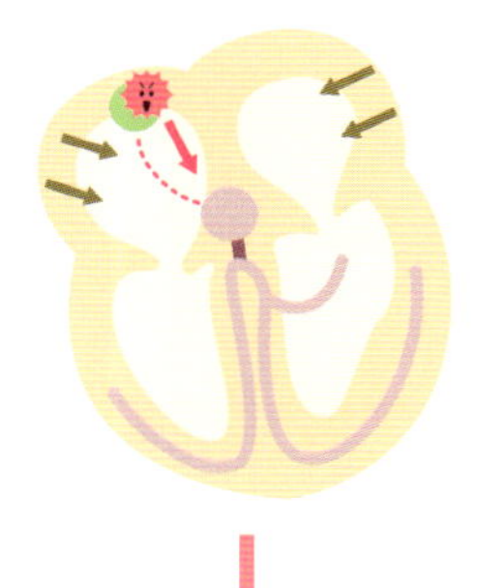

- 洞房結節から刺激発生
- 刺激は心房に伝わり、まず心房が興奮・収縮

↓

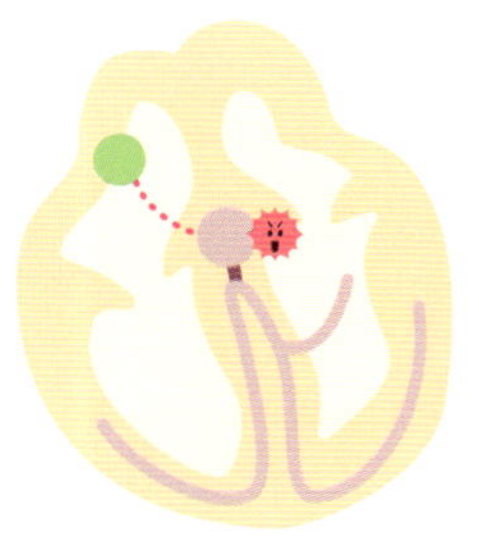

- 心房が収縮している間に房室結節を刺激が通過
- 心室内が興奮し始める

↓

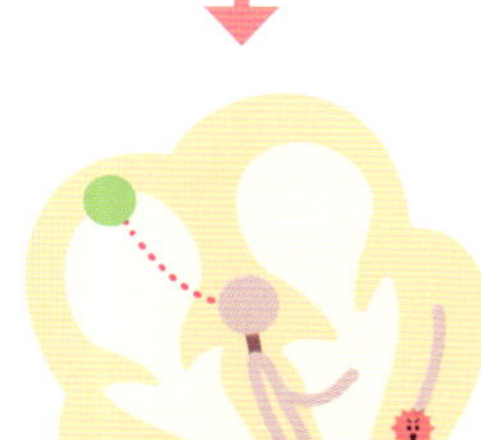

- 心室は、十分に血液を受けとったタイミングで収縮

心室ペーシングで非生理的

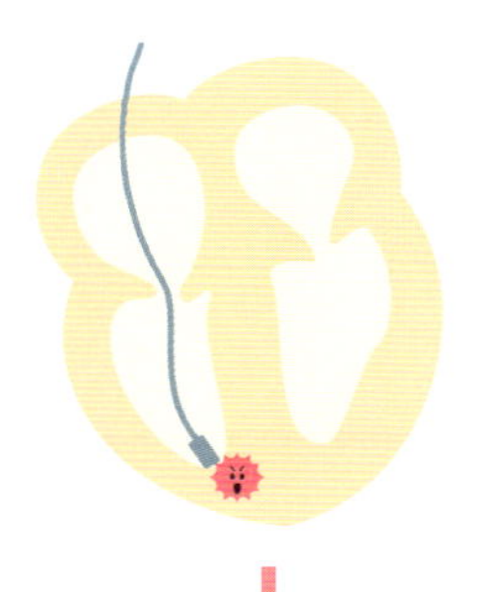

- 右心室心突部（電極埋め込みの部位）から刺激発生

↓

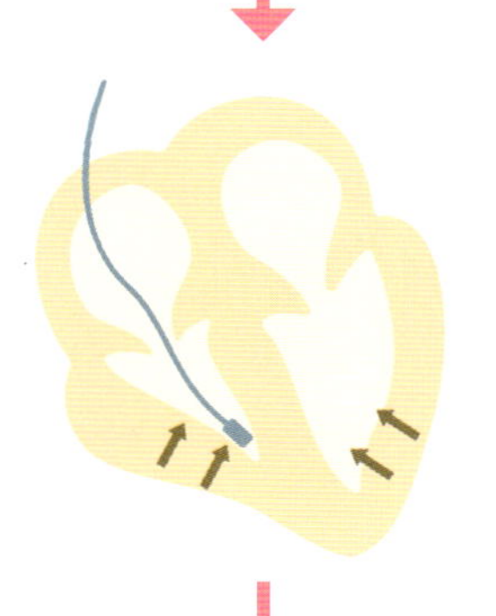

- 心突部から収縮開始
- 右心室（筋肉が薄い）が先に収縮し、続いて左心室（筋肉が厚い）が収縮

↓

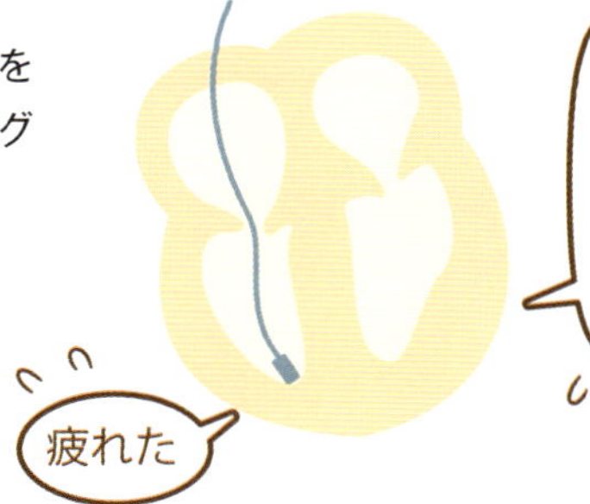
収縮できない
疲れた

- いびつな収縮なので、心筋にとって負担になる

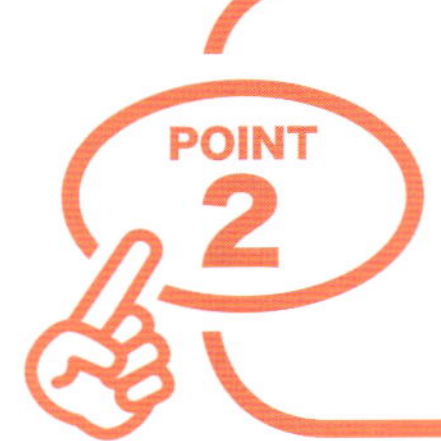
POINT
2

ペーシング波形はペースメーカーコードによって変わる

「どこを、どのように刺激するか」を端的に示すものが、３桁のアルファベットで表現される**ペースメーカーコード**です。刺激する部位・方法が異なれば、心電図の波形も変わるため、現れる心電図波形も異なることに注意が必要です。ここでは、代表的なDDD、AAI、VVI、VDDの４つのコードを見ていきます。

ただし、どこに電極を挿入するとしても、ペーシングは人工的な期外収縮をつくることと同じです。そのため、**スパイク波**（人工的な刺激で現れる直線）が現れることと、**幅広いQRS**になることは、共通です。

ペーシングのコード

ペースをつくる

刺激を出して **ペーシングする部位**	**A** or **V** or **D**

感知する

自己の刺激の有無を **センシングする部位**	**A** or **V** or **D**

対応する

センシング後の対応 センシングの結果に基づいて、必要時ペーシング刺激を出す	**I** or **T** or **D**

あわせて知りたい！「スパイク波がないとき」どう解釈すればいい？

Ｐ波の前にもQRSの前にもスパイク波がなければ、ペーシングをしていないことになりますね。これは「ペーシングがまったくいらない状態（状態がよい）」か「ペーシングがうまくいっていない状態（ペーシング不全）」のどちらかです。状態のよい患者に対してつけっ放しにはしないので、**ペーシング不良**が示唆されます。

A 心房でペーシングする
V 心室でペーシングする

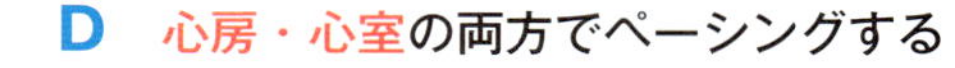
D 心房・心室の両方でペーシングする

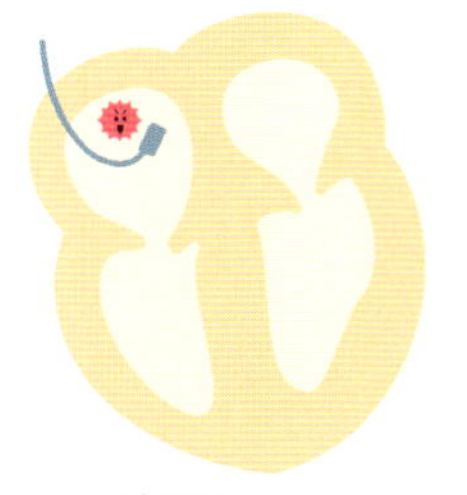

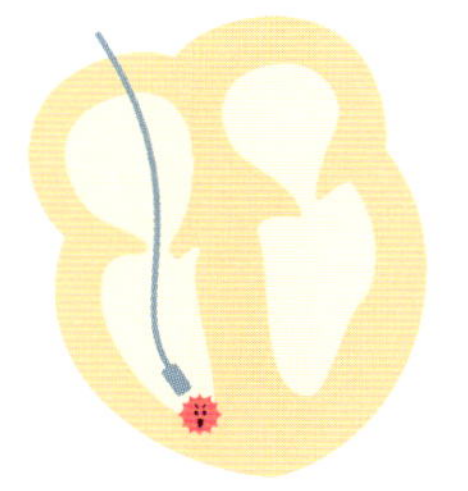

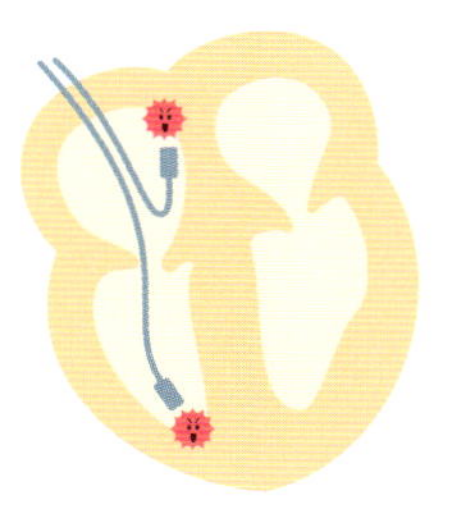

ペーシング刺激

A 心房でセンシングする　**V** 心室でセンシングする　**D** 心房・心室の両方でセンシングする

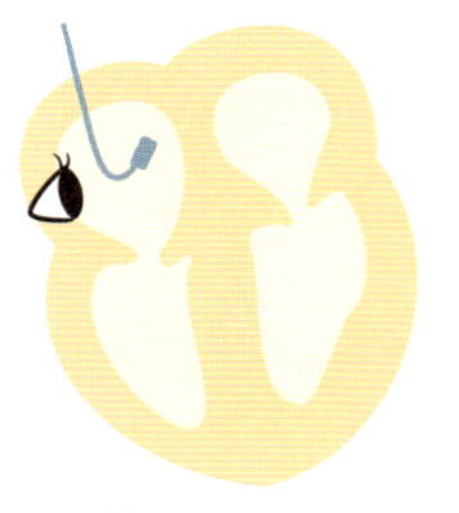

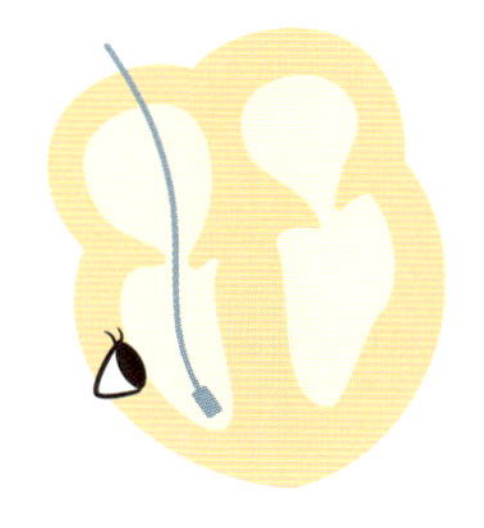

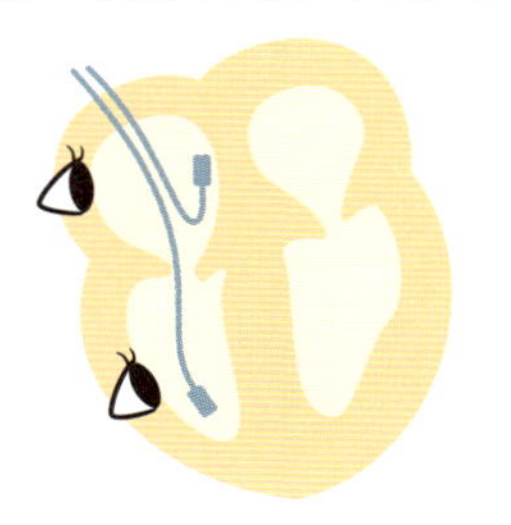

センシングの目

I 自己の刺激がないときだけペーシングする（抑制）

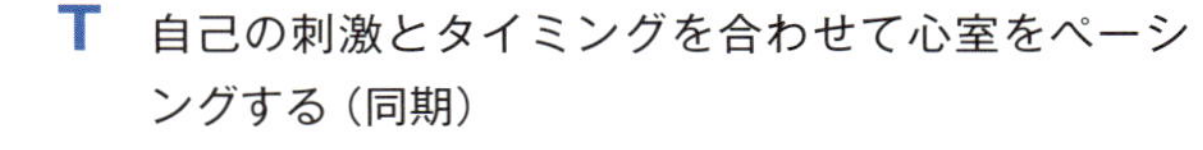
T 自己の刺激とタイミングを合わせて心室をペーシングする（同期）

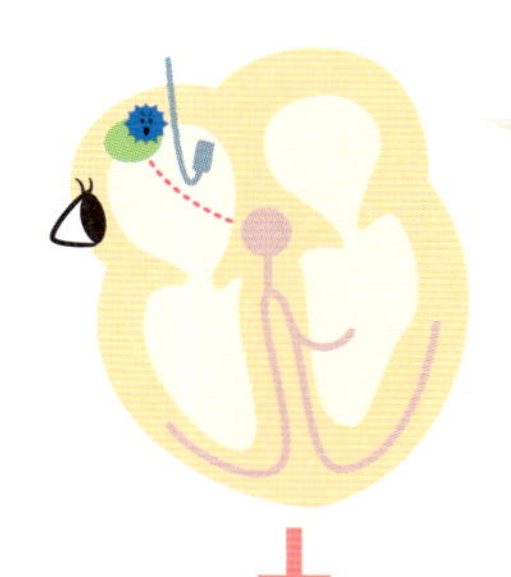

洞房結節から刺激出た！

自己の刺激を感知すると…

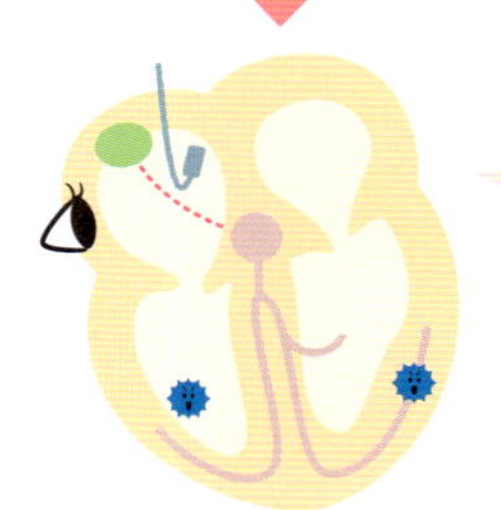

自己の刺激を活かそう！

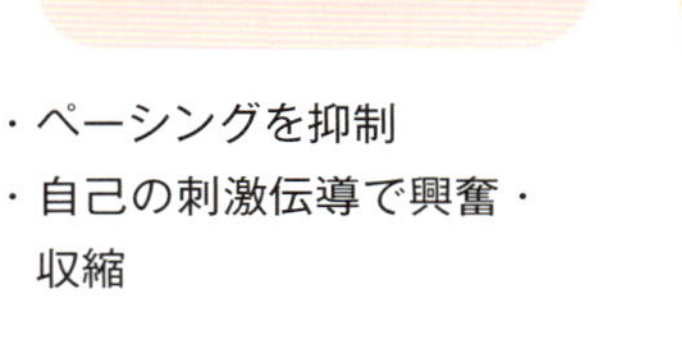
・ペーシングを抑制
・自己の刺激伝導で興奮・収縮

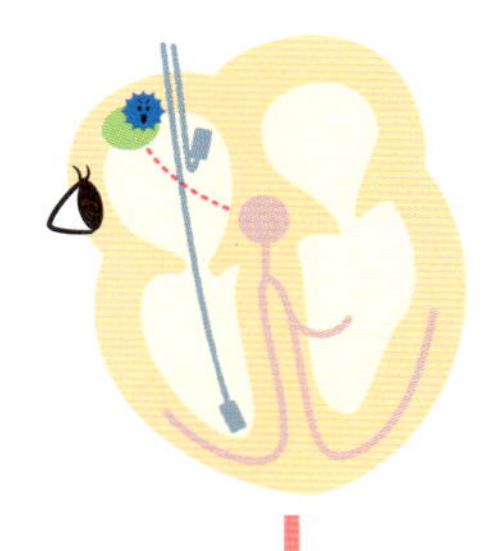

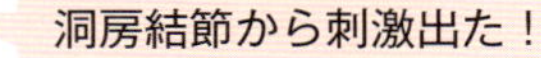
洞房結節から刺激出た！

自己の刺激を感知した後…

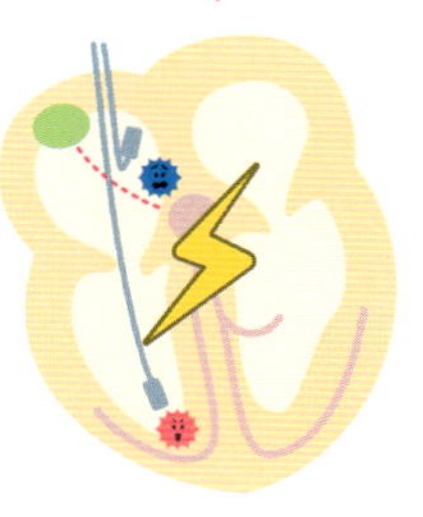

刺激が房室結節を通過できない

・自己刺激で心房は興奮・収縮
・心房の収縮と連動して心室が収縮できるよう心室ペーシング
・心室はペーシング刺激で興奮・収縮

D 抑制も同期も両方行う

1 DDD

最も生理的

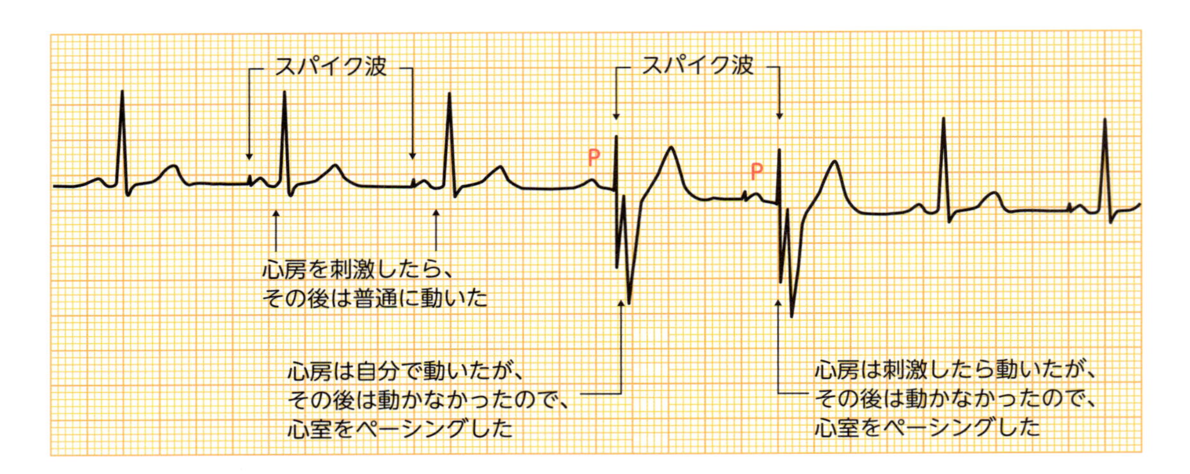
スパイク波
スパイク波
P
P
心房を刺激したら、
その後は普通に動いた
心房は自分で動いたが、
その後は動かなかったので、
心室をペーシングした
心房は刺激したら動いたが、
その後は動かなかったので、
心室をペーシングした

さまざまな状態に合わせて、**できるだけ生理的に**なるようにするのが、DDDです。ほぼすべてのペースメーカー適応疾患に対応できるのが特徴です。

必要があれば心房と心室の両方をペーシングしますが、自己刺激がきちんと発生・伝達していれば、ペーシングを控えます。そのため、同じ波形が続く場合もあれば、そのときに合わせていろいろな形が出てくることもあります。

ただし、リードが２本になるため、合併症のリスクは高くなります。

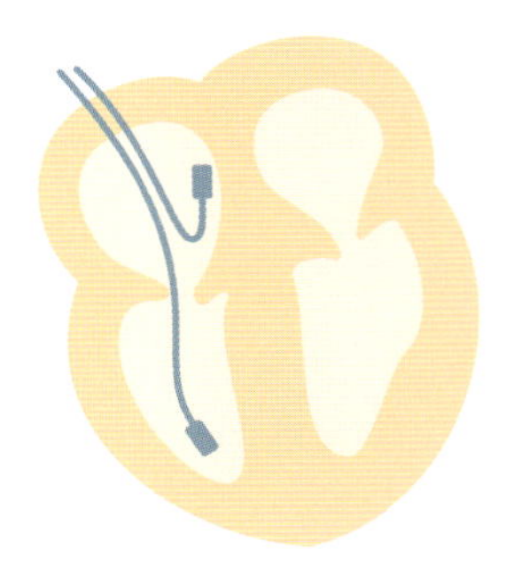

DDDが行うこと

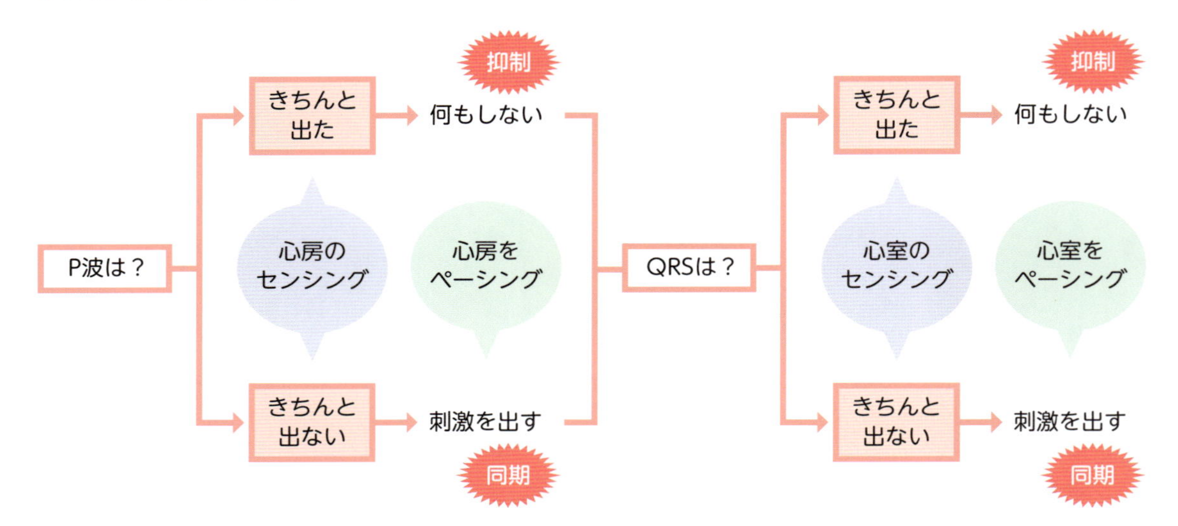
P波は？
きちんと出た
何もしない
抑制
心房のセンシング
心房をペーシング
きちんと出ない
刺激を出す
同期
QRSは？
きちんと出た
何もしない
抑制
心室のセンシング
心室をペーシング
きちんと出ない
刺激を出す
同期

2 AAI

心室ペーシングよりは生理的

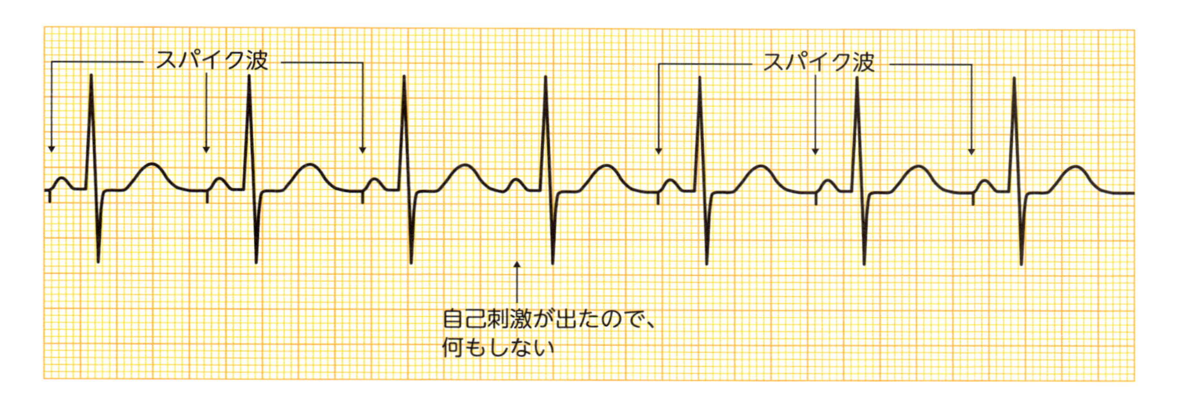
スパイク波
スパイク波
自己刺激が出たので、
何もしない

あくまで**心房を刺激する**だけなのが、AAIです。

洞房結節が刺激を出し忘れて間があいたとき、代わりに人工的な刺激を出しますが、自己刺激がきちんと発生したら心房ページングも控えます。

ただし、心房細動や房室ブロックが出現した場合は対応できません。

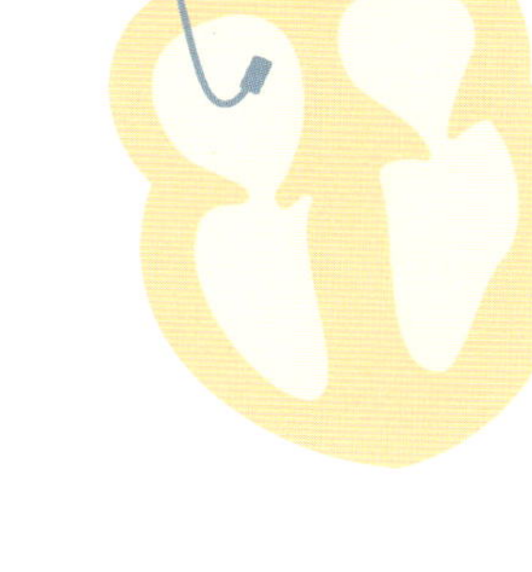

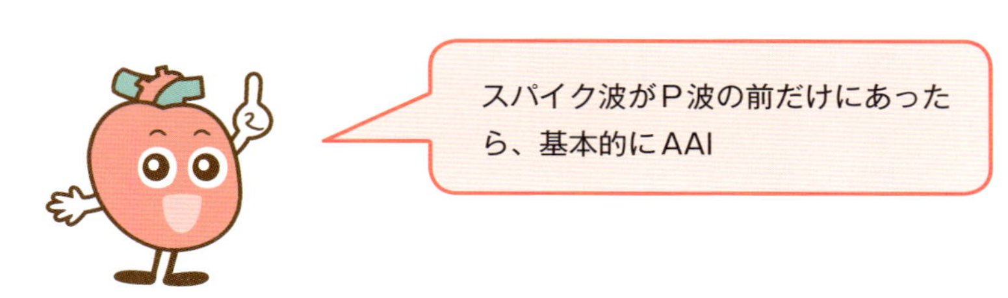
スパイク波がP波の前だけにあったら、基本的にAAI

AAIが行うこと

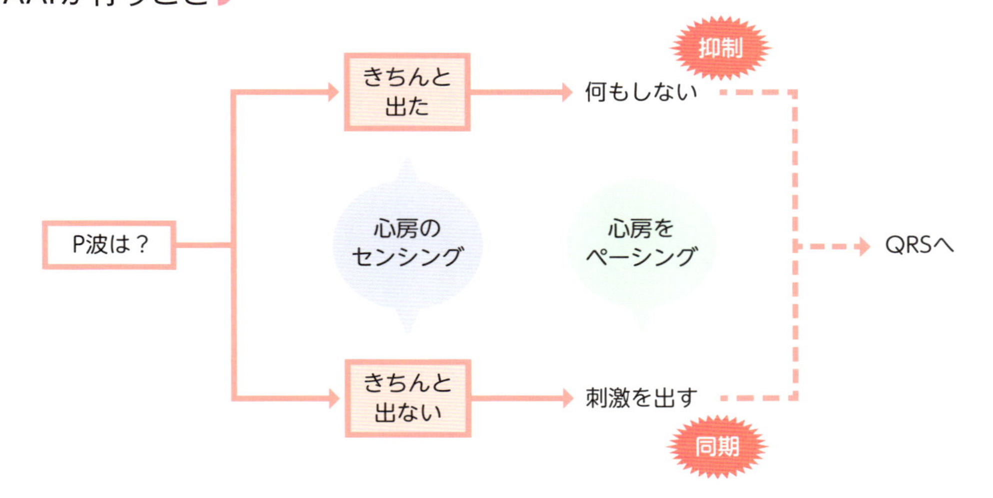
P波は？
きちんと出た
何もしない
抑制
心房のセンシング
心房をページング
QRSへ
きちんと出ない
刺激を出す
同期

3 VVI

非生理的

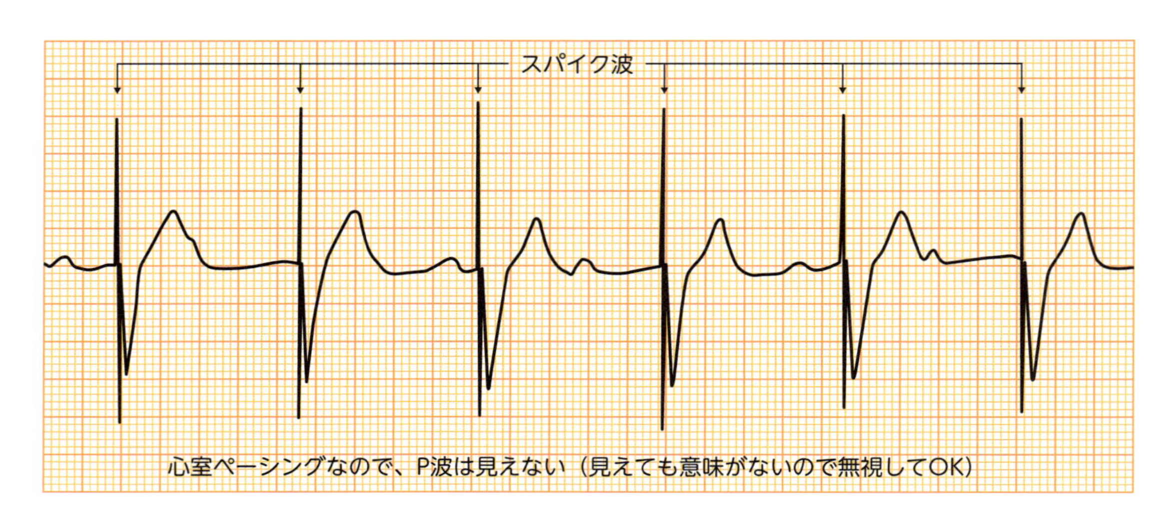
スパイク波
心室ペーシングなので、P波は見えない（見えても意味がないので無視してOK）

あくまで**心室を刺激する**だけなのが、VVIです。

P波とQRSがまったく連動しない状態であるため、P波の後、QRSが出るまでに一定以上の間隔があいたら人工的な刺激を心室に加える設定です。心室が自発的に収縮すれば、心室ページングも控えます。

非生理的なため、心不全をきたす可能性があります。

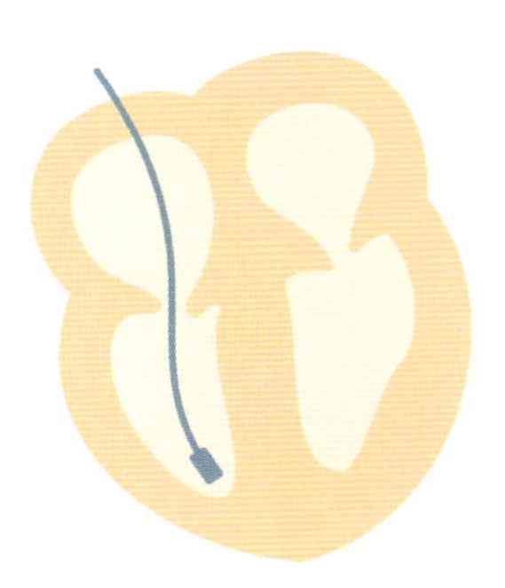

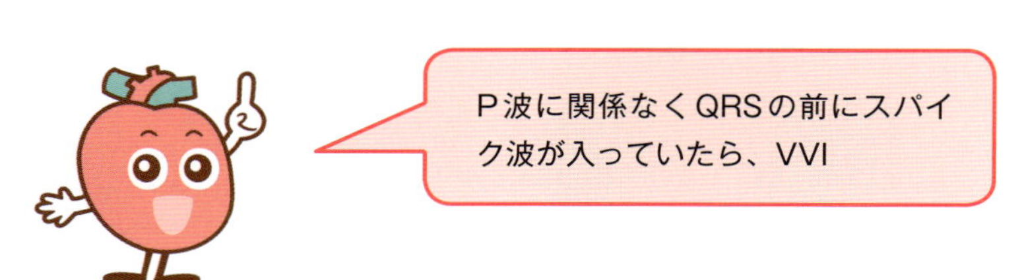
P波に関係なくQRSの前にスパイク波が入っていたら、VVI

VVIが行うこと

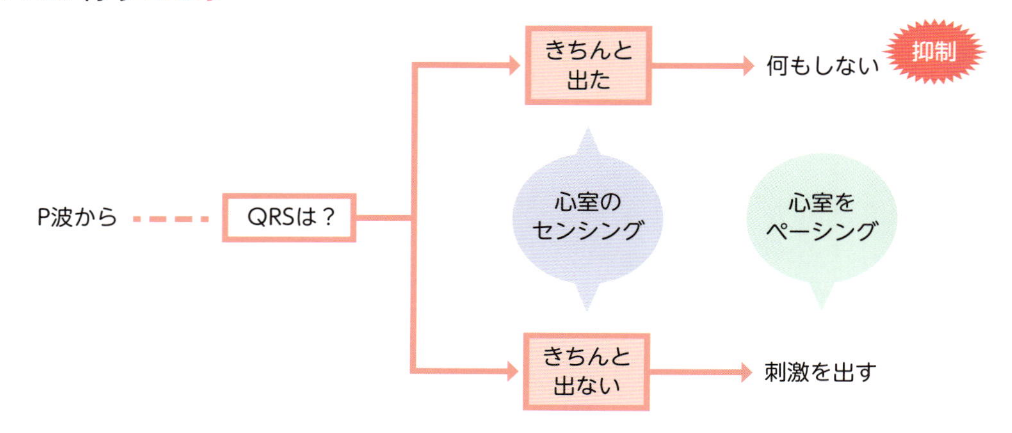
P波から
QRSは？
きちんと出た
何もしない
抑制
心室のセンシング
心室をページング
きちんと出ない
刺激を出す

4 VDD

VVIよりは生理的だが
DDDより劣る

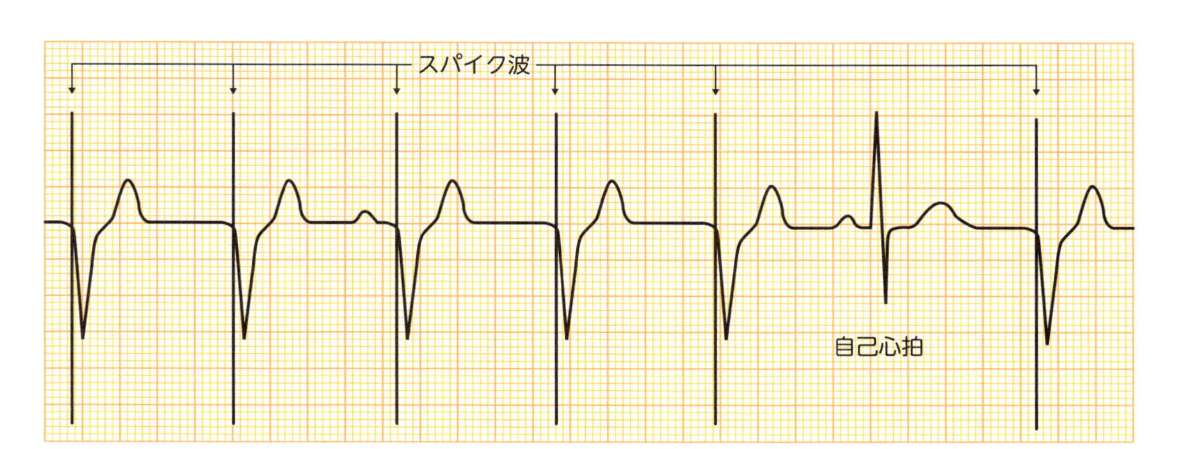
スパイク波
自己心拍

心室を刺激するのですが、心房と心室の収縮をセンシングするのがVDDです。DDDと比べてリードが太く、センシングの精度も劣ります。

ときどき自己刺激がきちんと伝わるので、そのときは心室に余計な刺激を出さないように設定されています。つまり、伝わった刺激とペースメーカーの刺激がぶつからないようにしているわけです。そのため、心房と心室のどちらも感知します。

なお、手術後、洞機能不全を発症した場合には対応できません。

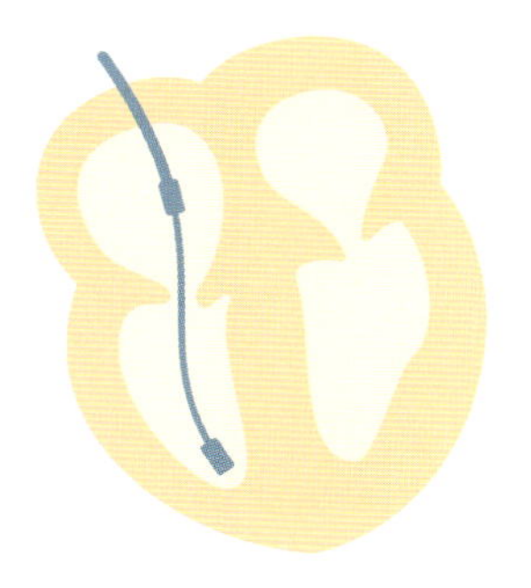

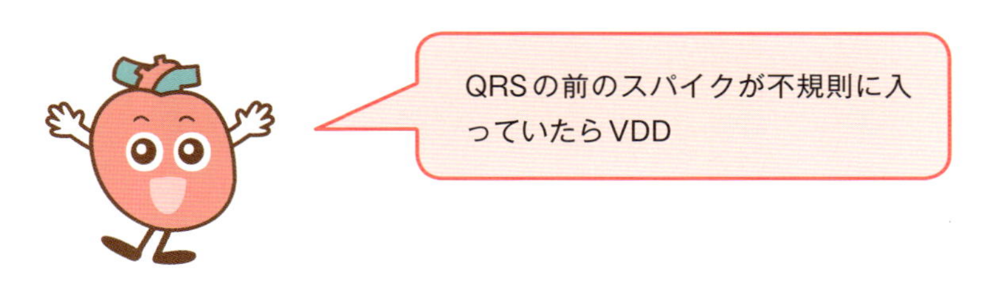
QRSの前のスパイクが不規則に入っていたらVDD

VDDが行うこと

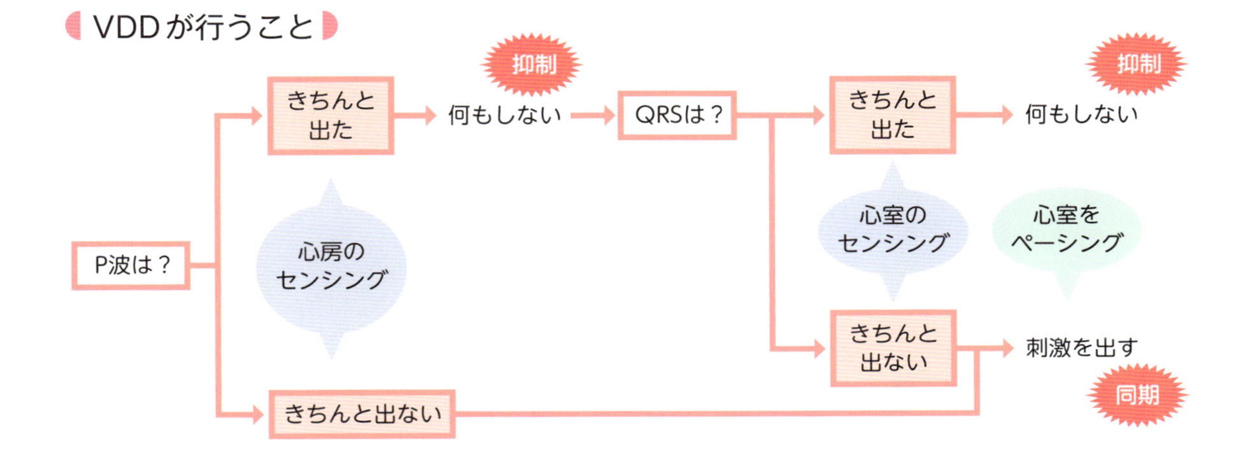
P波は？
心房のセンシング
きちんと出た
抑制
何もしない
QRSは？
きちんと出た
抑制
何もしない
心室のセンシング
心室をペーシング
きちんと出ない
刺激を出す
同期
きちんと出ない

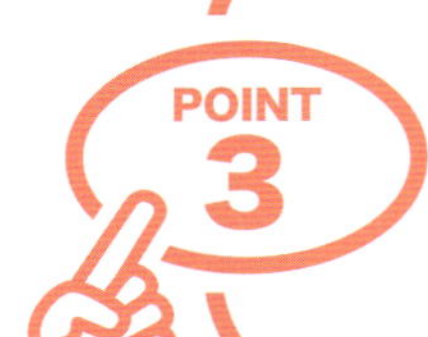
POINT
3

ペースメーカーのトラブルは3種類

ペースメーカーのトラブルが起こると、心電図波形にも異常が出ます。起こりうるトラブルは、オーバーセンシング（敏感すぎる）、アンダーセンシング（鈍感すぎる）、ペーシング不全（不十分）の3つです。

1 オーバーセンシング

敏感すぎる

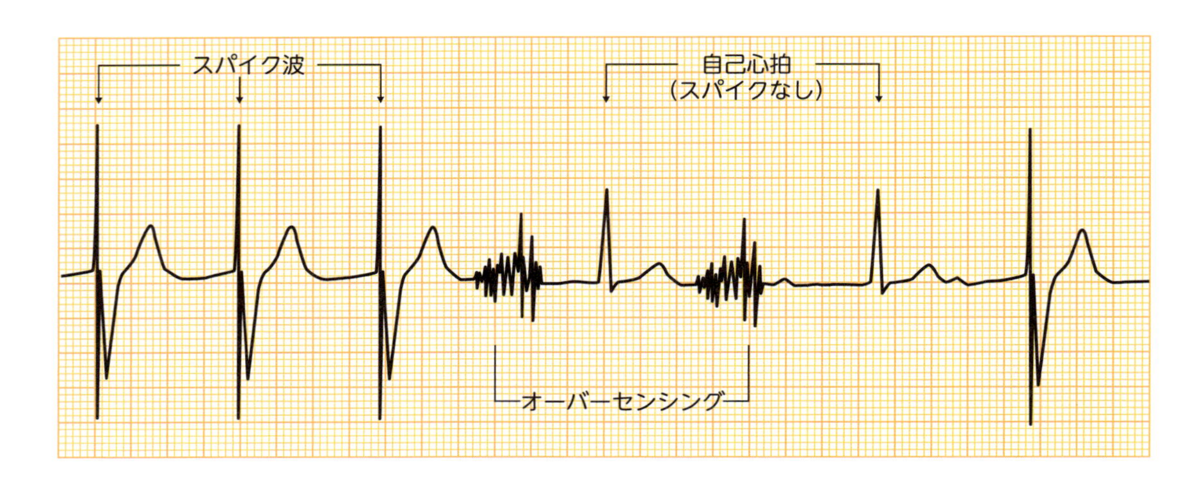
スパイク波
自己心拍
（スパイクなし）
オーバーセンシング

体を動かしたときに生じた筋肉の動き（**筋電図**）などを誤ってセンシングしてしまい、ペースメーカーから本来出るべき刺激が出ない状態です。

オーバーセンシングの場合、モニター心電図であれば、筋電図の混入が少ない**NASA誘導**に変更することが有効とされています。NASA誘導の場合、電極付近に動くものがないため、体動があった場合でも、心電図に大きな影響が出ないとされています。

NASA誘導

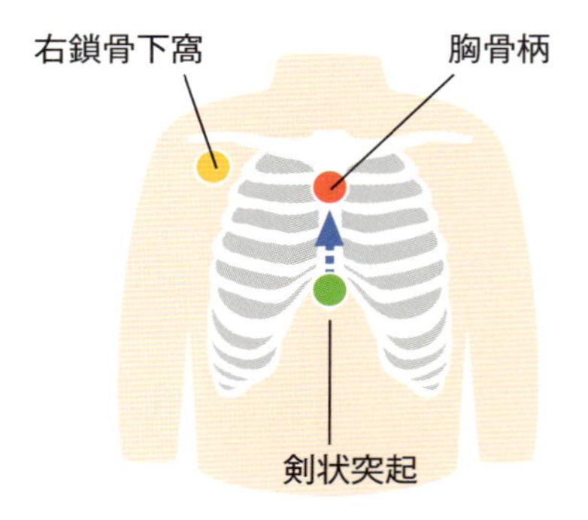
右鎖骨下窩
胸骨柄
剣状突起

2 アンダーセンシング

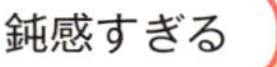
鈍感すぎる

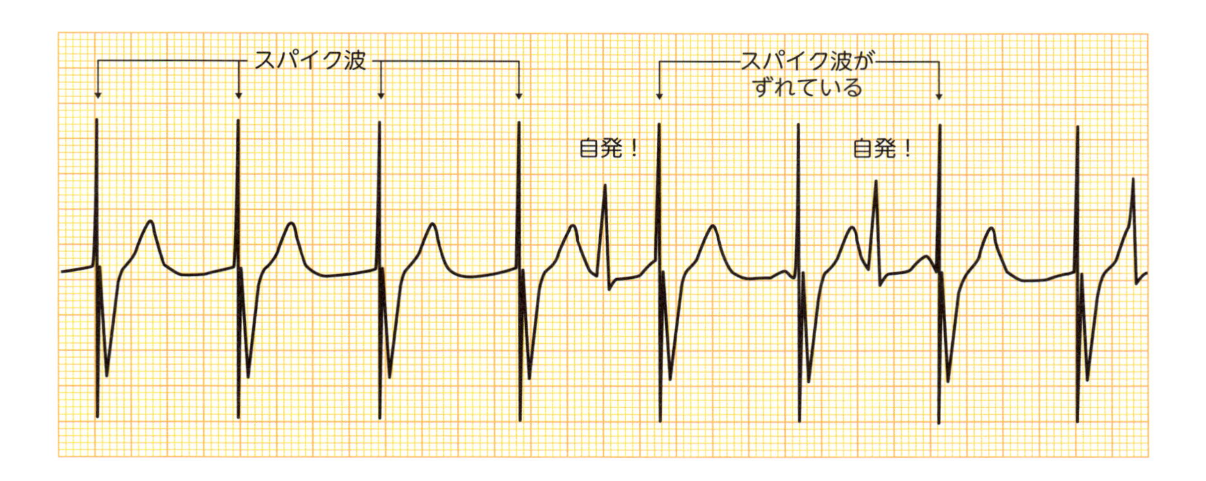
スパイク波
スパイク波が
ずれている
自発！
自発！

心房あるいは心室が動いているのに、それを感知できずにペーシングしてしまう状態です。

アンダーセンシングの場合、少しセンシングの**感度を上げる**必要があります。ただし、感度を上げすぎると、オーバーセンシングになってしまう可能性があるため、注意深く調整することが必要です。

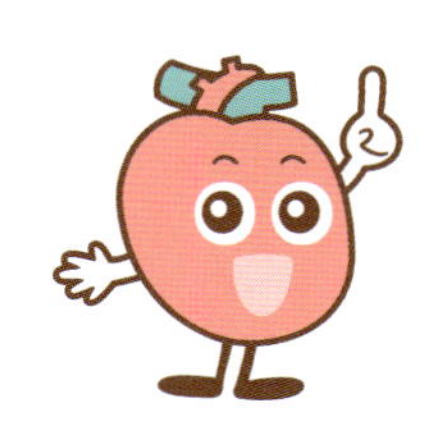

アンダーセンシングによって「ずれたスパイク波」がT波のところで生じると、R on Tと同じ状況になり、心室頻拍（VT）に発展する危険があるため要注意！

3 ペーシング不全

ペーシングできていない

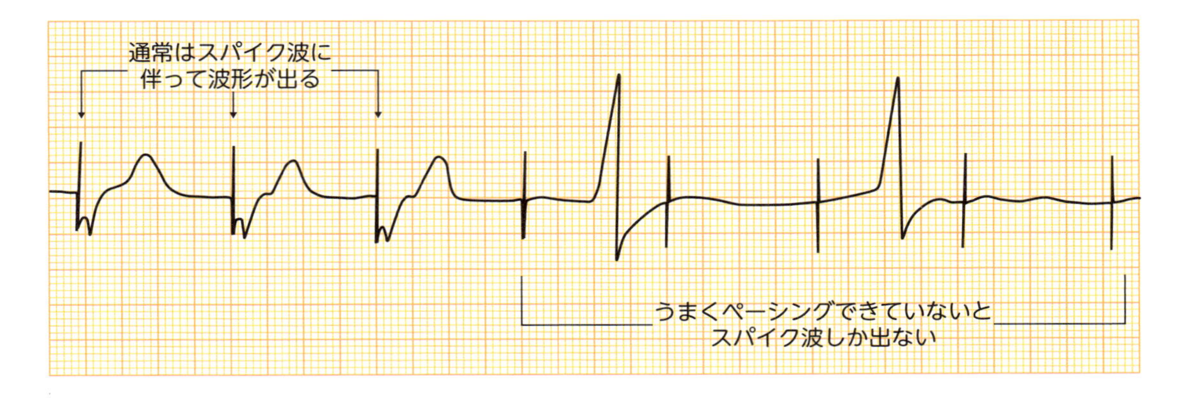
通常はスパイク波に
伴って波形が出る
うまくペーシングできていないと
スパイク波しか出ない

ペースメーカーはちゃんとペーシングしているつもりなのに、有効な心拍が得られていない状態です。電池切れや電極外れなどが考えられます。

あわせて知りたい！ ペーシングの適応となる代表的な疾患

ペーシングの適応となる疾患は、洞不全症候群（SSS）や、房室ブロック（２度房室ブロック：モビッツⅡ型、３度房室ブロック）などです。

房室ブロックと洞不全症候群は恒久的（ペースメーカー植込み）、心臓術後や急変時は一時的（体外ペーシング）が行われることが多いです。

また、急変時には、緊急的に心拍数を維持するために、経皮的ペーシングを行うことがあります。

洞性徐脈

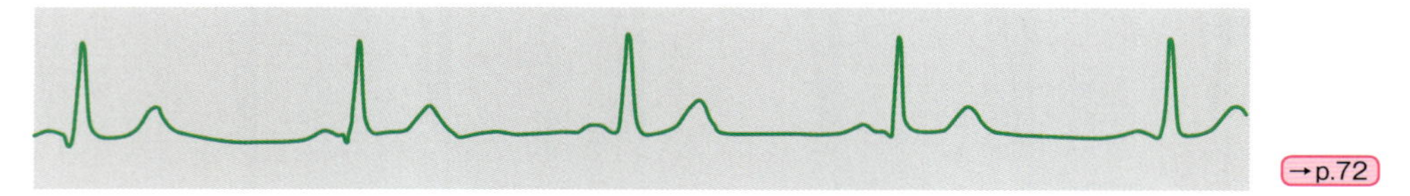

→p.72

洞停止

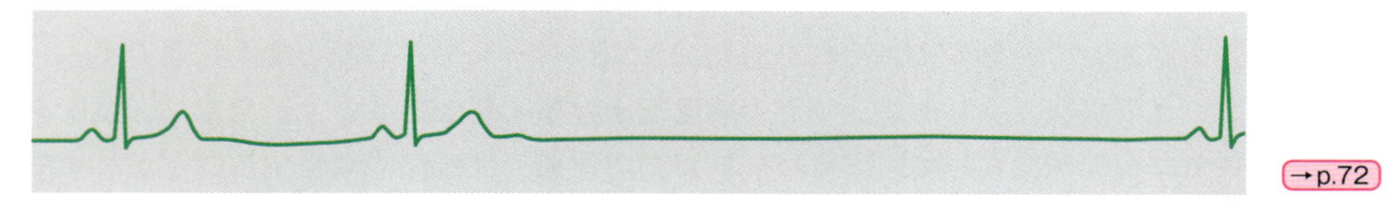

→p.72

洞房ブロック

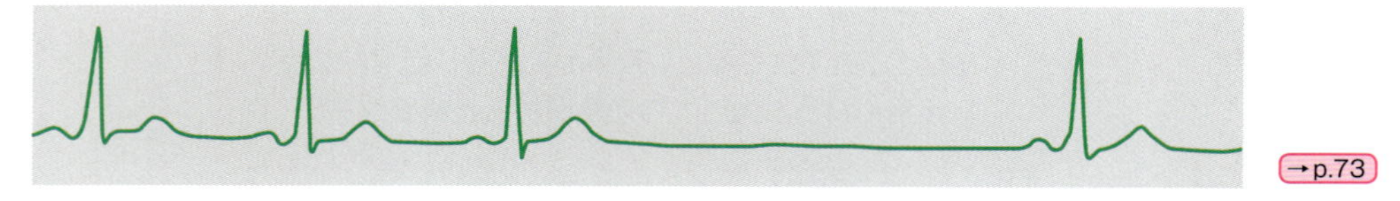

→p.73

徐脈頻脈症候群

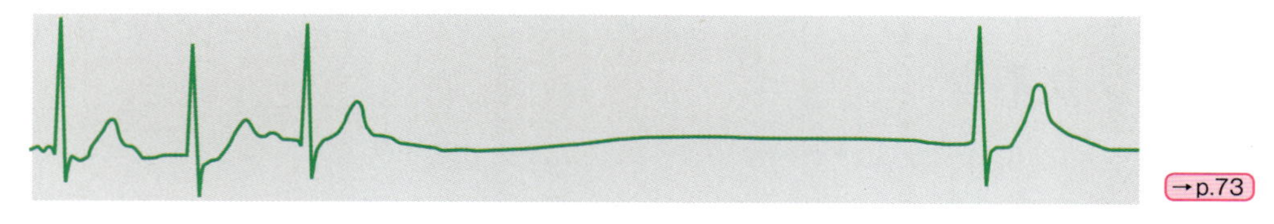

→p.73

２度房室ブロック：モビッツⅡ型

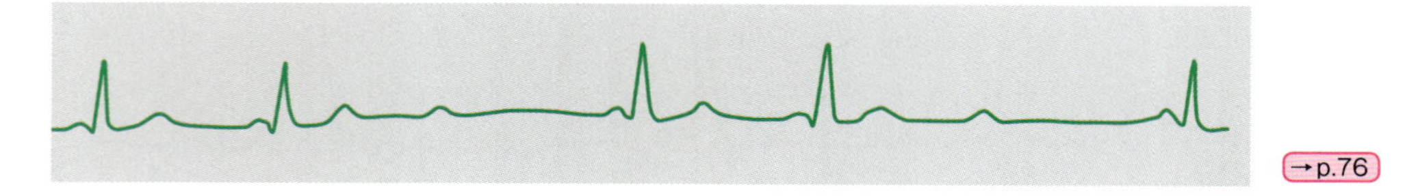

→p.76

３度房室ブロック

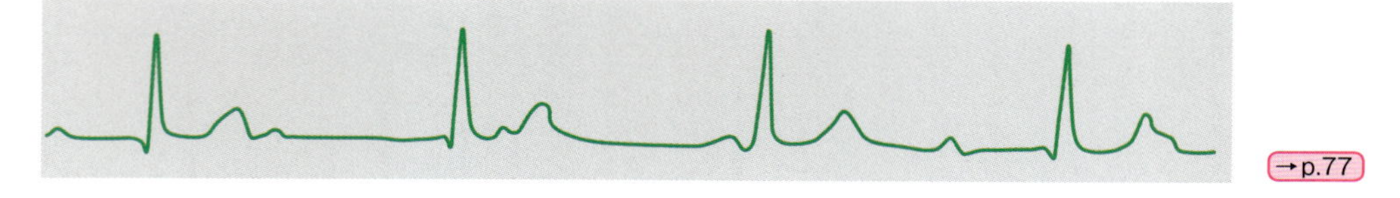

→p.77

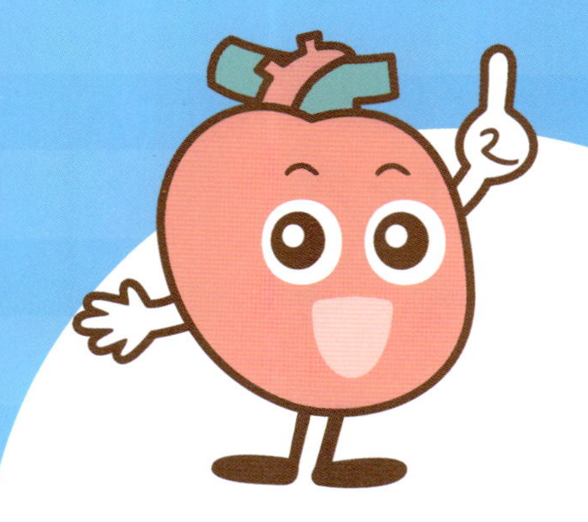

心筋障害の波形を知ろう（12誘導心電図）

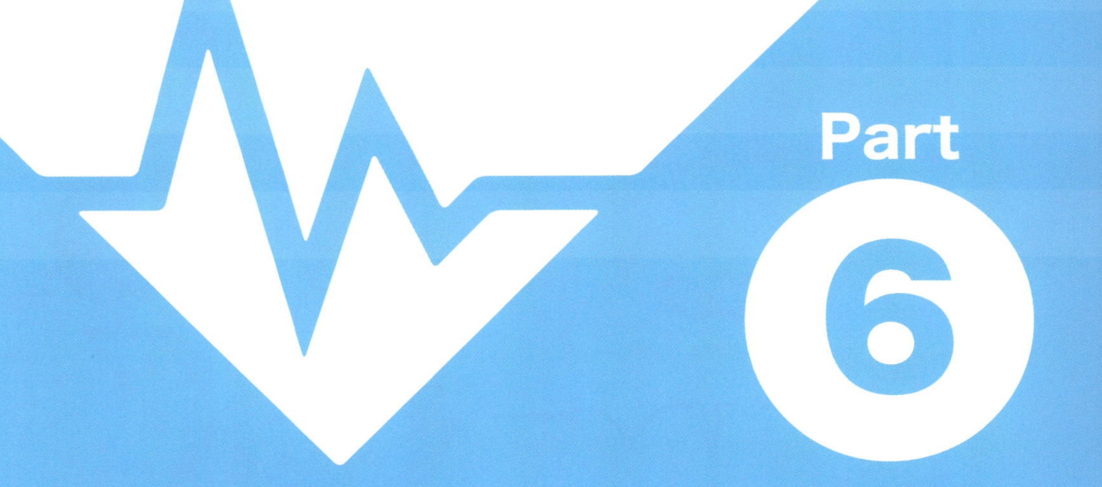

Part 6

Part 5で、心電図異常のうち、不整脈（リズム異常）の治療として行われる「ペーシング実施時の波形」を見てきました。

ここでは、心電図異常のもう1つの原因となる「心臓の傷口」の探し方を見ていきます。

1 心筋障害はST変化として現れる

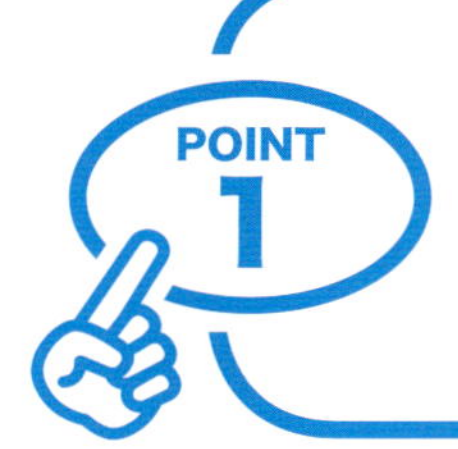
POINT
1

12誘導心電図はST変化だけを見ればいい

心筋障害（心筋梗塞など）が起こると、障害部位にはよけいな電気（障害電流）が生まれます。障害によって漏電が生じ、電気を出すのです。

漏電が波形として現れる場所は、ST部です。そのため、心筋障害を見抜くためには、**ST変化**だけをみればよい、ということです。つまり、12誘導心電図のどこ（どの誘導）でST変化が著明に出ているかがわかれば、どこに心筋障害があるかがわかるのです。

心筋障害があれば「隣り合った2つ以上の誘導」でST変化が現れます。ST変化がはっきり現れない場合には、反対側にある誘導で見られる**ミラーリング**（鏡像）をヒントに探していくこともあります。

ミラーリング

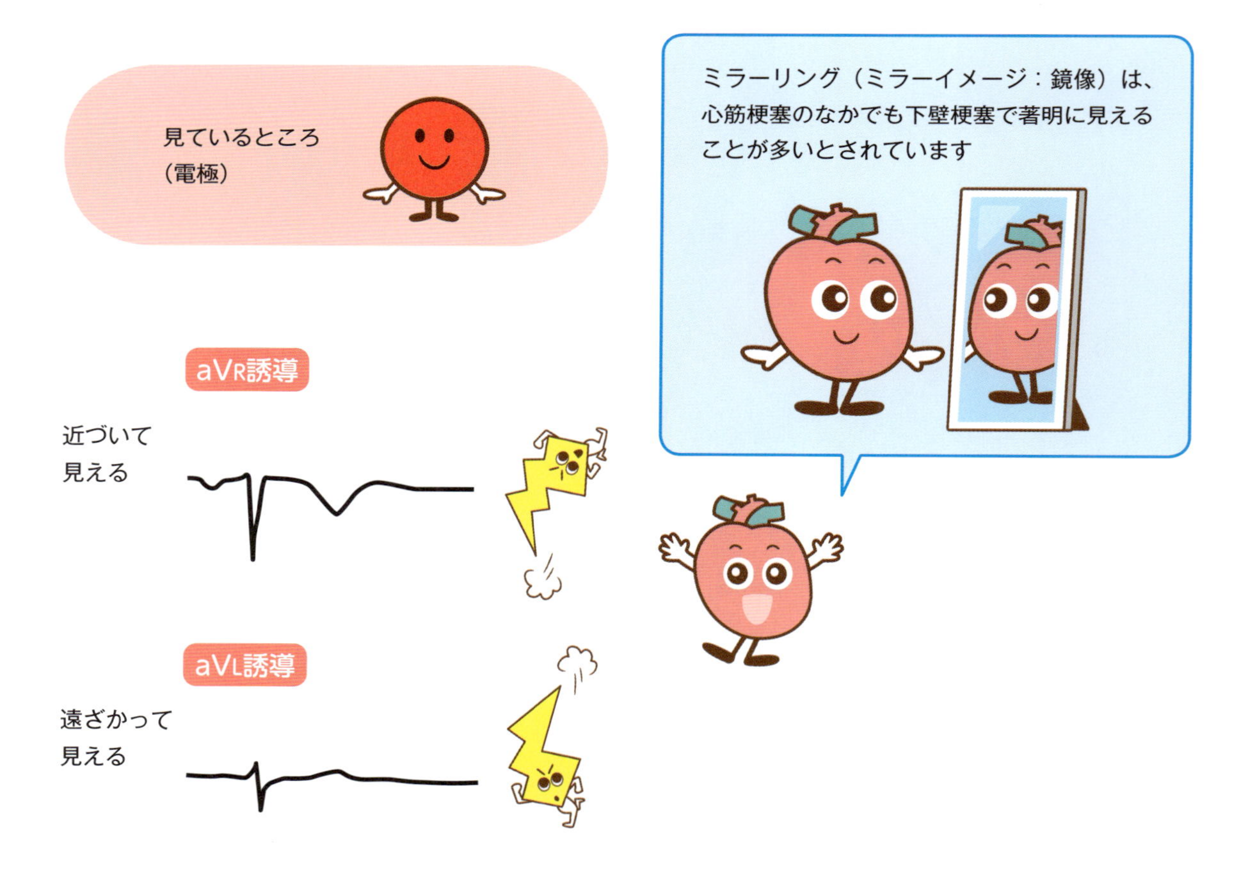
見ているところ
（電極）
ミラーリング（ミラーイメージ：鏡像）は、
心筋梗塞のなかでも下壁梗塞で著明に見える
ことが多いとされています
aVR誘導
近づいて
見える
aVL誘導
遠ざかって
見える

おさらい：電極が「見ている」位置

標準肢誘導

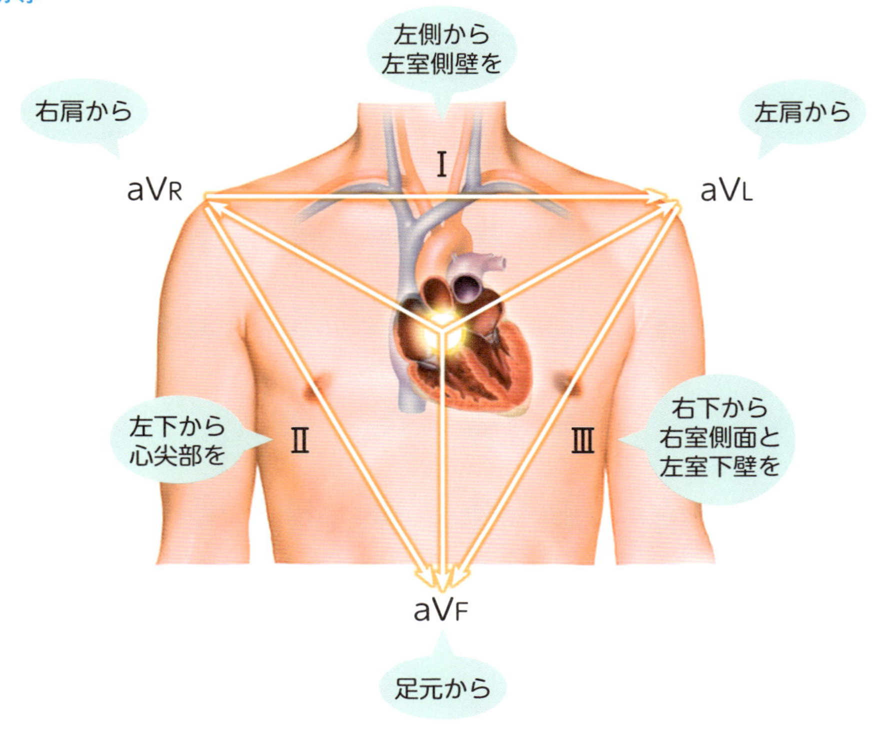
左側から
左室側壁を
右肩から
左肩から
aVR
aVL
I
左下から
心尖部を
II
III
右下から
右室側面と
左室下壁を
aVF
足元から

胸部誘導

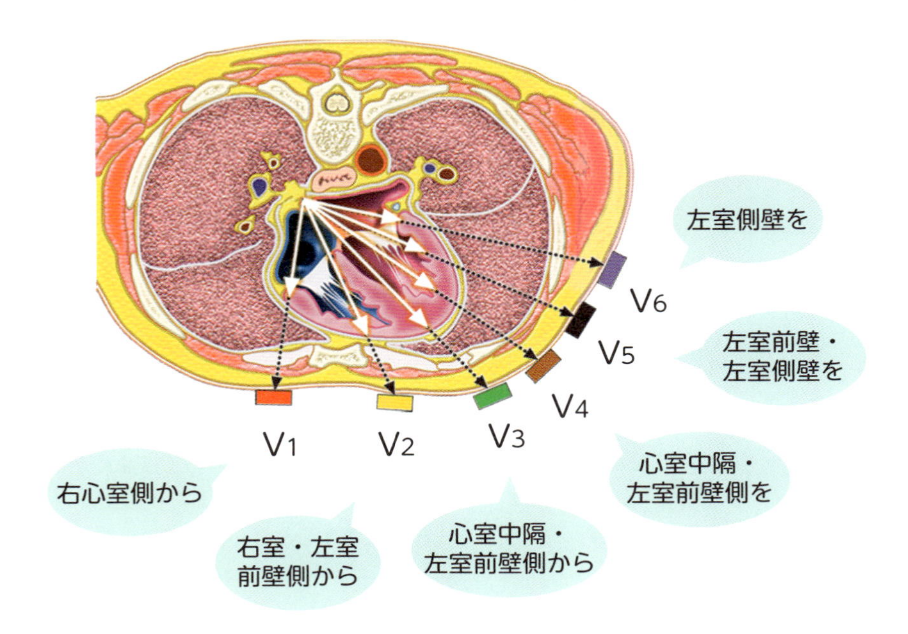
左室側壁を
V6
V5
左室前壁・
左室側壁を
V4
V1
V2
V3
心室中隔・
左室前壁側を
右心室側から
右室・左室
前壁側から
心室中隔・
左室前壁側から

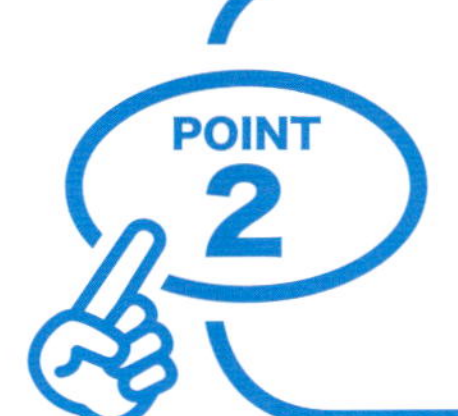
POINT
2

障害部位が「心筋の内側」だけなら ST低下が起こる

心筋の虚血は、心臓の内側(冠動脈から遠い位置)から始まります。ここでよけいな電気が生まれると、表面に向かって電気が流れていきます。そのため、表面から見ている心電図波形では、普段よりも電圧が高くなり、基線が上がることになります。

しかし、ST部のところ(脱分極時)は、障害電流も生まれません。そのため、ST部が上がってこない＝**ST低下**となるのです。

ST低下のしくみ

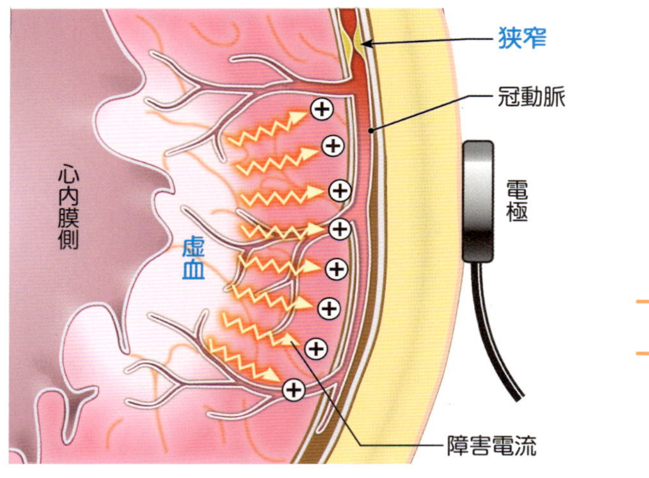
狭窄
冠動脈
電極
心内膜側
虚血
障害電流

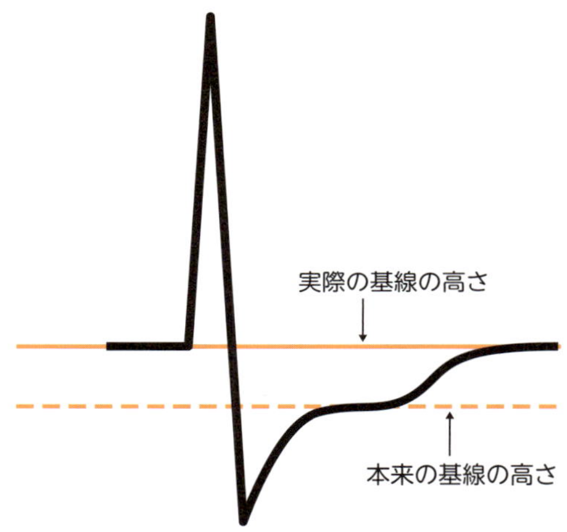
実際の基線の高さ
本来の基線の高さ

心筋の内側に障害部位
↓
外に向かって障害電流(電極に向かう電流)が常に生じている

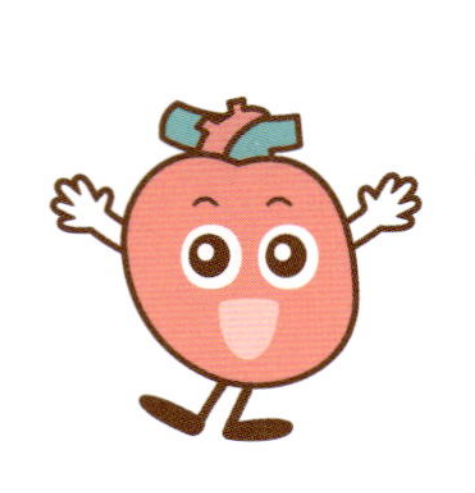

「ST部が下がった」のではなく、全体が上がってしまったものの「ST部だけが上がりそびれた」状態だと考えるとわかりやすいです!

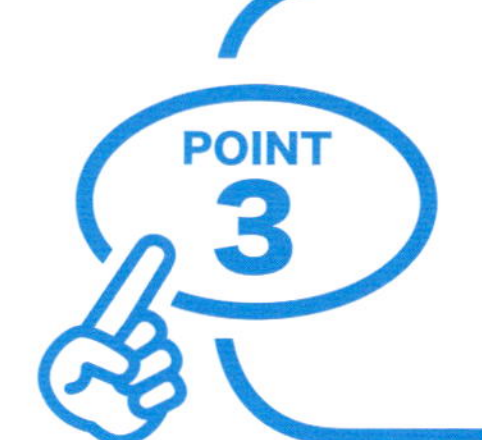
POINT
3

障害部位が「心筋の外側」まで及ぶとST上昇が起こる

心筋虚血が進行して表面まで来る（全層性の貫通性の虚血）と、障害電流が生まれても、それ以上表面側に行くことができないため、電気は内側へ向かって逃げていきます。

表面から見ている心電図で見ると、逃げていく電気が多いため、全体に電圧は下がります。しかし、ST部のところ、すなわち脱分極時には、障害電流も生まれないため、ST部分だけは下がらない＝**ST上昇**となるのです。

ST上昇は、表面まで虚血が進んだことを示す危険な所見であるため、見落としてはいけません。

ST上昇のしくみ

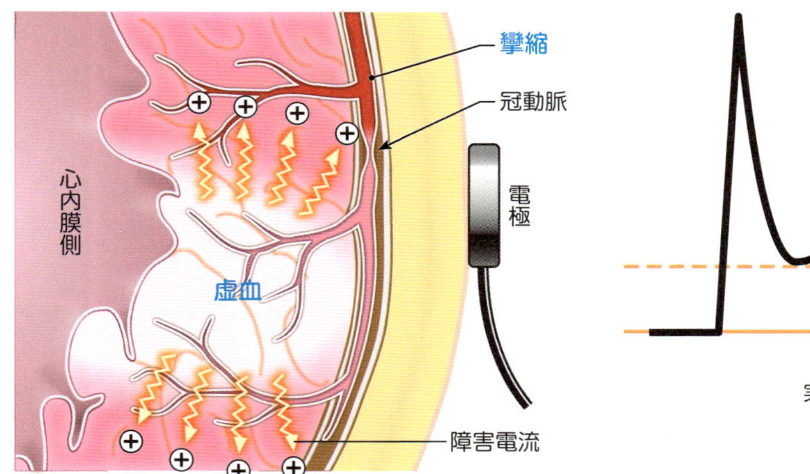
攣縮
冠動脈
電極
心内膜側
虚血
障害電流

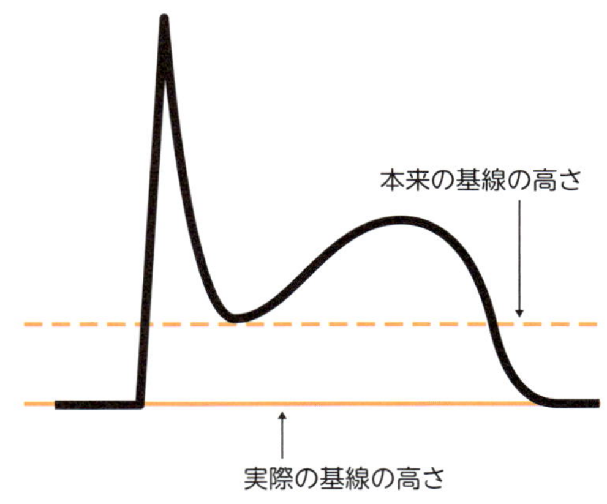
本来の基線の高さ
実際の基線の高さ

心筋の外側に障害部位内に向かって
障害電流が常に生じている
＝電極に向かう電流

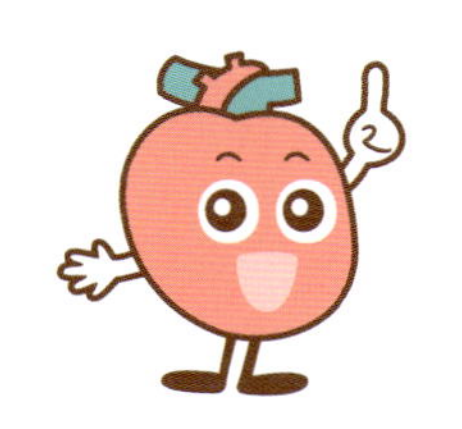

「ST部が上がった」のではなく、全体が下がってしまったものの「ST部だけが下がりそびれた」状態だと考えるとわかりやすいと思います

ST上昇を示している心筋梗塞＝STEMI（ステミ）（ST-elevation myocardial infarction）がコレです！

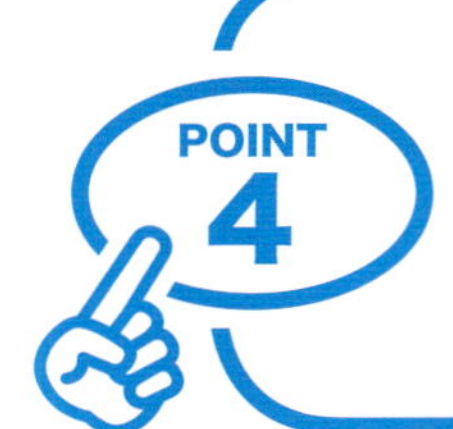
POINT
4

ST変化の状態は、時期によって変化する

ST変化の状態は、時間の経過によって少しずつ変化していきます。これらの波形が「どの誘導で最もはっきり見られるか」がわかれば、「いつ、どこで、心筋虚血が起こったか」まで特定できます。

つまり、12誘導心電図のST部を縦にざっと見るだけでよいのです。激しい胸痛を訴えた患者さんが来ても、もう、これで怖くありません！

心筋梗塞波形の変化

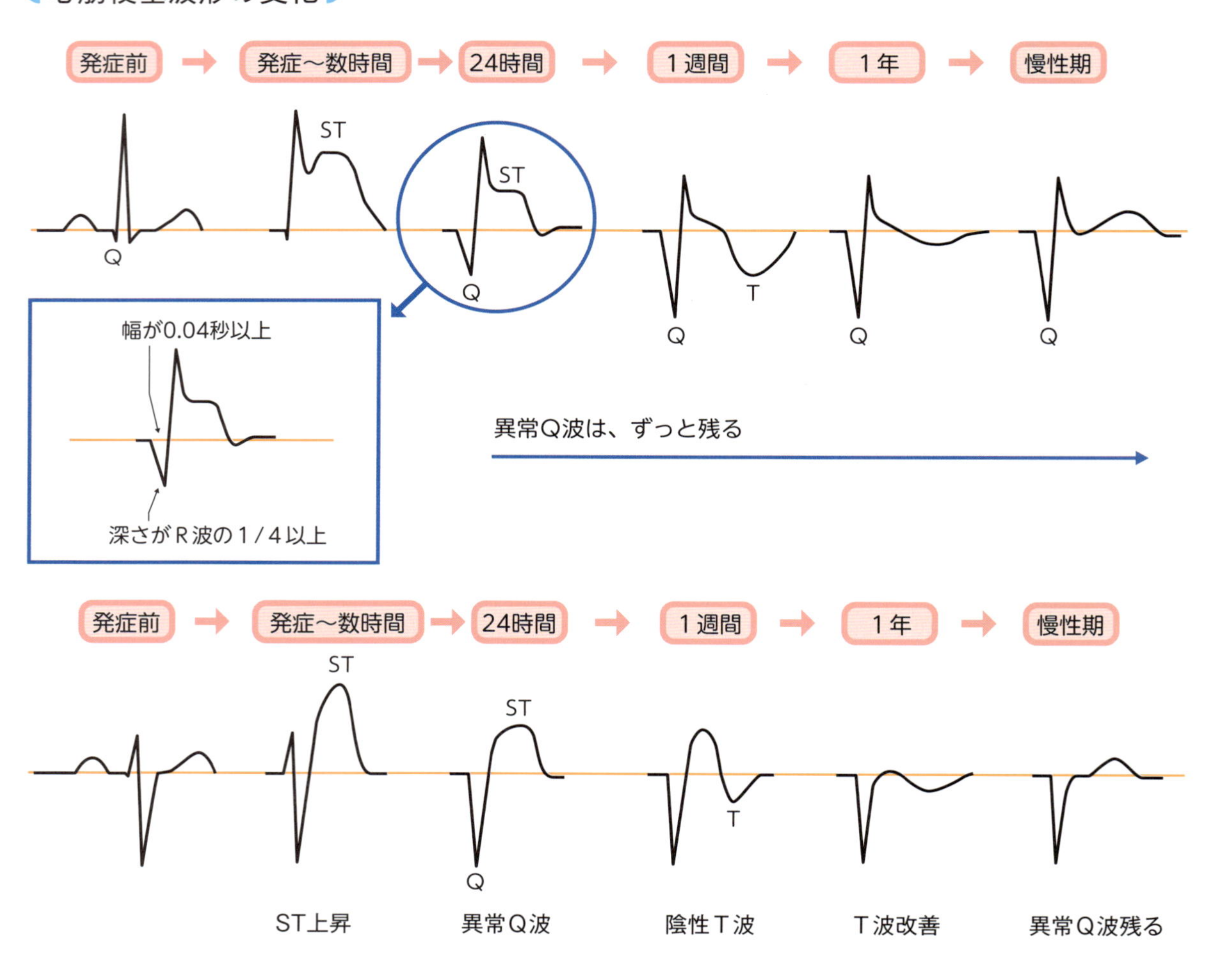
発症前
発症〜数時間
24時間
1週間
1年
慢性期
ST
ST
Q
Q
T
Q
Q
Q
幅が0.04秒以上
深さがR波の1/4以上
異常Q波は、ずっと残る
発症前
発症〜数時間
24時間
1週間
1年
慢性期
ST
ST
Q
T
ST上昇
異常Q波
陰性T波
T波改善
異常Q波残る

12誘導心電図の例

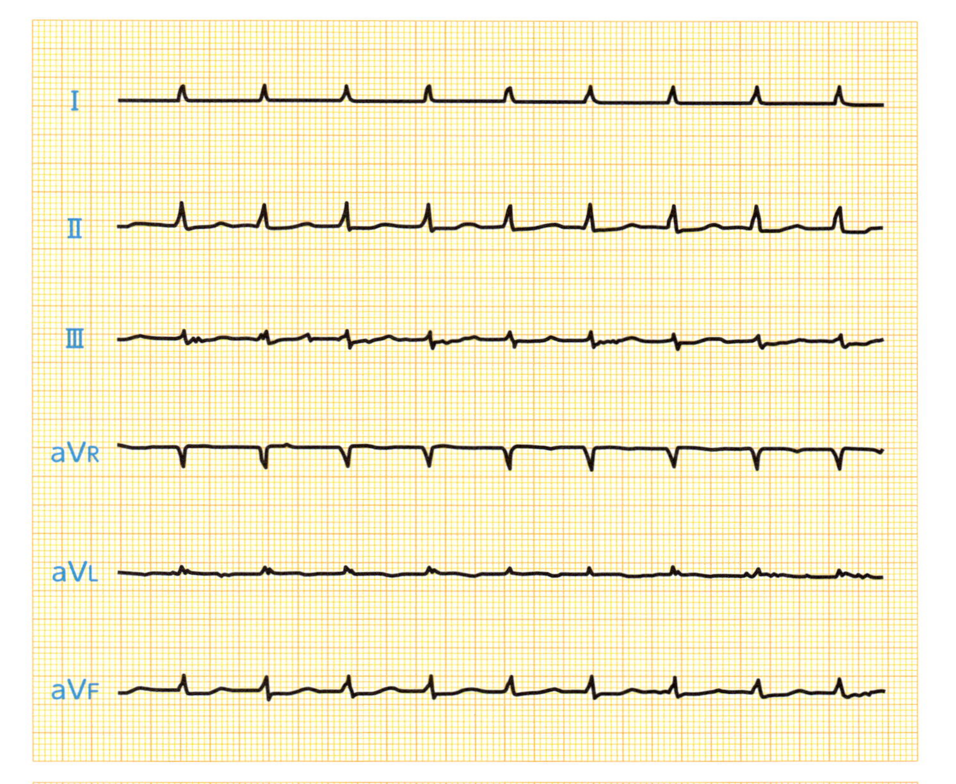

I
II
III
aVR
aVL
aVF

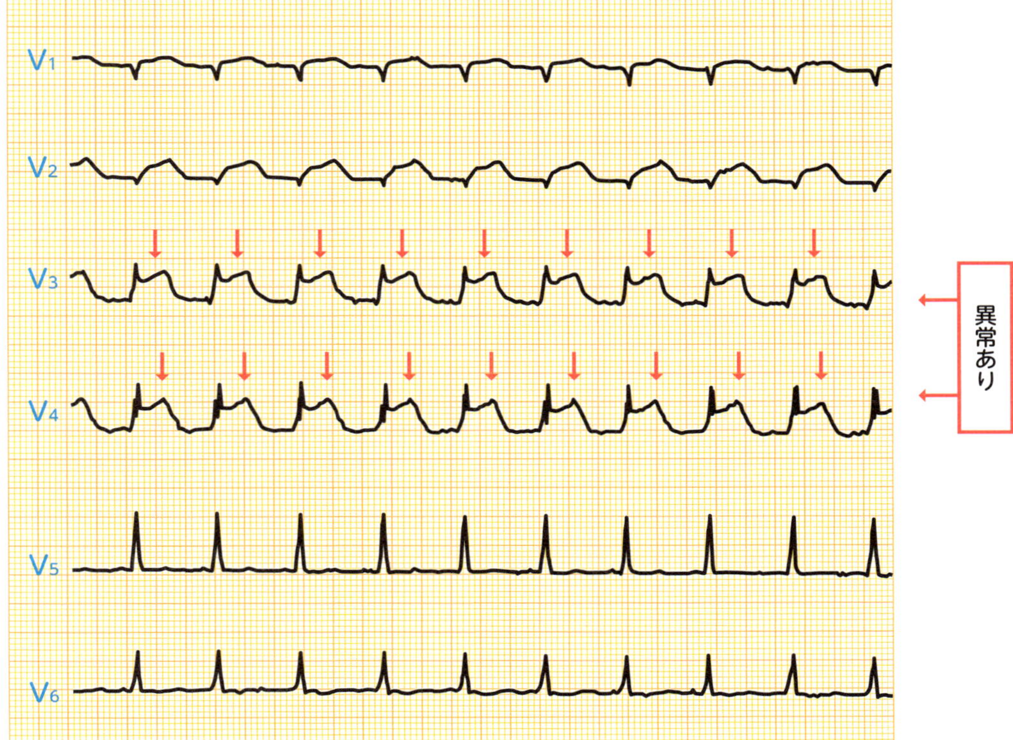

V1
V2
V3
V4
V5
V6
異常あり

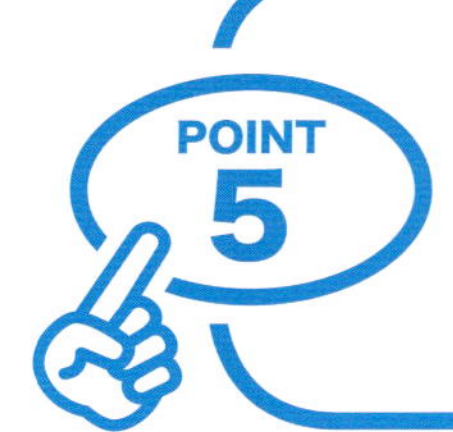
POINT
5

異常波形が出た誘導によって、虚血の部位がわかる

誘導と虚血部位の関係

	Ⅰ	Ⅱ	Ⅲ	aV_R	aV_L	aV_F	V_1	V_2	V_3	V_4	V_5	V_6
前壁中隔							◎	◎	◎	○		
狭義の前壁									◎	◎		
広範囲前壁	◎	○			◎		○	◎	◎	◎	◎	◎
前壁側壁	◎				◎				○	◎	◎	◎
下壁		◎	◎			◎						
下壁側壁	◎	◎	◎		◎	◎					◎	◎
側壁	◎				◎						◎	◎
高位側壁	◎				◎							
後壁							×	×				

◎：異常Q波がみられる　○：異常Q波がみられることがある　×；R波の増高がみられる

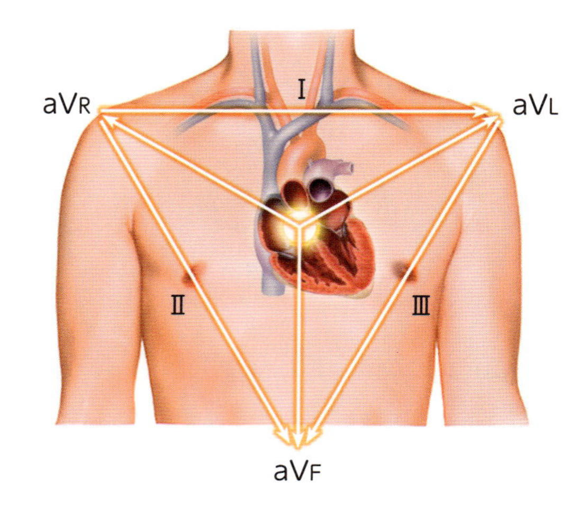
aVR
aVL
Ⅰ
Ⅱ
Ⅲ
aVF

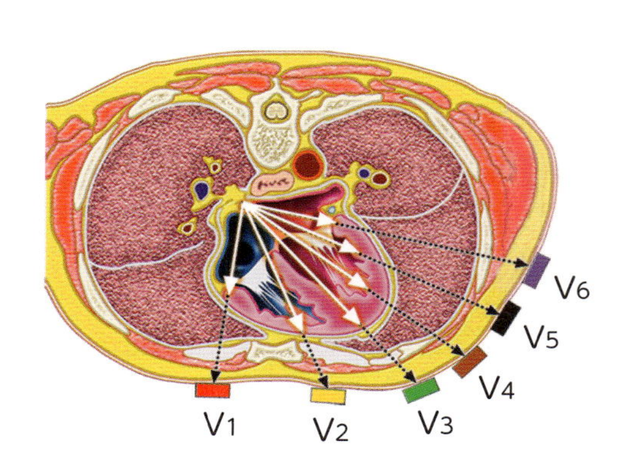
V6
V5
V4
V3
V2
V1

まとめ

心筋虚血とST変化の実際

ST部分の低下（内膜下虚血）

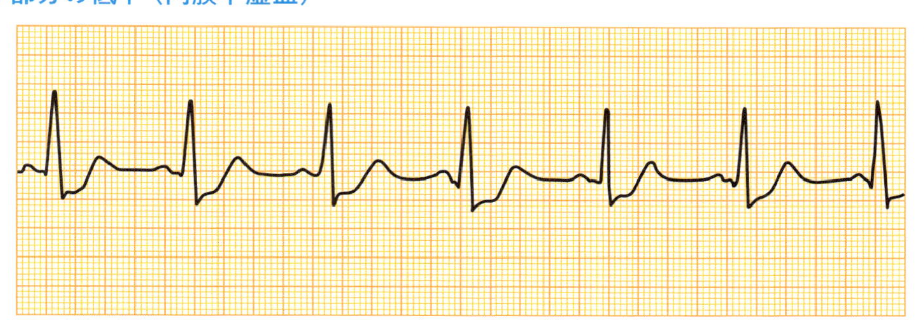

内膜下虚血：心筋の内側（冠動脈から離れた位置）だけに虚血がある状態

ST上昇（壁貫通性虚血）

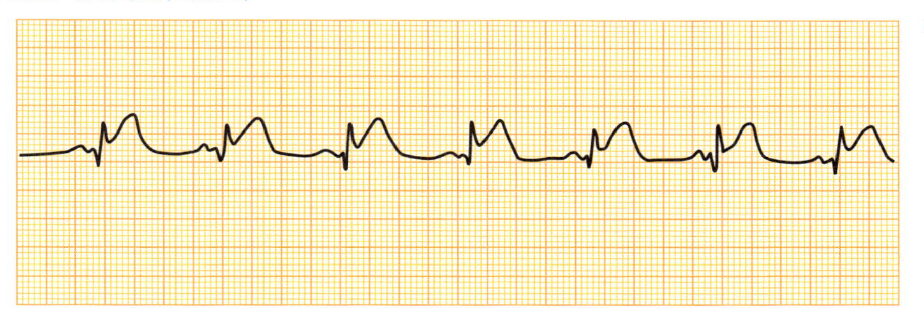

壁貫通性虚血：心筋虚血が進行し、表面（冠動脈付近）までできた状態

対称的T波の陰性化

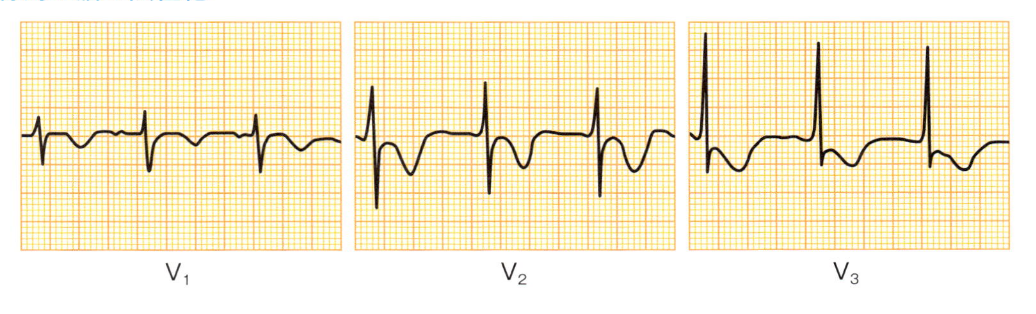
V_1
V_2
V_3

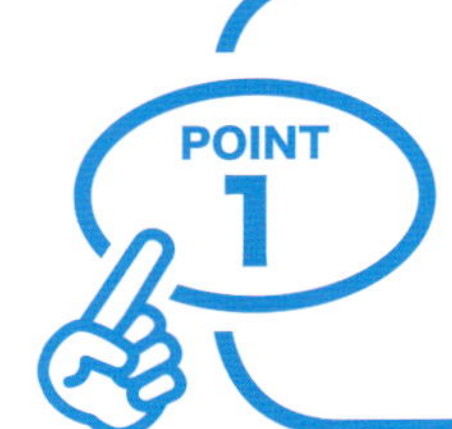
POINT
1

ジギタリス服用中は、中毒を念頭に置き、12誘導心電図で確認する

ジギタリスは、上室性の頻脈性不整脈（心房粗動、心房細動、発作性上室頻拍）に適応となる薬剤です。

迷走神経の感受性を高めて房室伝導を抑制する薬剤であるため、徐脈気味となるのが特徴です。そのため、ジギタリス服用中の患者の心電図では、特有の波形（ST低下）が見られます。

なお、ジギタリスは治療域が狭く、中毒を起こしやすい薬剤であることに注意が必要です。

ジギタリス服用中の波形

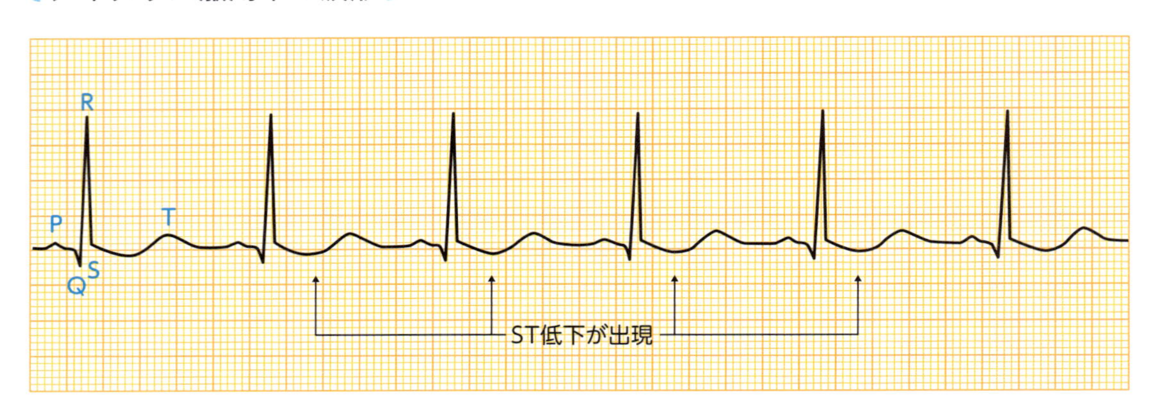
R
P
T
Q
S
ST低下が出現

ジギタリス中毒でみられる異常波形

不整脈	●心室性期外収縮	●２段脈	●３段脈
	●心室性頻脈	●心室細動	●発作性心房頻拍
	●結節リズム	●洞性徐脈	

伝導障害	●房室ブロック（１度、２度、３度）

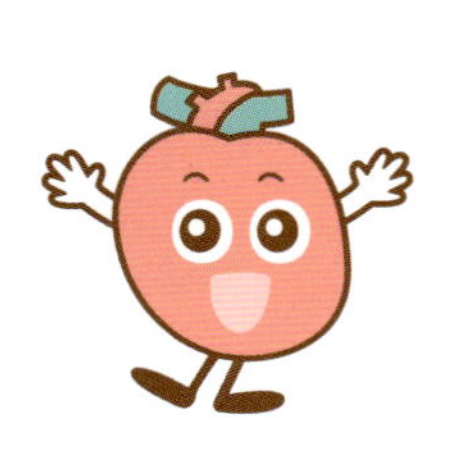

キニジンとプロカインアミドでも中毒が起こり得ます。中毒の場合、QT延長、T波低平化、QRS拡大がみられます

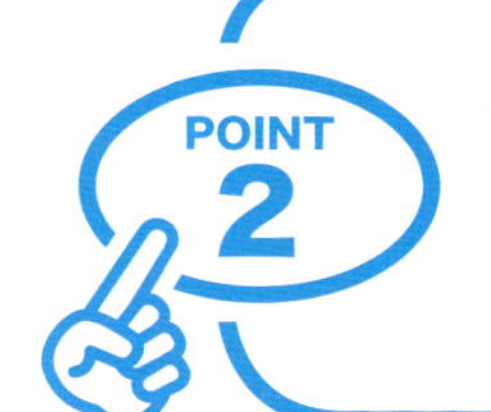
POINT
2

低体温だと「QRSの終わりからST部」が上昇する

低体温が生じると、洞性徐脈、心房心室接合部リズム、心室細動などが生じます。また、J点（QRSの終わりとST部分の始め）の上昇や、心室内伝導の遅延とQT間隔延長も生じます。

体温が32℃以下になると、J波（オズボーン波）と呼ばれる特徴的な波形がみられます。

低体温

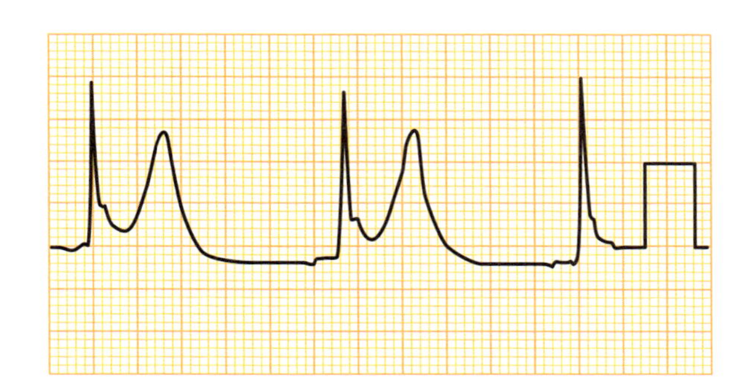

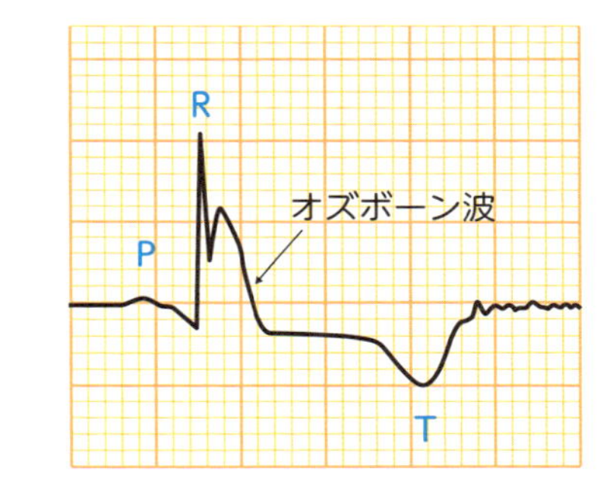
R
P
オズボーン波
T

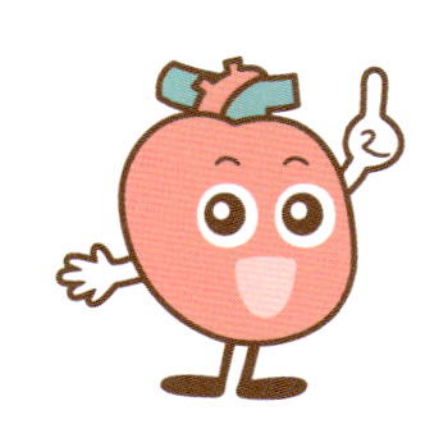

低体温が生じると、循環系は、頻脈から徐脈・心停止へといずれも抑制的に働きます。深部体温が30℃以下になると、致死的不整脈が生じやすくなります

あわせて知りたい！ 低体温療法

心肺停止の患者さんに対して行った心肺蘇生が功を奏して自己心拍が再開した後、低体温療法を行うことがあります。低体温療法は、人為的に体温を下げることで代謝を抑制し、脳を保護して神経学的予後を改善することを目的として行われます。

低体温療法を行っている際は、不整脈が起こりやすくなります。これは、体温低下に伴ってATPが産生されなくなることによって生じます。

細胞内のナトリウムとカリウムを調節するチャネルやポンプは、ATPをエネルギーとして動いています →p.14。これらのチャネルやポンプの機能が低下すると、細胞内のカリウムが低下してしまい、不整脈が誘発されやすくなるとされています。

あわせて知りたい！ 12誘導心電図を読むコツ

「不整脈の有無の確認」では、心臓の電気活動を把握できさえすればかまいません。したがって、どの誘導を見ても大丈夫です。**一番わかりやすい誘導**を**左から右へ**と眺めればOKです。

一方、「心筋障害の有無とその部位の判断」では、障害されている部位を同定するために、**多くの誘導**に目をとおす必要があります。しかし、見るべき箇所は**ST部分**だけでOKです。

つまり、一つの誘導しか表示していないモニター心電図では、不整脈を見抜くことはできますが、狭心症や心筋梗塞のような急性冠症候群を見逃します。胸痛の訴えがあり、急性冠症候群の有無を判断したいときにはモニター心電図だけを眺めていてもダメなのです。

一方、標準12誘導心電図は狭心症や心筋梗塞を見つけるためのものであり、不整脈の見極めのためにわざわざ胸部誘導までとる必要はありません。したがって、「不整脈の整理」と「心筋障害の有無とその部位の判断」の両者を標準12誘導心電図で見極める際には、まずは不整脈を一番見抜きやすい第2誘導を左から右へと眺め、次いで、12の誘導各々のST部分を縦に眺めていけばよい、ということになります。

①不整脈を探す
最も見やすいⅡ誘導を「横に」見る

②心筋障害を探す
ST部分を「縦に」通して見る

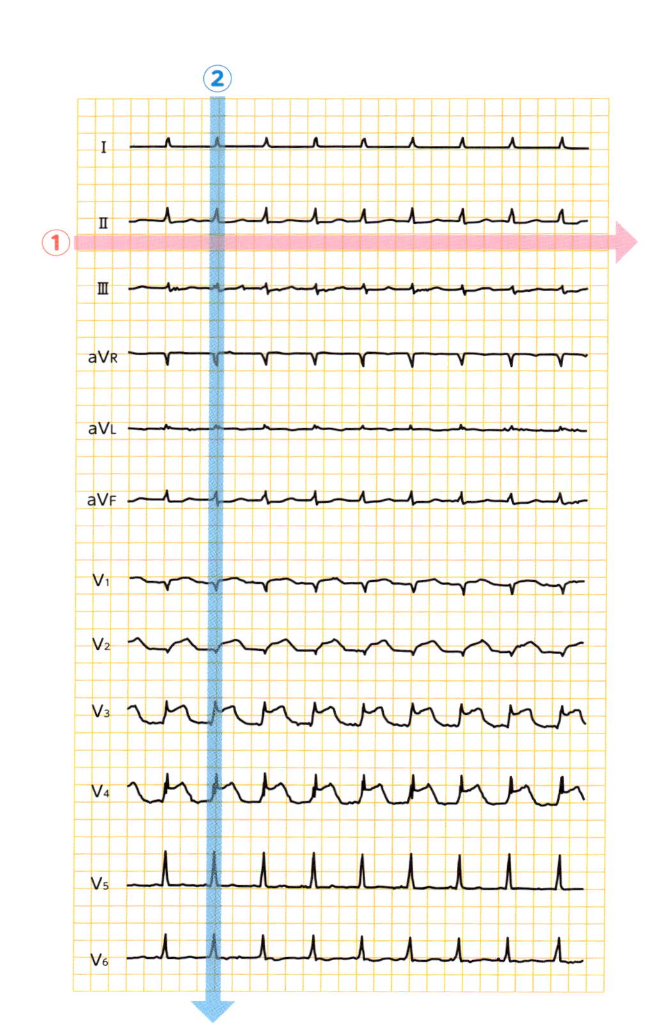
②
Ⅰ
Ⅱ
①
Ⅲ
aVR
aVL
aVF
V1
V2
V3
V4
V5
V6

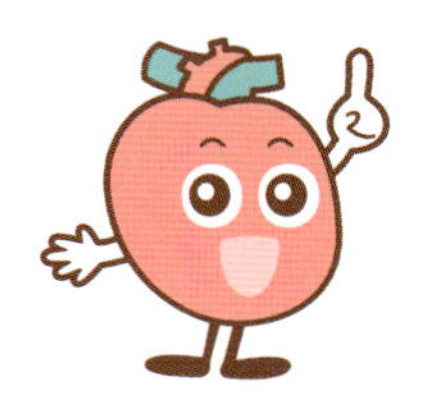

知っておくと役立つ 心電図の略語

心電図に関する略語はたくさんあり、覚えるのは大変です。しかし、意味からおさえると理解しやすく、臨床での応用もききます。本書に登場する略語を中心に、おさえておきたいものだけをまとめますので、参考にしてみてください。

① 部位を示すもの

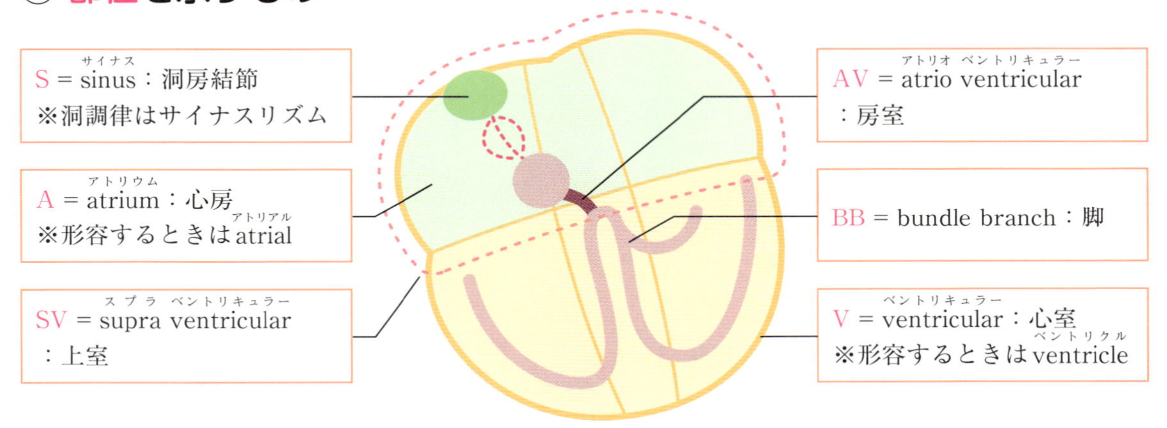
S = sinus（サイナス）：洞房結節
※洞調律はサイナスリズム
A = atrium（アトリウム）：心房
※形容するときはatrial（アトリアル）
SV = supra ventricular（スプラ ベントリキュラー）
：上室
AV = atrio ventricular（アトリオ ベントリキュラー）
：房室
BB = bundle branch：脚
V = ventricular（ベントリキュラー）：心室
※形容するときはventricle（ベントリクル）

S：洞房結節（洞結節）で起こっていること

SSS（sick sinus syndrome）：洞不全症候群

- sick → 正常に動かない
- syndrome → 症候群

A：心房で起こっていること

af（atrial fibrillation）：心房細動

- fibrillation → 細動

AFL（atrial flutter）：心房粗動

- flutter → 粗動

APC（atrial premature contraction）：心房性期外収縮

- premature → 速すぎる
- contraction → 収縮

以前は、心房細動は小文字のaf、心房粗動は大文字のAFと表記していたこともあります。臨床では、心房粗動をフラッターということが多いです

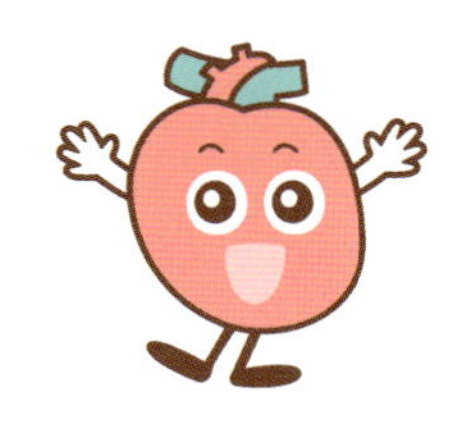

Paf（paroxysmal atrial fibrillation）：発作性心房細動

paroxysmal → 発作性の／fibrillation → 細動

PAT（paroxysmal atrial tachycardia）：発作性心房頻拍

paroxysmal → 発作性の／tachycardia → 頻拍

MAT（multifocal atrial tachycardia）：多源性心房性頻拍

multifocal → 多源性の／tachycardia → 頻拍

PAC（premature atrial contraction）：心房性期外収縮

premature → 速すぎる／contraction → 収縮

AV：房室で起こっていること

AVB（AV block）：房室ブロック

block → ブロック

Ⅰ度房室ブロックはⅠ° AVB、Ⅱ度房室ブロックはⅡ° AVB、完全房室ブロックはC-AVBと略されることも多いです

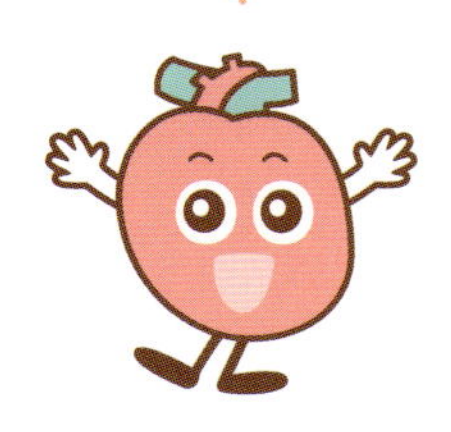

BB：脚で起こっていること

RBBB（right bundle branch block）：右脚ブロック

right → 右／block → ブロック

LBBB（left bundle branch block）：左脚ブロック

left → 左／block → ブロック

SV：上室で起こっていること

PSVT（paroxysmal supraventricular tachycardia）：発作性上室性頻拍

paroxysmal → 発作性の／tachycardia → 頻拍

SVPC（supraventricular premature contraction）：上室性期外収縮

premature → 速すぎる／contraction → 収縮

V：心室で起こっていること

PVC（premature ventricular contraction）：心室性期外収縮

premature → 速すぎる／contraction → 収縮

VPC（ventricular premature contraction）：心室性期外収縮

premature → 速すぎる／contraction → 収縮

Vf（ventricle fibrillation）：心室細動

細動

VT（ventricular tachycardia）：心室頻拍

頻拍

② 性質を示すもの

P	→	paroxysmal（パロキスモール）	…	発作性
	→	premature（プレメイチュア）	…	速すぎる
C	→	chronic（クロニック）	…	慢性
	→	complete（コンプリート）	…	完全
A	→	acute（アキュート）	…	急性　　など

「慢性」「急性」は、疾患名の略語によく登場します

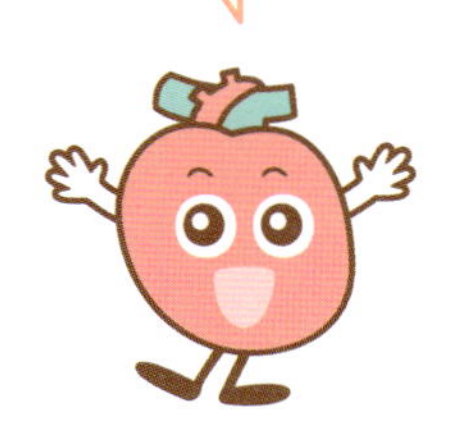

P：発作性のもの

Paf（paroxysmal atrial fibrillation）：発作性心房細動

PAT（paroxysmal atrial tachycardia）：発作性心房頻拍

PSVT（paroxysmal supraventricular tachycardia）：発作性上室性頻拍

P：速すぎるもの

APC（atrial premature contraction）：心房性期外収縮

PAC（premature atrial contraction）：心房性期外収縮

SVPC（supraventricular premature contraction）：上室性期外収縮

PVC（premature ventricular contraction）：心室性期外収縮

VPC（ventricular premature contraction）：心室性期外収縮

C：慢性のもの

CHF（chronic heart failure）：慢性心不全

COPD（chronic obstructive pulmonary disease）：慢性閉塞性肺疾患

A：急性のもの

ACS（acute coronary syndrome）：急性冠症候群

AMI（acute myocardial infarction）：急性心筋梗塞

③ 状態を示すもの

R	→	rhythm（リズム）	…	調律
	→	reentry（リエントリー）	…	旋回
B	→	block（ブロック）	…	ブロック
T	→	tachycardia（タキカルディア）	…	頻脈、頻拍
F	→	fibrillation（フィブリレーション）	…	細動
	→	flutter（フラッター）	…	粗動
C	→	contraction（コントラクション）	…	収縮　　など

洞調律を示す英語は「サイナスリズム」といいます

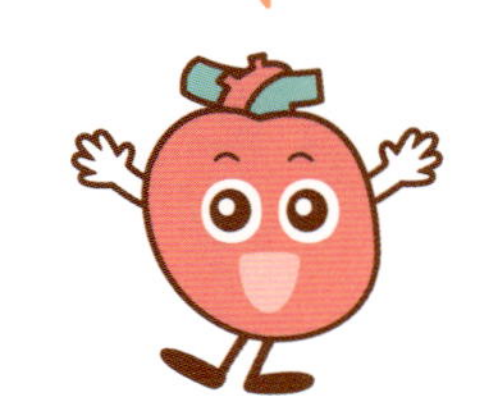

R：旋回

AVNRT（AV nodal reentry tachycardia）：房室結節リエントリー性頻拍

B：ブロック

AVB（AV block）：房室ブロック
RBBB（right bundle branch block）：右脚ブロック
LBBB（left bundle branch block）：左脚ブロック

T：頻脈、頻拍

BTS（bradycardia-tachycardia syndrome）：徐脈頻脈症候群
PAT（paroxysmal atrial tachycardia）：発作性心房頻拍
MAT（multifocal atrial tachycardia）：多源性心房性頻拍
PSVT（paroxysmal supraventricular tachycardia）：発作性上室性頻拍
VT（ventricular tachycardia）：心室頻拍

F：細動

af（atrial fibrillation）：心房細動
Paf（paroxysmal atrial fibrillation）：発作性心房細動
Vf（ventricle fibrillation）：心室細動

F：粗動

AFL（atrial flutter）：心房粗動

C：収縮

APC（atrial premature contraction）：心房性期外収縮
PAC（premature atrial contraction）：心房性期外収縮
SVPC（supraventricular premature contraction）：上室性期外収縮
PVC（premature ventricular contraction）：心室性期外収縮
VPC（ventricular premature contraction）：心室性期外収縮

索　引

和文

欧文その他